**Lydia** Zauberhaut



# Zauberhaut

## Du darfst gesund sein

**Lydia** Zauberhaut

# Zauberhaut

## Du darfst gesund sein

Verstehe die Botschaften deiner Haut und aktiviere deine Selbstheilungskräfte

**mvg**verlag

**Bibliografische Information der Deutschen Nationalbibliothek**
Die Deutsche Nationalbibliothek verzeichnet diese Publikation in der Deutschen Nationalbibliografie. Detaillierte bibliografische Daten sind im Internet über https://dnb.de/ abrufbar.

Für Fragen und Anregungen:
info@m-vg.de

**Wichtiger Hinweis**
Die Arbeit der Autorin dient der Aktivierung der Selbstheilungskräfte und ersetzt weder Diagnose noch Behandlung durch Ärzte, Heilpraktiker oder Therapeuten. Bei akuten Problemen suche dir bitte Hilfe von Spezialisten. Es wird keine Diagnose noch Heilversprechen laut Heilmittelwerbegesetz § 3 abgegeben. Die Tätigkeit der Autorin geschieht hauptsächlich auf der geistigen, energetischen Ebene.

Originalausgabe
3. Auflage 2024

Türkenstraße 89
D-80799 München
Tel.: 089 651285-0



Redaktion: Ralf Lay
Umschlaggestaltung: Manuela Amode
Umschlagfoto: ©Jennifer Thomas
Satz: Müjde Puzziferri, MP Medien, München
Druck: CPI books GmbH, Leck
Printed in Germany

ISBN Print 978-3-7474-0320-4
ISBN E-Book (PDF) 978-3-96121-698-7
ISBN E-Book (EPUB, Mobi) 978-3-96121-697-0

Wir produzieren nachhaltig
www.m-vg.de

Weitere Informationen zum Verlag finden Sie unter
**www.mvg-verlag.de**
Beachten Sie auch unsere weiteren Verlage unter www.m-vg.de.

# INHALT

# EINLEITUNG: GESTERN UND HEUTE

Ich atme tief durch die Nase ein. Augen zu und rein da. Ich steige in die Bahn. Mit dem Betreten des Waggons kommt mir verbrauchte und stickige Luft entgegen. Es riecht nach vielen unterschiedlichen Menschen, Arbeit und Sorgen.

Ich mache die Musik in meinen Kopfhörern lauter. Meine Hände ziehen sich jeweils noch mal die langen Ärmel bis über die Finger. Ich vergrabe mein Gesicht hinter meinem Schal. Ich fange an zu schwitzen, aber es muss sein! Anders geht es jetzt nicht. Vorsichtig, wie ein Schatten, gleite ich schnell vorbei an den Passanten zu einem leeren Platz am Fenster. Das Fenster ist leicht beschlagen. Tropfen laufen langsam die Scheibe hinunter. Ich finde sie hübsch. Draußen ist es neblig. Also schließe ich die Augen. Obwohl ich meine Sinne, so gut es geht, von außen abschotte, spüre ich es. Die Frau gegenüber schaut mich immer wieder an. Wohin soll sie auch sonst schauen? Sie hat nichts zu lesen dabei, kein Handy zur Hand. Der Nebel außerhalb der Bahn ist nicht allzu interessant. Also bin ich genau in ihrem Blickfeld.

»Bitte schau weg, bitte schau weg!«, versuche ich mittels Gedankenübertragung auf sie einzuwirken. Aber immer wieder schaut sie mich an. Ich nehme es wahr, ohne meine Augen zu öffnen. Der Blick brennt mir regelrecht im Gesicht.

Ich versuche, noch weiter in meinen Schal hineinzusinken und ein paar Haarsträhnen in mein Gesicht fallen zu lassen. Es ist so heiß in der Bahn und vor allem in meinem Anorak.

Hinter meinem Schal fängt meine Haut an zu jucken. Ich atme wieder tief durch.

»Du hast es gleich geschafft, nur noch zwei Stationen!«, motiviere ich mich selbst innerlich.

Die Frau kramt in ihrer Tasche.

Vielleicht hat sie das Interesse an mir verloren!

Ich entspanne mich etwas und schiele heimlich zu ihr rüber.

Sie holt ein Notizbuch heraus und fängt an, etwas hineinzuschreiben. Vielleicht schreibt sie Gedichte? Mit einer schnellen Bewegung reißt sie die Seite aus ihrem Buch und faltet sie sorgsam. Vielleicht einen Brief?

Ich höre die Bahndurchsage dumpf durch meine Musik hindurch: »Endstation. Bitte alle aussteigen!«

Endlich da! Die Bahn bremst ab. Die Frau steht auf. Sie will zur Tür gehen, doch sie zögert und dreht sich noch einmal um. Sie sucht ganz klar den Blickkontakt zu mir. Ich kann nicht anders, als ihn zu erwidern. Sie reicht mir den Zettel und schaut mich mit einem bemitleidenswerten Lächeln an. Dann geht sie ihrer Wege und verschwindet über den Bahnsteig.

Ich schlucke aufkommende Traurigkeit runter. Mein Magen scheint sich zu drehen. Mit dem Zettel in der Hand gehe ich ebenfalls über den Bahnsteig. Mein Körper bewegt sich automatisch zur Bushaltestelle. In Gedanken bin ich dabei, mir gut zuzureden.

Mir steigen Tränen in die Augen. Ich will nicht weinen. Nicht hier. Niemand soll mich sehen!

Ich kann erahnen, um was es auf dem Zettel geht, und das macht mich tieftraurig.

Die letzten paar Stationen mit dem Bus bis nach Hause schaffe ich es, meine Tränen zurückzuhalten. Als ich zu Hause ankomme, renne ich die Treppen in mein Zimmer hinauf, ohne »Hallo!« zu sagen.

Niemand soll meine Tränen sehen. Ich will Mama und Papa nicht auch noch traurig machen.

Im Schutz meines Zimmers werfe ich Rucksack, Schal und Jacke von mir. Schweiß und Nässe haben sich unter meiner Kleidung gesammelt. Meine Haut juckt am ganzen Körper. Alle Spiegel im Zimmer sind abgehangen. Die Jalousien unten. Nur so halte ich es aus. Ich setze mich auf den Boden und lehne mich an die kalte Heizung. Sie kühlt mich und meine Haut etwas ab. Ich halte immer noch den Zettel in meiner Hand und klappe ihn nun vorsichtig auf:

»Aloe vera soll helfen!«

Vier Wörter. Für jeden Außenstehenden ohne Sinn. Für mich hatten sie allerdings eine tiefe Bedeutung. Die Frau hatte mich gesehen. Hatte gesehen, was ich vor der Welt verstecken wollte. Eine fremde Frau, die mir vielleicht nur helfen wollte, zeigte mir, dass ich ein Problem habe. Ein Problem, das auch hinter dem größten Schal nicht mehr zu verbergen war.

Keine Sorge. Es geht mir in diesem Buch nicht darum, von vergangenen traumatischen Erlebnissen zu erzählen. Denn das wäre tatsächlich auch für mich sehr kontraproduktiv. Mit diesem Buch werde ich *nicht* meine schlimmsten Zeiten wiederaufleben lassen und mich in Selbstmitleid baden. Ich will dich vielmehr an meinem Heilungsweg teilhaben lassen.

Bevor es losgeht, will ich dir sagen, dass ich keine Ärztin bin und auch keinen wissenschaftlichen Background habe. All das, was ich hier mit dir teile, sind meine Erfahrungen, die mir buchstäblich unter die Haut gegangen sind. Nimm dir die Inspirationen und Tipps aus diesem Buch mit, die dich gerade am meisten ansprechen. Achtung! Spoiler-Alarm: Aloe vera hat für mich leider keine große Wende im Leben gebracht.

Beim Cover dieses Buches könnte man meinen, dass ich schon immer mit strahlender Haut durch die Welt gehüpft bin. Strahlend war sie definitiv. Allerdings eher strahlend rot.

Auf einer Party wurde ich einmal charmant gefragt, ob das »Brandnarben in meinem Gesicht und auf dem Hals« seien. Es wurde auch mal »i« gesagt, als ich aus Versehen meine Hände entblößte, die ich sonst immer gut versteckt im Ärmel gesichert hatte. Es gab eben diese Zeit in meinem Leben, in der ich mir auch nicht vorstellen konnte, wie sich gesunde Haut anfühlt. Aber heute weiß ich: Veränderung ist möglich, und alles ist Veränderung.

Ich bin heute 30 Jahre alt und lebte von Geburt an die meiste Zeit meines Lebens in einem vermeintlich unberechenbaren Körper. Das größte Problem hatte ich mit meiner Haut. Sie war rissig, entzündet, angeschwollen, nässend, juckend, schmerzhaft, trocken und rot.

Meine Haut bekam viele Namen. Ärzte nannten sie »Neurodermitis«, »unreine Haut«, »Akne«, »Gürtelrose«, »trockene Haut«, »atopische Dermatitis« und, und, und. Schon kurz nach der Geburt fing alles an. Zusätzlich zur entzündeten Haut mit teilweise unerträglichem Juckreiz kamen auch noch ein akutes Nierenversagen mit zwei Jahren und ein sehr schwaches Immunsystem hinzu.

Im Leben wäre ich oft am liebsten aus meiner Haut gefahren. Im wahrsten Sinne des Wortes. Warum? Weil ich die Sprache meines Körpers nicht verstand. Mein Körper und ich, wir hatten Kommunikationsprobleme, Verständnisschwierigkeiten. Keine Beziehung kann auf Dauer funktionieren, wenn die Kommunikation nicht passt.

Wenn du dieses Buch hier gerade liest, wirst du wohl den Druck, die Last und das Leid kennen, die ein Hautproblem mit sich bringt. Von daher muss ich dir nicht lange beschreiben, wie es sich anfühlt, in einer sensiblen Haut zu wohnen. Allerdings möchte ich dir deutlich machen, was dir deine Seele durch deine Hautprobleme zu vermitteln versucht.

Ich durfte herausfinden, dass meine Haut über wahre Zauberkräfte verfügt. Sie verfasst geheimnisvolle Botschaften und schickt mir Zeichen, die ich früher nicht verstand. Mit solch rätselhaften Nachrichten arbeitet übrigens jeder Körper auf seine individuelle Weise. Mal »spricht« er über die Haut, dann über den Kopf, ein andermal über den Darm oder den Rücken.

Ich weiß nun, was mein Körper, mein Geist und meine Seele brauchen, um in Leichtigkeit und Fülle zu leben. Ich schätze, du wünschst dir fast nichts sehnlicher als gesunde Haut, oder? Dann lass uns zusammen den Weg gehen. Ich möchte dir mit diesem Buch eine Abkürzung bieten, damit du nicht die gleichen Fehler wie ich machst und schon bald verstehst, was dir deine Seele sagen will.

Die große Wendung in meinem Leben kam im Alter von etwa zwölf Jahren. Es war wie eine kleine Erleuchtung, die ich im Auto meiner Mutter erlebte. Meine Eltern waren nach so vielen schweren Jahren mit zwei kranken Kindern (mein Bruder hatte auch schwierige Neurodermitisphasen) mit ihrem Latein völlig am Ende und an einem Punkt angelangt, an dem sie offen für jegliche alternativen Heilungswege waren. Und wie das Leben so spielt, musste meine Mama sich dazu erst auf mysteriöse Weise auf einer ebenerdigen Straße ihren Knöchel brechen.

Daraufhin begab sie sich in Behandlung einer Kinesiologin und machte das erste Mal die positive Erfahrung, ganzheitlich betrachtet zu werden. Kinesiologie ist eine Körper- und Bewegungstherapie, in der unter anderem Zusammenhänge zwischen Muskulatur und dem Zustand der Psyche und der Organe erkannt und behandelt werden. Da der Knöchel meiner Mutter binnen kürzester Zeit abgeheilt war, sie sich verstanden und gehört fühlte, fasste sie Vertrauen zu jener Therapeutin und erzählte ihr von mir und meinem Leiden. Jene Frau, zu der unsere Familie bis heute einen herzlichen Kontakt pflegt, hatte dann wiederum eine Empfehlung für mich. Also vereinbarte meine Mama für mich einen Coaching-Termin bei der empfohlenen Heilpraktikerin mit psychosomatischem Ansatz. In dieser ersten Sitzung hatte ich dann eine Erkenntnis, die alles für mich verändern sollte und meinen Weg zur gesunden Haut ebnete.

Die Tür zur Praxis schwingt schon auf, bevor ich überhaupt klingle. Die Frau, die mir entgegenkommt, hat einen kurzen grauen Bob-Haarschnitt und begrüßt mich überschwänglich. Wir gehen in einen gemütlich eingerichteten Raum, ich bekomme Tee und darf mich auf ein Kissen am Boden setzen. Es riecht nach ... Ja, nach was riecht es denn ...? Ich kenne es nicht. Ein bisschen, als wenn jemand Kerzen ausgepustet hätte, nur dass es ein wenig süßlicher ist. Ich suche nach der Quelle des Duftes, währenddessen die Frau noch rumwuselt, und entdecke dünne, längliche Stäbchen, die rauchen. Jetzt fällt es mir ein, es erinnert mich an die verrückte Nachbarin meiner Oma. Ihre Haare waren immer hoch aufgetürmt. Einmal hatte sie einen Knochen im Haar. Meine Cousine hatte mir mal unter der Bettdecke erzählt, dass die Frau eine Hexe sei. Ja, und die roch auch immer so.

In den darauffolgenden anderthalb Stunden schenkt mir die Frau zu meiner Verwunderung extrem viel Aufmerksamkeit. Mir werden gefühlt Hunderte Fragen gestellt, die gar nichts mit meiner Haut zu tun haben.

Nach diesem Termin qualmt mir der Kopf. Oder ist es nur mein Atem, der in der kalten Jahreszeit einen Dunst in die Luft zaubert?

Meine Mama steht schon bereit, und wir fahren zurück nach Hause. Die ganze Fahrt über bin ich in Gedanken versunken. Ich weiß, dass Mama eigentlich alles wissen will. Aber ich muss diese Sitzung erst mal für mich Revue passieren lassen.

Diese Frau stellte mir natürlich nicht nur Fragen. Sie teilte mir auch etwas mit, was ich bei keiner meiner zahlreichen Konsultationen bei Ärzten vorher jemals gehört hatte. Wie konnte das sein? Ich war quasi mein Leben lang wöchentlich bei Spezialisten gewesen. Während meine Klassenkameraden auf dem Spielplatz herumtollten, saß ich ständig in irgendwelchen Wartezimmern. Ich kannte mich in den Spielzeugecken vieler Arztpraxen teilweise so gut aus wie in meinem eigenen Kinderzimmer. Es war schon Normalität für mich, dass die Erwachsenen sich um meine Haut kümmerten. Meine Eltern waren ständig in ganz ernste Gespräche mit noch ernsteren Doktoren, Professoren oder Krankenschwestern vertieft.

Der Besuch heute bei dieser quirligen Frau allerdings war anders. Sie eröffnete mir eine völlig neue und mir bisher unbekannte Welt. Und eine wichtige Erkenntnis ist besonders hängen geblieben.

Das Brummen des Motors verstummt plötzlich. Ich schrecke auf, weil ich nicht mal gemerkt habe, dass wir schon zu Hause sind. Aber ich kann noch nicht aus dem Auto aussteigen, denn ich bin noch nicht fertig damit, über diese Worte nachzudenken. Diese Worte, die in mir Verzweiflung und gleichzeitig Hoffnung auslösen.

Die Frau sagte mir völlig selbstverständlich, so als ob das doch jeder wisse: »Lydia, du bist verantwortlich für deine Gesundheit. Niemand anders! Ganz allein du hast es in der Hand. Und anfangen kannst du schon mal damit, dass du deine Gedanken veränderst. Denn die haben einen Einfluss auf deine Gefühle und letztendlich auch auf deine Haut. Wahrscheinlich glaubst du daran, dass du krank bist. Das nennt man dann ›Glaubenssatz‹. Du glaubst daran. Das darfst du aber verändern. Du erschaffst dir deine eigene Realität!«

Bämm! Meine Welt war auf den Kopf gestellt.

Bis zu diesem Zeitpunkt ging ich davon aus, dass ich das hilflose Opfer einer chronischen Krankheit bin. Oft genug hatte ich hören müssen, dass ich nie gesund werden könne. Das hat sich eben eingebrannt. Und jetzt soll ich aufhören, daran zu glauben, was mir so viele kluge Menschen erzählt haben?

Komischerweise klingen die Worte dieser Frau für mich sinnvoller als alles, was ich zuvor zu meiner Haut zu hören bekam. Wenn ich ehrlich bin, fühle ich schon immer tief in mir drin, dass das nicht alles gewesen sein kann. Der Mensch schafft es, auf den Mond zu fliegen, aber meine Haut bleibt einfach so, wie sie ist? Da kann man nix ändern? Ergibt das einen Sinn? Aber ich bin ja nur ein Kind! Was soll ich schon wissen?

Meine Mama wartete immer noch still und geduldig auf meine Reaktion, als sie den Motor ausschaltete. Dass ich sie so lange hatte warten lassen, war nicht typisch für mich.

Ich beendete meinen inneren Monolog damit, dass ich wohl aufhören musste, Kind zu sein. Es wurde Zeit, dass ich Verantwortung trüge. Und weil ich meiner Mama keine Sorgen mehr machen wollte, lächelte ich bis über beide Ohren und sagte: »Mama, ich mach das jetzt selber mit meiner Haut! Es wird alles gut!«

Dann stieg ich siegessicher aus dem Auto, denn mir war klar geworden: »Ich darf gesund sein!«

Wenn ich heute daran zurückdenke, weiß ich, dass die Reise zu mir selbst genau an diesem Punkt begann. Ich würde dieses junge Mädchen am liebsten fest in den Arm nehmen, weil ich ja genau weiß, was die Kleine da noch vor sich hatte. Es war echt ein sehr holpriger Weg mit vielen Rückschlägen, bis ich wirklich gesund war.

Stell dir eine Zwiebel vor. Ja, eine Zwiebel. Zwiebeln bestehen aus vielen Schichten. Und diese Schichten habe ich in den darauffolgenden Jahren nach und nach von mir gelöst. Es waren Schichten aus fremdbestimmten Glaubenssätzen, Ängsten und Zweifeln, die teilweise gar nicht meine waren, sondern die ich aus der Familie übernommen hatte. Ich bin durch die Arbeit mit mir nach und nach immer mehr zu meinem eigenen Kern gekommen und habe mich sprichwörtlich ent-wickelt: aus alten Konditionen und Glaubenssätzen herausgewickelt. Zwischendurch habe ich mich auch mal verheddert, und dann dauerte es eine Weile, die Knoten zu lösen. Aber ich blieb immer dran, weil ich mich nie wieder als Opfer der Tatsachen fühlen wollte.

Diesen Weg ging ich natürlich nicht allein. Ich war wirklich gesegnet mit liebevollen Menschen, die mich in dunklen Stunden wortwörtlich »retteten«. Vorneweg meine Familie, die wahrscheinlich oft dachte: »Was macht Lydia da nur wieder!«, aber mir immer sehr vertraute.

Allerdings hätte ich, um schneller an mein Ziel zu kommen, einen Menschen gebraucht, der tatsächlich und wahrhaftig nachfühlen konnte, wie es sich in einer sensiblen Haut anfühlt. Jemanden, der seine Neurodermitis in den Griff bekommen hatte. Heute kenne ich so einige, die es geschafft haben. Aber um dahin zu kommen, musste ich erst mal selbst zu dieser Person werden.

Im Jahr 2018 nahm ich mir dann endlich den Raum, über Themen zu sprechen, die mich berührten, die mir ein Anliegen waren, und veröffentlichte mit der Unterstützung meines Lebenspartners den »Zauberhaut Podcast«. Was wir damit ins Rollen brachten, war uns damals nicht klar. Zauberhaut traf bei den Betroffenen scheinbar genau ins Schwarze, und die Community wächst von Tag zu Tag. Ich konnte endlich Hoffnung verbreiten, Gleichgesinnte finden, und ich bin sehr dankbar für diesen Austausch.

Menschen, die zu mir kommen, haben ihr Vertrauen zum eigenen Körper verloren. Sie fühlen sich oft bestraft vom Leben und haben einfach Angst. Angst vor Lebensmitteln, Angst vor dem nächsten Schub oder dass ihre Haut nie wieder »normal« sein wird. Vor allem ist es mir wichtig, durch »Zauberhaut« die Zusammenhänge zwischen Emotionen und Körper zu zeigen, damit diese Ängste endlich gehen können. Es heißt nicht ohne Grund, dass die Haut der Spiegel der Seele ist. Heute bin ich Coach für Menschen mit sensibler Haut und habe dafür auch ein paar Ausbildungen gemacht. Aber eigentlich bin ich nur ein sehr feinfühliges Wesen in einer sehr lauten Welt, das sich jahrzehntelang nichts sehnlicher wünschte, als gesund zu sein. Deswegen war ich immer wie ein Schwamm, der all das Wissen zur Heilung aufsaugte. Mein Fokus lag mein Leben lang darauf, neue Möglichkeiten und Lösungen zu finden, und deswegen kann ich diese heute weitergeben. Letztendlich hat mich meine Haut dazu gebracht, den Weg zu mir selbst zu finden. Also teile ich heute mein Wissen, das ich von Heiler/innen, Reiki-Meister/innen, Dermatolog/innen, Kinesiolog/innen, Geistheiler/innen, Yogis, Kosmetiker/innen, Professor/innen, Heilpraktiker/innen, Autor/innen und vielen mehr gelernt habe.

Es gibt wohl keine bessere Ausbildung als das Leben selbst. Mich hat das Leben gelehrt, mit meiner sensiblen Haut zu leben und zu verstehen, was ich eigentlich brauche. Denn besonders sensible Menschen lösen sich gern mal im Umfeld auf. Werden zu einer energetischen Wolke, die Emotionen ausgleicht, Menschen gute Gefühle gibt und die eigenen Bedürfnisse vergisst. Da muss der Körper ja irgendwann aufschreien. Bei mir eben über die Haut. Und dabei sind seine Botschaften teilweise so klar und simpel. Trotzdem macht es sich der Mensch oft zu kompliziert. Wir haben die Sprache unseres Körpers verlernt. Also lass uns wieder lauschen und genau hinschauen, was unsere Seele braucht. Wenn wir unserer Seele nicht zuhören, meldet die sich nämlich erst mal über Gefühle und später auch durch Krankheiten. Und auch deine Seele spricht zu dir.

Ich wünsche dir sehr, dass auch du schon bald die Botschaften deiner Seele und die Zauberkraft deiner Haut verstehst.

Wenn du möchtest, scanne doch mal den QR-Code mit einer Handykamera und hör in den Zauberhaut Podcast rein.

## Die Balance von Körper, Geist und Seele

Ich bringe es gern folgendermaßen auf den Punkt: Um gesund zu sein, geht es darum, Körper, Geist und Seele in Balance zu bringen. Damit hier keine Missverständnisse aufkommen, erkläre ich dir kurz, was ich damit meine.

Meiner Meinung nach kann Krankheit verschiedene Ursachen haben, und diese gilt es herauszufinden. Um das Problem an der Wurzel zu packen, braucht es allerdings oft eine neue Sichtweise auf die Dinge. Albert Einsteins Definition von Wahnsinn ist, immer wieder das Gleiche zu tun und andere Ergebnisse zu erwarten. Ich will damit nicht sagen, dass du wahnsinnig bist. Aber wir wollen ja auch erst gar nicht, dass es so weit kommt. Denn das Gefühl, festzustecken, sich im Kreis zu drehen und dadurch immer und immer mehr Hoffnung zu verlieren, kann sicher wahnsinnig machen, und vor allem ist es unfassbar energieraubend. Zum Glück bist du gerade dabei, einen neuen Weg einzuschlagen – und das wird sich auf jeden Fall lohnen!

Bei deiner Suche nach dem Auslöser für dein Hautthema hilft es, die möglichen Ursachen den besagten drei Kategorien zuzuordnen, auch wenn sich Körper, Geist und Seele streng genommen nicht voneinander trennen lassen. Sie hängen eng miteinander zusammen. Das Wunderwerk Mensch ist eben nicht nur der Körper. Mir fällt allerdings auf, dass vor allem Menschen mit Hautproblemen anfangen, auf der körperlichen Ebene an sich zu arbeiten, zum Beispiel mit einer Ernährungsumstellung, mehr Bewegung oder einer Darmsanierung, was völlig legitim und wichtig ist. Die Selbstzweifel und Vorwürfe sind aber umso größer, wenn das Ergebnis auf der Haut dann trotz allem nicht so ist wie gewünscht. Und obwohl es so offensichtlich ist, wird die geistige und seelische Ebene viel zu wenig beleuchtet. Es ist eben wichtig, buchstäblich über den Tellerrand hinwegzuschauen. Und an diesem Punkt möchte ich aufklären. Ich will dir nun erklären, was ich unter den drei Bereichen Körper, Geist und Seele verstehe:

- *Körper:* Ich sehe den Körper als wahres Wunder und als Erfahrungsinstrument oder auch als Vehikel. Meine Seele hat sich meinen Körper ausgesucht, um gewisse Erfahrungen zu machen. Je sensibler die Seele, umso sensibler sind Sinne und Gefühle des Körpers. Je nachdem, welches Organ krank ist, hat es eine andere Bedeutung für dich. Da die Seele so wenig Beachtung bekommt, drückt sie sich vor allem in Gefühlen und Symptomen aus. Welchen Weg hat sie denn sonst? Du merkst schon, wie alles zusammenhängt. Ich werde dir in der Kategorie »Körper« einen Überblick über die Psychosomatik geben. Dabei schenke ich den Organen besondere Aufmerksamkeit, die bei Hautproblemen eine Rolle spielen. Ein wichtiges Thema, wenn es um den

Körper geht, ist auch deine Ernährung, die ich hier ebenfalls behandeln möchte.

- *Geist:* Der Geist hat viele verschiedene Definitionen. Ich verstehe ihn als unseren Verstand. Er umfasst zum Beispiel unser rationales und logisches Denkvermögen und alle Arten von Gedanken. Jeder Gedanke hat wiederum eine Energie. Und diese Energie löst in dir Gefühle aus, weswegen dein Geist einen starken Einfluss auf dein Gefühlsleben hat. Und Gefühle haben langfristig eine Auswirkung auf dein Befinden, dein Wesen und deine Gesundheit. Mittels deines Körpers nimmst du vor allem erst mal wahr. Du siehst, hörst, fühlst, riechst oder schmeckst etwas. Aber eine Bewertung deiner Wahrnehmung nimmt besonders dein Geist vor. Diese Bewertungen hängen oft mit Erfahrungen und Prägungen deiner Vergangenheit zusammen. Deswegen werde ich dich in dieser Kategorie auch in die Welt des Bewusstseins und Unterbewusstseins entführen. Das Unterbewusstsein ist eine wahre Schatzgrube, voller Erkenntnisse darüber, wieso du so bist, wie du bist. Außerdem möchte ich einen der wichtigsten Auslöser für Krankheiten überhaupt ergründen, nämlich Stress! Was der Geist mit unserem Stress zu tun hat, wirst du später erfahren.
- *Seele:* Die Seele ist etwas sehr Geheimnisvolles. Mit Worten fast schon undefinierbar. Und ich will der Seele ehrlich gesagt auch keine Form geben. Kein Wort wird ihr gerecht. In deinen Vorstellungen darf deine Seele aber aussehen, wie du es gern möchtest. Deine Intuition wird dir die wahrhaftige Antwort über deine eigene Seele geben. Was ich auf meinem Weg allerdings gelernt habe, ist, dass die Seele Teil von etwas Höherem ist. Sie ist immer verbunden mit diesem höheren Bewusstsein, was der eine »Gott« und der andere »Universum« nennt. Beides ist richtig, und es gibt noch viele andere Begriffe dafür. Vielleicht ist der

weitverbreitete und zwanghafte Drang nach Perfektion darauf begründet, dass wir alle aus der Perfektion unserer Seele in die Unvollkommenheit der Menschheit hineingeboren werden. Hier versuchen wir, diesen Zustand wieder zurückzuerlangen, dabei geht es unserer Seele vor allem darum, das Unperfekte zu erfahren. Und natürlich ist unsere Seele immer mit unserem Körper verbunden. Doch möglicherweise vergessen der Geist und der Körper, dass es die Seele gibt. Das System Mensch funktioniert aber nur reibungslos, wenn alle drei Bereiche die Aufmerksamkeit bekommen, die sie verdienen.

Dein Körper schwingt energetisch viel niedriger als deine Seele. Das ist auch nichts Negatives. Er muss niedriger schwingen, denn er ist Materie, und ohne ihn wärst du nicht als menschliches Wesen auf dieser Welt. Er erdet dich. Deine Seele dagegen ist hochschwingend. Sie erlebt sich durch deinen Körper, der fühlt, sieht, riecht, liebt, schmeckt, hört.

Doch wie gesagt vergisst der Mensch häufig seinen Ursprung. Er vergisst, dass er eine Seele hat, die wiederum mit einer viel größeren Kraft verbunden ist. Die Seele tritt leider immer mehr in den Hintergrund, womit wir eine wichtige Verbindung verlieren – die Verbindung zu ebenjener höheren Kraft. Einer Kraft, die alle Antworten hat. Wir verlassen uns lieber auf unseren Verstand, der Verstand allerdings ist geprägt von unserer Vergangenheit, denkt aus seinen Erfahrungen heraus. Das System des Menschen kommt ins Ungleichgewicht, falls zum Beispiel der Verstand die Aufgaben der Seele übernehmen will.

Wenn die Seele vergessen wird, ist auch oft das Urvertrauen verloren, und der Verstand versucht mit sämtlicher Kraft, alles unter Kontrolle zu behalten. Dabei kommt der Verstand aber an seine Grenzen und ist völlig überlastet. Es wird Zeit, dass sich der

Mensch wieder an die Seele erinnert und damit auch an die Urkraft der Intuition. Die Seele ist eine feinstoffliche »Materie«, die bei Menschen, die in Kontakt mit ihr kommen, Gänsehaut und pure Glückseligkeit auslösen kann. Die Seele ist sehr geduldig mit uns und schickt immer wieder Botschaften. Wenn die Botschaften allerdings ignoriert werden, spricht sie über körperliche Symptome und Gefühle mit uns. Da viele Menschen sich ja besonders stark über ihren Körper definieren, macht es dann im günstigen Fall oftmals klick, und sie ändern etwas.

Ja, ich gebe zu, auch das hilft bei vielen Menschen nicht, und sie werden ein Leben lang keine Ahnung davon haben, dass das, wonach sie seit jeher gesucht haben, ihre Seele war.

Ich weiß sehr wohl, dass ich bei diesem Thema auf viele taube Ohren stoße. Allerdings bist du sehr wahrscheinlich eine der sensiblen Seelen, deren Erinnerungen schon nach und nach zurückkommen. Es ist wie eine Ahnung, ein Déjà-vu, das dich auch zu diesem Buch geführt hat. Das ist kein Zufall, sondern Anziehungskraft. Es gibt natürlich Wirkungsbereiche, auf die du weniger oder (fast) keinen Einfluss hast, wie zum Beispiel das Weltgeschehen oder das Wetter. Doch ist es kein Zufall, dass dich dein Leben hierhergeführt hat. Beim Zufall fällt dir etwas zu, aber nicht ohne Grund.

Es kann natürlich sein, dass es für dich reicht, deine Ernährung umzustellen, und deine Haut wird rein und gesund sein. Aber wahrscheinlich würdest du dann nicht dieses Buch lesen. Meiner Erfahrung nach will jede Krankheit einen Ausgleich schaffen, weil es vorher eine Disbalance gab:

- Das kann ein hormonelles Ungleichgewicht sein, was sich durch deine Haut im wahrsten Sinne des Wortes *ausdrückt*.
- Das kann zu viel Anspannung sein, die deinen Körper verspannen lässt und die Haut zum Reißen gespannt macht.

- Vielleicht bist du ein Mensch, der einfach nicht wütend sein kann. Dann mag es geschehen, dass dein Körper ein Gleichgewicht herstellt und du diese wütende Energie beim Kratzen an dir selbst auslässt.
- Oder du kannst einfach nicht Nein sagen und stellst deine eigenen Bedürfnisse gerne hintan. Das kann dafür sorgen, dass dein Körper schlappmacht, du einen Schub oder Migräne bekommst und gezwungen bist, zu Hause zu bleiben. »Entschuldigung, ich kann nicht kommen. Ich bin krank!« Und schwups, auf einmal fällt das Neinsagen leichter.

Ich weiß, es kann schwer zu akzeptieren sein. Aber keine deiner Symptome sind zufällig da. Finde die Ursachen und löse sie, dann hat das Leid auch bald ein Ende.

## Die Zauberhaut Leitsätze

Bevor wir in die einzelnen Themen eintauchen, will ich uns eine Kommunikationsgrundlage schaffen. Ich möchte dir kurz und knapp die zehn Grundlagen vorstellen, nach denen ich mein Leben ausrichte. Diese haben mich dahin geleitet, wo ich heute bin. Und sie bieten einen wichtigen Rahmen für unsere weitere gemeinsame Zauberhaut-Reise.

### 1. Die Landkarte ist nicht die Landschaft

All das, was du jetzt in diesem Augenblick wahrnimmst, ist deine Realität. Mithilfe deiner Sinne bastelt sich dein Gehirn eine

Wahrnehmung zurecht, die sich allerdings komplett von der deines Nachbarn, deines Mitbewohners, deines Partners oder deiner Kinder unterscheiden wird. Der Linguist Alfred Korzybski beschrieb es so, dass aus der Landschaft der objektiven Realität deine subjektive Landkarte wird. Du schaust, hörst, riechst, schmeckst oder fühlst durch gewisse Filter der Wahrnehmung hindurch, und dein Gehirn erschafft sich eine eigene Realität, die dein Leben ist.

»Denken Sie eine Minute über folgende Aufgabe nach. Zeichnen Sie ein Quadrat mit drei geraden Linien!«, hieß es in einem Experiment, das die deutsche Managementtrainerin und Sachbuchautorin Vera F. Birkenbihl gern bei ihren Vorlesungen mit den Anwesenden durchführte. Eine Minute ließ sie den aktiven Zuhörern Zeit, die Aufgabe zu lösen. Dann löste Frau Birkenbihl es auf. Sie zeichnete ein Quadrat mit vier gleichschenkligen Seiten an die Tafel und meinte: »Keiner hat gesagt, Sie dürften zur Lösung des Rätsels *nur* drei Linien verwenden.« Eine raffinierte Aufgabenstellung, die scheinbar in die Irre führen soll, oder nicht?

Die pragmatische Esoterikerin behauptete, nicht die Aufgabenstellung setze Grenzen, sondern einzig und allein du dir selbst beim Lösen der Aufgabe. Das machst du unbewusst, aufgrund deiner vergangenen Erfahrungen. Jeder Mensch ist dazu gezwungen, die Gegenwart durch einen Filter der Vergangenheit zu betrachten. Dies ist ein angeborener Mechanismus, der den Menschen überleben lässt, da das Verhalten auf Erfahrungen aufbaut. Daraus folgt, dass Menschen mit ähnlichen Lebenserfahrungen oft auch ähnliche Gedankengänge haben und sich daher gut verständigen können, da sie die Welt durch denselben »Filter der Vergangenheit« betrachten. Im Falle des Quadrates mit drei geraden Linien dichtet sich jeder gedanklich ein »nur« in die Aufgabenstellung, der in seiner Vergangenheit oft eingrenzende Erfahrungen gemacht hat.

Es gibt noch eine zweite Lösung des Rätsels. Genauso wäre es richtig gewesen, in das Quadrat zusätzlich noch drei Linien hineinzuzeichnen. Menschen, die auf diese Lösung gekommen sind, haben sich keine Grenzen gesetzt, sondern Wert auf das »*mit* drei geraden Linien« gelegt. Das Wort »mit« kann als »miteinander« oder auch »und« verstanden werden.

Anhand dieses Experiments wird also deutlich, wie unterschiedlich ein und dieselbe Aufgabe interpretiert werden kann. Und ist damit nur ein klitzekleiner Beweis dafür, dass es eine Reihe von Schleiern gibt, die deinen Blick auf die Realität beeinflussen. Die moderne Wissenschaft bestätigt diese Theorie heute, von denen Esoteriker schon seit Jahrtausenden sprechen. Letztendlich trennt dich dein Blick von der tatsächlichen Wirklichkeit.

Der Satz »Die Landkarte ist nicht die Landschaft« hörte ich das erste Mal während eines NLP-Seminars (NLP bedeutet »neurolinguistisches Programmieren«; das ist eine Sammlung von Kommunikationstechniken und Methoden, um psychische Abläufe zu verändern). Damit ist gemeint, dass du die Welt nicht direkt erleben oder erkennen kannst, sondern dass du dir nur ein Bild von der Realität machst. Dieses innere Bild von etwas in der Realität nennt sich Landkarte. Sie ist eine Art innere Repräsentation, die sich ein Mensch macht von dem, was er außerhalb von sich selbst wahrnimmt.

Diese Landkarten sind sehr subjektiv, das kann man zum Beispiel daran sehen, wenn man zwei Leute durch das gleiche Fenster schauen lässt und sie dann nach fünf Minuten bittet, das Gesehene zu berichten. Dieser Bericht wird niemals identisch sein. Acht Millionen Eindrücke pro Sekunde prasseln auf dein Gehirn ein. 3000 davon werden verarbeitet. Es gibt kein Richtig oder Falsch.

Merk dir das für deine Reise zu dir selbst. Denn dabei werden sich die Filter deiner Wahrnehmung verschieben und dich verändern. Menschen mögen Veränderungen nicht unbedingt, und dein Umfeld kann erst mal dagegen sein, dass du dich veränderst. »Bleib so, wie du bist« ist nicht ohne Grund ein beliebter Satz, den auch du sicher schon mal an deinem Geburtstag hören durftest. Weil jeder sein Bild von der Realität hat, mein Tipp an dich: Wenn du gerade in gewissen Prozessen bist, erzähle nur ausgewählten Leuten davon. Bleib zunächst bei dir, um größere Konflikte zu meiden.

## 2. Du handelst immer nach deiner besten Option

Diese Annahme hängt ebenfalls mit deiner subjektiven Landkarte zusammen. Aufgrund deines eigenen Bildes der Realität ist dein Handlungsspielraum logischerweise auch begrenzt. Ich möchte hier nicht über die philosophische Frage sprechen, was richtig und falsch ist, und nicht bestreiten, dass es böse Taten gibt. Die gibt es ganz sicher und brauchen auch Konsequenz. Aber ich spreche hier zu dir, zu einem Menschen, der sich sehr wahrscheinlich viel zu doll unter Druck setzt. Und falls du auf etwas zurückschaust und dich über dein damaliges Handeln ärgerst, dann möchte ich dich an etwas erinnern. Reue ist in den allermeisten Fällen unnötig. Du hast deine eigene Landkarte von der Realität und triffst auf deren Grundlage deine beste Entscheidung. Sei gütiger zu deinem vergangenen Ich. Es gibt nichts zu bereuen, du hast immer aus deiner besten Option heraus gehandelt. Und das Schöne ist, dass du aus vergangenen Taten lernen kannst.

## 3. Dein Körper will immer nur dein Bestes!

Hast du schon mal etwas vom »Krankheitsgewinn« gehört? Paradox, oder? Aber ja, eine Krankheit hat oft auch einen Gewinn. Ich gehe später noch näher darauf ein. Vorher darfst du erst mal verinnerlichen, dass dein Körper niemals gegen dich ist. Er will dich nicht ärgern, und das Leben will dich auch nicht ohne Grund »testen«. Symptome wie Ängste, Stottern, Phobien, mangelnde Selbstwertgefühle oder Hautprobleme sind schlichtweg Signale an dich.

Nimm zum Beispiel ein Auto. Es hat ein Armaturenbrett, das dir anzeigt, wenn es ein Problem gibt. Vielleicht blinkt ein Symbol, oder der rote Bereich der Tankanzeige ist erreicht. In diesem Fall würdest du diese Anzeige nie ignorieren, abkleben oder manipulieren, weil du wüsstest, dass es wichtig ist, die Ursache zu beheben.

Mit deinem Körper ist es so, dass du ihn geschenkt bekommen hast und es keine Bedienungsanleitung dazu gab für all die »Anzeigeinstrumente«, die unser Körper so zu bieten hat. Es kann auch sein, dass du ein Auto geschenkt bekommen hast und dir niemand erklärt, was die ganzen Anzeigen bedeuten. Dann musst du erst mal in der Anleitung nachlesen. Mit dem Körper ist es ähnlich. Er bedient sich zahlreicher Anzeigemöglichkeiten, um dir immer wieder eine Bestandsaufnahme zu schicken. Aber dir hat wahrscheinlich jahrelang oder jahrzehntelang niemand erklärt, was diese Signale bedeuten. Manche der Zeichen waren dir vielleicht sogar unheimlich, also hast du sie mit Cremes und Make-up abgedeckt oder Schmerzen mit Tabletten betäubt. Das sind dann allerdings nur äußerliche Symptombehandlungen, die für den Moment helfen, aber das ursprüngliche, tiefere Problem nicht lösen.

Tatsächlich stecken hinter all deinen Symptomen nur gute Absichten deines Körpers. Und ich möchte sogar noch einen Schritt weiter gehen: Sogar Gefühle wie Angst und jedes Verhaltensmuster haben irgendwann in deinem Leben mal eine positive Absicht gehabt. Wenn du ehrlich zu dir bist, wirst du immer eine finden. Denn dein Körper will immer nur dein Bestes. Jedes Verhalten, das du mal gelernt hast, hatte irgendwann mal einen Vorteil für dich. Ja, auch Neurodermitis, Akne und Co. haben in der Tat eine positive Absicht für dich. Aber dazu erkläre ich dir später mehr.

## 4. Deine Gedanken erschaffen deine Realität

Das, was ist, ist deine Schöpfung. Ähnlich, wie ich es schon im ersten Leitsatz erklärte, ist deine Welt in einem individuellen Licht ausgeleuchtet, und deine Gedanken haben hierbei einen gigantischen Einfluss darauf, worauf dieses Licht gerichtet ist. Es gibt automatische Gedanken, die immer wieder ablaufen, und Gedanken, die du bewusst einsetzen kannst. Du denkst übrigens täglich zwischen 60 000 und 80 000 Gedanken.

Aber woher kommen deine automatischen Gedanken? Natürlich stammen sie aus deiner Vergangenheit und sind vor allem in deiner Kindheit geprägt worden. Hierbei wurdest du von deinen Vorbildern beeinflusst wie deinen Eltern und Menschen, bei denen du aufgewachsen bist, wie Geschwistern, Oma, Opa, Tante, Onkel oder Freunden. Vor allem in den ersten sieben Lebensjahren werden ihre Gedanken und Werte zu deinen eigenen. Erst in der Pubertät fängst du an, alles zu hinterfragen und ein eigenes Weltbild zu entwickeln. Wenn es diese Rebellion in der Pubertät nicht gibt, führt das oft zu Problemen in der Abnabelung. Dann wird es erst recht Zeit zu hinterfragen, welche Werte und Gedanken deiner prägenden Vorbilder bei dir bleiben dürfen. Denn Gedanken erschaffen Umstände, und Umstände manifestieren eine physische Ebene.

*Dieser Leitsatz ist entscheidend, um eine gesunde Haut zu bekommen!* Denkst du nämlich ständig *nur* darüber nach, was du tun kannst, um endlich gesund zu werden, wirst du immer neue Gründe finden, noch nicht gesund sein zu können. Auf der einen Seite ist es natürlich notwendig, die Signale nicht zu ignorieren, aber auf der anderen Seite empfehle ich dir, jeden Tag *auch* Energie dahin fließen zu lassen, was bereits gesund an dir *ist*.

Du hörst schon heraus, ich bin ein großer Fan des Prinzips der Balance. Es ist selten ein Extrem, das dich gesund macht. Ich denke sogar, Extreme machen auf lange Sicht immer krank.

Nach dem Gesetz, dass Gedanken deine Realität erschaffen, ist deine Haut genau genommen auch nicht krank. *Wenn überhaupt, sind es deine Gedanken und Gefühle, die verletzt oder verletzend sind!*

Was wir hier natürlich nicht außer Acht lassen dürfen, ist, dass es zusätzlich zu deinem eigenen kleinen Kosmos (Körper, Umfeld, Landkarte) auch ein kollektives Bewusstsein (Landschaft) gibt. Es hat selbstredend einen Einfluss auf dich, wo du lebst, in welchem Umfeld du dich aufhältst und mit welchen Nachrichten du dich befasst. Das alles ist ebenfalls Energie, die einen Effekt auf dich hat. Vor allem, wenn du dich nicht abgrenzen kannst.

Wenn Gedanken also deine Realität erschaffen, ist es wohl eine der wichtigsten Fragen für sensible Menschen zu erkennen, welche Gedanken und Gefühle eigentlich die eigenen sind. Bevor es hier zu kompliziert wird, mache ich es dir direkt leichter. Egal, woher deine Gedanken kommen, überprüfe einfach, ob dich die Gedanken an dein Ziel bringen werden. Wenn nicht, empfehle ich dir, dass du dir neue Gedanken erschaffst. Wie? Dazu komme ich noch.

## 5. Du hast bereits alle Ressourcen, die du brauchst, in dir

Eine gute Nachricht ist, dass du bereits alles in dir trägst, was du brauchst, um gesund zu sein. Ressourcen sind so etwas wie Kraftquellen und Fähigkeiten. Wahrscheinlich hast du bisher immer nach jemandem gesucht, der dir hilft. Das ist auch okay, habe ich nicht anders gemacht und konnte somit von klugen und weisen Menschen viel lernen und mitnehmen. Aber alle diese Menschen konnten mir immer nur eine neue Tür aufhalten, durch die ich dann selbst gehen musste. Auch ich kann dir nicht abnehmen, was es für dich zu tun gibt. Aber wenn du davon ausgehst, dass du alles bereits hast, was du brauchst, dann wird es leichter.

## 6. Wie innen, so außen – wie außen, so auch innen

Mit dem Außen meine ich alles, was dich umgibt. Dein Inneres ist dein Organismus, deine Gedanken und deine Gefühle. Dieser Leitsatz will aussagen, dass du nur auf deine Landkarte oder deine Haut schauen musst und sie ein Spiegel deines Inneren sind. Andersherum sind deine inneren Abläufe ein Spiegel dessen, was im Außen passiert. Beides bedingt und beeinflusst sich. Deine Haut ist interessanterweise genau die Grenze zwischen dem Innen und dem Außen.

Nehmen wir an, du hast grundsätzlich das Gefühl, jemand mag dich nicht. Und diese Person sagt ständig etwas, womit du dich persönlich angegriffen fühlst. Dann spiegelt dir das Außen nur wider, was innerlich bei dir vorhanden ist. Wenn du fest daran glaubtest, ein liebenswerter Mensch zu sein, mit einem hohen Selbstwert, fielen dir diese Spitzen nicht einmal auf. Oder diese Person käme niemals auf die Idee, schlecht über dich zu reden. Es ist ein universelles Gesetz (welches ich nicht erfunden habe), dass es erst in dir vorhanden sein muss, damit du im Spiegel des Außen sehen kannst, was da in dir vorherrscht.

Das läuft auch bei positiven Gefühlen so. Du siehst bei anderen Menschen Humor und Schönheit erst dann, wenn du diese Qualität auch selbst hast. Indem du dich zeigst, mit all deinen Bedürfnissen und liebenswerten Eigenschaften, ziehst du automatisch Menschen an, die ähnlich sind.

Man kann sagen, dass jedes individuelle Bewusstsein Teil des kollektiven Bewusstseins ist. Indem du dich veränderst, verändert sich auch auf Dauer alles ringsumher. Beim engsten Umfeld kann das manchmal zu Konflikten führen. Ich wünsche dir natürlich, dass deine Liebsten den Weg mit dir gemeinsam gehen oder deine Veränderungen zumindest akzeptieren.

## 7. Das Leben folgt einem Rhythmus

Wohl eins der wichtigsten Learnings in den letzten drei Jahren für mich ist zu verstehen, dass es heilsam ist, seinen eigenen Rhythmus zu erkennen! Es gibt einen ganz individuellen Takt, der zum Beispiel vom menstruellen Zyklus beeinflusst ist. Aber viel entscheidender ist es, sich als Teil einer großen übergeordneten Melodie zu sehen. Jahrelang weigerte ich mich hinzuhören, dabei ist es so viel leichter, sich in dieses Ensemble einzutakten, als dagegen anzukämpfen.

Ich spreche hier von kollektiven Zyklen, denen wir alle unterliegen. Das klingt jetzt sehr dramatisch, ist aber völlig natürlich. Ich meine damit zum Beispiel die Jahreszeiten, die alle eine besondere

Energiequalität mit sich bringen. Auch der Tag-Nacht-Rhythmus, der Mondzyklus oder auch verschiedene Lebensphasen vom Kindsein bis ins Erwachsenenalter bringt verschiedene Energiequalitäten mit sich. Das Leben hat einen Rhythmus.

Sobald du aufhörst, gegen den Rhythmus der Natur anzukämpfen, und dich ihm überlässt, ergibt auf einmal alles mehr Sinn. Alles, was existiert, ist vergänglich, Glück, aber auch Leid. Nichts bleibt stehen – alles bewegt sich. *Der Rhythmus wirkt immer ausgleichend.*

Überwinde also die Starrheit und lebe Flexibilität. Alles, was starr ist, wird zerbrechen. Wer versteht, dass auf leichte Tage schwere folgen können und andersherum, fängt an, natürlich zu leben. Neurodermitisschübe zum Beispiel zeigen häufig einen unausgeglichenen Lebensrhythmus an. Da herrscht oft ein Extrem vor! Und selten ist es das Extrem-entspannt-Sein! Finde eine Balance. Die gesunde Atmung, die uns am Leben hält, macht es uns vor. Ein- und ausatmen. Entspannen und anspannen. Geben und nehmen. Finde diesen Takt wieder.

## 8. Gleich und Gleich gesinnt sich gern

Vielleicht hast schon einmal etwas vom Resonanzgesetz oder auch dem Gesetz der Anziehung gehört. Ja, der Zauberhaut Leitsatz Nummer 6 ist dem Gesetz der Anziehung ähnlich. Doch das Prinzip »Wie innen, so außen« bezieht sich vielmehr auf die Wahrnehmung und deinen Fokus.

Beim Resonanzgesetz ist es wichtig zu verinnerlichen, dass das, was du denkst, früher oder später manifestiert, also Realität wird. Jeder Gedanke hat eine bestimmte Schwingung, die ausgesendet wird und anzieht, was dieser Schwingung entspricht. Es gibt sogar Maschinen in der Neurowissenschaft, die diese Hirnströme außerhalb deines Kopfes messen können.

Dieses Gesetz wirkt, ob du es nun glaubst und für dich einsetzt oder eben nicht. Spätestens an dieser Stelle sollte dir klar werden, wie wichtig die Selbstverantwortung ist.

Früher erwartete ich von meiner Haut, dass sie verheilen solle und ich erst dann glücklich sein könne. Aber so funktioniert es nicht. Wir dürfen das Ziel innerlich schon erreichen und glücklich sein. Erst dann kann die Materie, also meine Haut in diesem Fall, der Schwingung folgen.

Und jetzt bitte keine Panik bekommen: Positive Gedanken und vor allem Gefühle und dementsprechend positive Handlungen haben bedeutend mehr Kraft und Anziehung als schlechte. Auch mir passiert es ständig, dass ich mal einen angsteinflößenden oder negativen Gedanken habe. Was nicht gleich bedeutet, dass ich die Angst auch fühle! Wenn es denn aber so ist und ich Angst bekomme, dann kann ich mit meiner eigenen Schöpferkraft neue Gedanken erschaffen mit entsprechend positiven Gefühlen und hebe damit vorherige Gedanken und Gefühle auf.

## 9. Im Universum strebt alles zur Harmonie

Wir sind wieder bei meinem Lieblingsthema: Balance und Ausgleich. Der Fluss allen Lebens heißt Harmonie. Alles strebt zur Harmonie und zum Ausgleich. Du als hautsensitiver Mensch wirst das Phänomen kennen, nur bist du meistens so harmoniebedürftig, dass du eigene Bedürfnisse gerne mal zurückstellst. Hauptsache, Harmonie! Diese Art von Harmonie ist natürlich nicht erstrebenswert.

Ich spreche vielmehr davon, wie sehr das Unterdrücken oder Festhalten von Gefühlen zu einem energetischen Stau führt. Erinnere dich: Alles ist Energie. Und Energie fließt. Und wenn wir sie in uns festhalten und vergangene Sorgen innerlich immer wieder erleben, führt das zu Krankheit.

Stell dir vor, du verdrängst ein Problem mit deiner Mutter. Ihr habt einen Konflikt, der nie aufgelöst wurde. Dein Ärger wird aber immer wieder in dir entfacht, wenn du von deiner Mutter hörst oder ihr begegnest. Eine entzündliche Energie entsteht in dir, die sich durch das Gesetz »Wie innen, so außen« irgendwann symbolisch auch im Außen zeigt. Zum Beispiel können dann Katzenallergien oder Akne entstehen. Das Universum will überall einen Ausgleich bringen. Ob der für dich angenehm sein wird, ist die nächste Frage.

Aber Fakt ist: Das Leben unterstützt das, was Leben fördert. Was immer den Lebensfluss blockiert, wird geschwächt und muss gehen, weil es das Leben selbst behindert und infrage stellt. Deine Seele, dein Körper und das Universum geben dir diese deutlichen Zeichen, damit es aus dem Weg geschafft werden kann. Nur leider hast du verlernt, diese Zeichen zu lesen. Zum Glück kommen wir noch dazu, dass ich dir ein paar wichtige Übersetzungen anvertraue.

Es ist außerdem spannend, dass Geben und Nehmen Aspekte des kosmischen Energiestroms sind. Indem du das gibst, was du suchst, kann es in dein Leben kommen. Indem du Harmonie, Freude und Liebe gibst, erschaffst du in deinem Leben Glück, Erfolg und Fülle. Vorausgesetzt, du handelst aus der Fülle heraus. Wenn du im Mangel bist und nur gibst, um dafür etwas zu bekommen, funktioniert das Gesetz nicht so, wie du das willst. Das Gesetz funktioniert schon, aber du kannst das Universum nicht manipulieren. Wenn dein ursprünglicher Gedanke und deine Intention

»Mangel« ist, dann wirst du auch Mangel erhalten. Von der Fülle des Lebens bekommt man nur so viel, wie man sich selbst der Fülle gegenüber öffnen kann.

## 10. Finde zurück zur Natürlichkeit des Lebens

Der sogenannte Biophilia-Effekt beschreibt das menschliche Bedürfnis, mit der Natur in Verbindung zu stehen – es ist ein evolutionäres Grundbedürfnis (gebildet aus den altgriechischen Wörtern *bíos* für »Leben« und *phílos* für »freundlich, Freund«).

Und wenn du nur mal kurz an einen Spaziergang durch die Natur denkst, an das satte Grün von Wiese und Blättern oder Vogelgezwitscher und den Geruch von Moor oder Nadelbäumen. Was passiert da in dir? Wahrscheinlich geht es dir so wie den allermeisten Menschen – du bekommst ein wohliges Gefühl. Und das ist ganz logisch, denn der Mensch ist Teil der Natur und war bis vor relativ kurzer Zeit viel enger mit ihr verbunden als heute.

Die Natur hat eine Kraft, die durch Verstädterung, Globalisierung oder Digitalisierung in unserem Alltag immer mehr verloren geht. Spazierst du durch die Natur, kommst du mit Pheromonen (Botenstoffen, die unbewusst wahrgenommen werden) und Mikroorganismen in Kontakt, die gut sind für deine Gesundheit. Durch die Poren deiner Haut dringen beispielsweise diese Mikroorganismen in dich ein und stimulieren das Immunsystem, sie sind gut für die Haut- und Darmflora und wirken sich auch positiv auf Allergien und Heuschnupfen aus.

In der Natur können Krankheiten besser ausheilen. Vor allem Menschen, die sensibel sind und Reize um sich herum sehr viel deutlicher wahrnehmen, kommen in der Natur schnell zur Ruhe.

Im Alltag läuft unser Nervensystem zwecks vieler Reize am Bildschirm auf Hochtouren. Wenn das Nervensystem angespannt ist, werden regenerative Prozesse zurückgestellt. Beim Natur-Effekt wird das parasympathische Nervensystem stimuliert, und das hat einen erholsamen Effekt, unterstützt die Zellneubildung, Nährstoffaufnahme und das Immunsystem.

Zeit in der Natur senkt Gefühle wie Ärger, Angst und Stress. Angenehme Empfindungen wie Freude, Wohlbefinden, Leichtigkeit und Freiheitsgefühle werden dagegen gesteigert. Durch den Kontakt zur Natur werden Blutdruck, Puls, Muskelspannung und die Produktion von Stresshormonen besser reguliert.

Das Gefühl der Verbundenheit mit der Natur führt außerdem dazu, dass du deine eigene Natur wieder mehr spürst. Dieses Gefühl, Teil der Natur zu sein, kannst du natürlich damit stärken, dass du mehr Zeit draußen verbringst. Wenn du dir die Muße gönnst, um an einem Ort in der Natur zu verweilen und alles um dich herum auf dich wirken zu lassen, entwickelt sich eine besonders gesunde Achtsamkeit in dir. Und abgesehen davon, dass die Zeit in der Natur sehr gesund ist, kannst du dir immer und überall die Frage stellen, ob das, was du tust, natürlich ist. Was isst du? Wie viel arbeitest du? Womit beschäftigst du dich den ganzen Tag? Wie viel bewegst du dich?

Finde Schritt für Schritt zurück in die Natürlichkeit des Lebens, und deine Haut wird es dir danken.

# DER KÖRPER UND SEINE BOTSCHAFTEN

Ein ganzes Jahr lang geht es mir nun schon dreckig. Ich hänge im längsten Neurodermitisschub fest, den ich jemals hatte. Ohne Sicht auf Besserung. Aber das, was *jetzt* passiert, toppt nun wirklich alles. Noch nie in meinem Leben vorher hatte ich jemals solche Schmerzen. Ich halte es momentan nur durch, weil ich von Minute zu Minute lebe. Ich komme an manchen Tagen nicht aus den Federn. Denn jede Bewegung erinnert mich daran, dass ich kaputt bin. Meine Haut ist kaputt. Überall. Sie ist am gesamten Körper angeschwollen, heiß, und der Juckreiz macht mich wahnsinnig. Mir ist von einem Cocktail aus reißenden Schmerzen schwummerig im Kopf und übel. Ich muss heftige Antibiotika nehmen. Aber ich glaube, ohne die müsste ich sterben. Wirklich, das glaube ich!

Auf meine Neurodermitis hat sich ein Herpesvirus gelegt, das man eigentlich unter dem Namen »Gürtelrose« kennt. Gürtelrose ist normalerweise am Rücken. Nicht bei mir. Bei mir hat sich die Gürtelrose über den gesamten Körper verteilt. Sogar meine Augen sind zugeschwollen, meine Lymphknoten am gesamten Körper sind dick. Besonders am Hals. Manchmal habe ich Angst, keine Luft mehr zu bekommen. Ich bete täglich um ein Wunder.

Die Tage sind die Hölle, die Nächte noch viel schlimmer.

Am heutigen Morgen komme ich aus einem Heulkrampf nicht

mehr heraus. Meinem Freund habe ich verboten, zu mir zu kommen. Er hat mich seit Wochen nicht gesehen. Weil ich mich wie ein Monster fühle. Nur meine Eltern dürfen ins abgedunkelte Zimmer.

Ich glaube, es ist meinem verzweifelten Heulkrampf zu danken, dass meine Mama ins Zimmer kommt und sagt: »Zieh dir bitte eine lange Hose an. Wir müssen los!«

»Ich kann nicht! Wenn ich mich bewege, dreht sich alles. Alles juckt! Ich werde wahnsinnig!«, krächze ich aus meiner zugeschwollenen Kehle heraus.

»Zieh dich bitte an!«, wiederholt sie mit brüchiger Stimme und verlässt das Zimmer.

Ich quäle mich in eine lockere Jogginghose. Alles ist neblig. Durch meine Augen erkenne ich sowieso kaum noch etwas. Meine Mama und mein Papa müssen mich die Treppe hinunterführen. Sie bringen mich ins Auto. Ich sitze auf dem Beifahrersitz. Er ist schon extra nach ganz unten gestellt, sodass ich quasi liegen kann. Ich weine weiterhin bitterlich. Es tut mir so leid, dass meine Mama das erleben muss. Aber ich kann nicht anders. Wie kann ein Körper so wehtun!

Es fühlt sich an, als wenn meine Mama mit 100 Kilometer pro Stunde fährt. Ein bisschen komme ich mir vor wie in einem Rettungswagen. Fehlt nur noch die Sirene. Obwohl ... mein Geheule könnte als Sirene durchgehen.

Ich sehe nicht, wo wir hinfahren, und ich kann auch keinen klaren Gedanken fassen. Mir ist schon fast egal, was passiert. Ich ziehe meine Kapuze ganz weit übers Gesicht, als ich aussteigen soll. Ich habe eine Sonnenbrille auf, um möglichst viel von meinem Gesicht zu verdecken. Wieder muss meine Mama mich wie eine Blinde durch die Gegend führen.

Wir gehen in ein Wohnhaus, drei Stufen runter. Ein angenehmer Duft kommt mir entgegen.

Ich höre eine geerdete Stimme sprechen.

»Kommt durch. Leg sie dort rauf!«

Ich lasse mich auf eine extrem bequeme Liege sinken. Ich bin weiterhin mit meinen Tränen und Schmerzen beschäftigt. Höre also kaum, was gesprochen wird.

Ich spüre, dass über meinem Körper eine seltsame Wärme entsteht. Sehen kann und will ich nichts. Ich bleibe mit geschlossenen Augen liegen, schützend halte ich einen Arm vor mein Gesicht. Ich schäme mich so sehr!

Zwei warme Hände legen sich auf meinen Körper. Eine auf den Bauch. Die andere liegt auf meinem Kopf.

Ich atme tief ein und höre endlich auf zu weinen. Manchmal schluchze ich noch laut auf. Aber zumindest pendelt sich eine einigermaßen normale Atmung ein.

Nach und nach lenke ich meine Aufmerksamkeit auf die Wärme, die in mich hineinfließt. Es ist interessant, dass diese Wärme mir nicht unangenehm wird. Normalerweise löst Hitze noch mehr Juckreiz in meinem Körper aus. Diese Wärme ist anders. Sie ist weich, beruhigend und heilsam.

Langsam lege ich meinen Arm zur Seite und bleibe mit geschlossenen Augen liegen.

Die beiden Hände bewegen sich ab und an weg von meinem Körper. Es hört sich an, als wenn sie dann kurz aneinanderreiben.

Ich bin jedes Mal erleichtert, wenn ich kurz darauf die beiden Hände wieder auf mir spüre. Diesmal liegt eine auf meinem Oberschenkel, und die andere scheint über meinem Gesicht zu schweben. Komischerweise fühle ich sie. Die durchdringende Wärme, die von ihr ausgeht, strahlt regelrecht auf mich. Wenn ich dem, was ich da spüre, eine Form geben müsste, würde ich sagen: Es ist wie ein heller Nebel. Der berührt nicht nur meine Haut, er fließt durch die Haut, hinein in meinen Körper, schlängelt sich an meinen Organen vorbei und umarmt all meine traurigen Gedanken.

Tagelang habe ich an das Schlimmste gedacht. Auf einmal taucht etwas Neues in mir auf. In mir taucht Zuversicht auf. Eine alte Bekannte.

Ich bin allerdings so müde. Oh Gott, bin ich müde. Mindestens ein Jahr habe ich keine Nacht mehr als drei Stunden am Stück geschlafen. Seit es die Gürtelrose gibt, ist es noch schlimmer geworden. Ich kann langsam nachvollziehen, wie es ist, verrückt zu werden.

Aber jetzt ist da diese unfassbare Müdigkeit. Sie nimmt mich komplett ein. Die Dunkelheit wird noch dunkler, und ich tauche ab. Ich schlafe.

Als ich wieder wach werde, habe ich das erste Mal seit Wochen keine Schmerzen mehr. Vorsichtig öffne ich die Augen so weit, wie die Schwellungen es erlauben. Ich sehe klar. Tatsächlich habe ich wegen der Gürtelrose und der entzündeten Augenlider schlechte Augen bekommen. Jetzt sehe ich das erste Mal seit Wochen wieder klar und deutlich, auch wenn ich nur durch kleine Schlitze meiner dicken Augenlider blicken kann.

Ich bewege mich vorsichtig. Der Juckreiz ist komplett verschwunden. Die Schwellungen sind da, aber der Schmerz ist weg!

Ich muss lachen. Ein kratziges Lachen kommt aus meiner Kehle. Auch das konnte ich tagelang nicht tun, weil jegliche Bewegung meiner Gesichtszüge wehtat.

Doch ich kann lachen. Zaghaft, aber es geht gerade so als Lachen durch. Wie befreiend! Lachen ist Lebensqualität und macht mich zu dem Menschen, der ich eigentlich bin. Ich bin wieder ich, weil ich lachen kann.

Ich suche im Raum nach meiner Mama. Sie ist nicht da.

Allerdings kommt eine kleine Frau in den Raum. Als sie den Raum betritt, ist es, als ob ich die Person träfe, die mir mein Leben rettete. Ich muss grauenhaft aussehen, aber sie schenkt mir ein Lächeln. Kein Mitleid. Einfach nur ein Lächeln. Sie macht eine

Handbewegung, die andeutet, dass ich mich noch nicht aufsetzen solle.

Sie dreht an einer Kurbel an der Liege, und ich spüre, wie die Liege mich in eine Sitzposition schiebt.

Auf einmal sitze ich in einem bequemen Stuhl. Die Frau setzt sich vor mich. Ich blicke, so gut es geht, in ihre großen braunen Augen und flüstere: »Danke!«

Sie sagt: »Du kommst jetzt jeden Tag zu mir! Du und deine Haut, ihr braucht dringend energetische Hilfe!«

# Emotionen – Energie in Bewegung

Meine erste spürbare Begegnung mit Energieübertragung hatte ich in diesem Moment mit 18 Jahren. Am wohl tiefsten Punkt meiner Lebensreise war da eine Frau, die wie ein Schutzengel auf einmal jeden Tag für mich da war. Am dunkelsten Punkt meines Lebens gab es endlich wieder Licht am Horizont, und die Sonne ging Stück für Stück wieder auf.

Jene Frau war von diesem Zeitpunkt an für viele, viele Jahre eine wahre Mentorin für mich. Sie lehrte mich Reiki. Recherchierst du »Reiki«, findest du zum Beispiel den Begriff »Entspannungsmethode«. Allerdings ist Reiki auf das Lotus-Sutra (Teil des altindischen Lebenslehrbuchs) zurückzuführen. Der Japaner Usui Mikao übersetzte Ende des 19. Jahrhunderts diese Schriften und entwickelte ein spirituelles Heilsystem. Usui hatte nach 21 Tagen Meditation ein übersinnliches Erlebnis, das er »Einweihung« nannte. Das alte Heilwissen, das er vorher erforscht hatte, ging in Form eines starken Lichtstrahls in ihn über, und er gab dieser

Kraft den Namen »Reiki«. Unter anderem sind auch die Chakren – feinenergetische Zentren unseres Körpers – Teil der Reiki-Lehre. »Reiki« bedeutet wortwörtlich »die Kraft des Geistes«.

Am 14. November 2009 hatte ich meinen ersten von drei Reiki-Graden absolviert. Durch die sogenannte Einweihung wird der Zugang zur allumgebenden Energie weiter geöffnet. Dieser Zugang hat eine positive Auswirkung auf Körper, Geist und Seele. Neue Lebenskraft fließt durch den Körper, und man kann diese Energie durch die Hände auf andere Menschen übertragen. Die Einweihung wirkt sich bei jedem anders aus, aber sie löst innere Blockaden und stößt die persönliche Entwicklung an. Damals wusste ich noch nicht, dass ich in den kommenden Jahren alle drei Grade absolvieren würde und Reiki Teil meines ganzen Lebens werden würde.

Wissenschaftler haben bereits vor Jahrzehnten herausgefunden, dass die Grundbausteine des Universums, die Atome, aus denen auch unser Körper zusammengesetzt ist, zu über 99,99 Prozent aus Leere bestehen. Wäre der Atomkern so groß wie ein Apfel, hätte das Atom einen Durchmesser von circa zehn Kilometern. Der materielle Anteil eines Atoms ist somit verschwindend gering. Im Atom gibt es Elektron, Proton und Neutron, und diese sind pure Energie. Wir alle sind Energie, das ist Fakt. Das bedeutet auch, dass alles, was wir als »Körper« beziehungsweise »Materie« bezeichnen, nur eine andere Form von Energie ist. Es gibt Energie, die wir sehen und die physisch ist. Und dann gibt es die Energie, die unsichtbar ist.

Auch wenn ich in Physik nie gut war, habe ich doch eins sehr wohl verstanden: Der Mensch ist Teil eines gigantischen Energiefeldes. In der Quantenphysik nennt man diese unsichtbare Kraft auch einfach »Feld«. Dieses Feld leitet unsere Partikel, also auch unseren Körper. Sogar Gegenstände sind nichts anderes als verschiedene Ausdrucksformen der uns allen zugrunde liegenden Energie.

Der Satz »Wir sind alle eins!« könnte so einen Sinn ergeben: Wir alle bestehen aus der gleichen Energie, die jedoch kann in unterschiedlich schneller Geschwindigkeit schwingen. Demnach kann Energie fein oder auch dicht sein. Gedanken zum Beispiel sind eine sehr feine Form von Energie. Deswegen können wir unsere Gedanken auch sekundenschnell ändern. Bei der Materie ist das etwas anders. Materie ist das, was wir sehen und anfassen können, also eine dichte und kompakte Energie. Deswegen bewegt sie sich langsamer und braucht mehr Zeit, um sich zu ändern. Auch Gefühle haben eine Schwingung. Zum Beispiel schwingt Liebe höher als Wut. Angst und Zweifel haben ebenfalls eine sehr tiefe Schwingung. Es gibt sogenannte Überlebensemotionen wie zum Beispiel Scham, Angst, Wollust, Schuld und Zweifel, die interessanterweise der Frequenz der physischen Welt ähnlicher sind als zum Beispiel Liebe.

## Übung: Energie

Erhöhe deine Energie in wenigen Minuten. Schließe, wenn möglich, für zwei Minuten deine Augen. Forme deinen Mund zu einem breiten Lächeln. Deine Gesichtsmuskeln lösen in deinem Gehirn Hormone aus, die dich glücklicher machen. Gleichzeitig denkst du ganz fest an jemanden oder an etwas, was dir Freude bereitet. Dein Fokus bestimmt deine Energie und verändert somit deinen Zustand.

Betrachten wir das Wort »Emotion«, das vom lateinischen Verb *emovere* für »herausbewegen« abgeleitet ist, wollen wir das »E-« als »Energie« interpretieren und »-motion« als Bewegung. Emotionen sind so gesehen nichts anderes als Energie in Bewegung. Was du dir an dieser Stelle merken solltest, ist, dass deine Gedanken schnell schwingende Energie sind. Mit dieser Energie kannst du rasend schnell deine Gedanken formen und ändern. Jeder Gedanke hat wiederum einen Einfluss darauf, was du fühlst. Und deine Gefühle fördern entweder deine Gesundheit oder unterstützen deine Sorgen und Krankheiten.

Aber zum Thema »Gedanken« erzähle ich dir später mehr.

## Übung: Reiki

Leg dich hin und lass deine Hände sanft auf deinen Bauch sinken. Oder aber dein Freund/deine Freundin liegt, und du lässt deine Hände vorsichtig auf seinen/ihren Bauch sinken. Schließe in beiden Fällen wieder deine Augen und konzentriere dich auf deine Handinnenflächen. Atme tief ein und schicke deine Atmung in deine Handinnenflächen. Stell dir vor, wie ein heilendes Licht von oben durch den Kopf, durch deinen Körper in deine Handinnenflächen bis in den Bauch fließt. Halte diese entspannte Konzentration fünf Minuten, und vielleicht hörst du dann auch schon bald den Bauch Gluckergeräusche machen, weil er anfängt, sich zu entspannen.

# Psychosomatik und Krankheitsgewinn

Nehmen wir den Begriff »Psychosomatik« auseinander, stoßen wir zum einen auf das Wort *psyché*, das im Altgriechischen »Hauch, Atem, Seele« bedeutet, und zum anderen auf *sõma*, was den »Körper, Leib« bezeichnet. Die Psychosomatik ist ein Fachgebiet der Medizin und beschäftigt sich mit der Wechselwirkung zwischen Psyche und Körper. Es geht um die Frage, inwiefern Denken und Gefühle körperliche Abläufe stören. Somatopsychische Störungen hinwiederum sind seelische Belastungen, die auf chronische körperliche Erkrankungen erfolgen.

Beide Fachgebiete haben gleichwertig absolute Berechtigung, und ich bin froh, dass psychischen Krankheiten immer mehr Aufmerksamkeit zuteilwird. Es sind letztendlich auch wieder Signale unserer Gesellschaft, deren Ursachen gelöst werden wollen.

In der Psychosomatik werden vornehmlich Zusammenhänge zwischen Körper, Seele und Geist untersucht. Ich gehe sogar so weit, dass ich glaube, ohne Geist und Seele würde unser Körper gar nichts aus sich heraus tun. Was den Körper lebendig hält, ist die Seele. Unsere Seele und unser Geist (mit Bewusstsein, Unterbewusstsein und Unbewusstem) kann Symptome und Krankheiten manifestieren.

Aufgrund meiner eigenen Geschichte liegt es mir sehr am Herzen, die Bedeutung der Psyche in Zusammenhang mit Hautkrankheiten mehr zu beleuchten. Was auch immer sich auf deiner Haut zeigt, es ist eine körperlich gewordene Information, die ihren Ursprung in Geist oder Seele hat.

Wie du vielleicht am eigenen Leib erfahren hast, steckt man mit einer Krankheit oft in einem Kreislauf zwischen Körper und Geist fest. Wenn du beispielsweise im Stress bist, bekommst du Hautausschlag. Der Hautausschlag bedingt aber nur noch mehr Stress, und somit hängst du in einem typischen Teufelskreis fest.

Was besonders problematisch werden kann, sind chronische Erkrankungen. Wie das Wort »chronisch« bereits sagt, hält eine solche Krankheit langfristig an. Eventuell schon seit der Geburt, wie es bei mir der Fall war. Aus eigener Erfahrung kann ich sagen, dass wohl das Schwerste für mich war, daran zu glauben, überhaupt gesund sein zu *dürfen*!

Denn die Neurodermitis war *meine* Neurodermitis. Sie gehörte von klein auf zu mir. Ich war damit identifiziert und wusste nicht, wie es sich ohne Hautkrankheit leben ließe. Und wenn ich dich noch mal dran erinnern darf: Gedanken sind Energie, und ein Gedanke wird zu einem Glaubenssatz – etwas, woran du fest glaubst. Diese Schwingung manifestiert sich in deinen Zellen und zeigt sich auf deiner Haut.

Für dich ist es grundlegend wichtig, dich umzuprogrammieren. Denn wenn du glaubst, dass du krank bist, bist du auch krank. Alles, was du glaubst, ist in deinem Universum (auf deiner »Landkarte«) wahr. Was ich also seit meinem zwölften Lebensjahr tue, ist, mich umzuprogrammieren, und ich verankere in mir den Glaubenssatz:

»Ich darf gesund sein!«

Und auch du darfst gesund sein. Hör auf zu kämpfen! Es macht dich nicht gesund, ein Symptom zu besiegen. Du wünschst dir Heilung? Dann lass uns den Begriff »Heilung« mal genauer anschauen, denn die Weisheit der Sprache ist oft hilfreich. »Heilung« bedeutet im Grunde »Ganzwerden«. *Es geht also nicht darum, etwas von dir abzutrennen oder gar zu bekämpfen. Sondern vielmehr darum, das hinzuzufügen, was dir fehlt.*

Krank zu sein ist nämlich immer der Ausdruck für eine Disharmonie. Interessanterweise stellt Krankheit auch oft wieder eine Art Gleichgewicht her. Ja, richtig gehört! Ich will dir dabei helfen zu verstehen, was dir deine Neurodermitis, Akne, Schuppenflechte, unreine Haut, Gürtelrose und dergleichen sagen wollen. Eins kann ich dir jetzt schon verraten: Sie zeigen dir, dass dir etwas fehlt! Ein Symptom sagt dir immer, dass es dir an etwas fehlt, und füllt die Lücke im System mit einem Symptom aus. Und das meine ich damit, wenn ich behaupte: Eine Krankheit sorgt für ein Gleichgewicht. Bisher versucht deine Krankheit, noch etwas zu ersetzen, was da eben fehlt. Und wenn wir noch mal wiederholen, dass eine Krankheit im Bewusstsein beginnt, dann gilt es also, eine Bewusstseinserweiterung zu erleben, um endlich heil zu sein.

Dafür müssen wir natürlich verstehen, was uns das jeweilige Symptom sagen will. Hier an diesem Punkt muss dir die erleuchtende Erkenntnis noch nicht kommen. Keine Sorge. Step by step. Ich weiß, ich weiß, du willst es endlich los sein. So schnell es geht! Verständlich. Aber ich muss dir noch etwas sagen. Jetzt bitte tief durchatmen. Jedes Symptom hat sogar noch eine positive Absicht, und wie schon angedeutet sagt man im Fachjargon, dass es sogar einen »Krankheitsgewinn« gibt.

Der Krankheitsgewinn beschreibt Vorteile, die jemand hat, der eben krank ist. Und findest du diese Vorteile heraus, wirst du auch früher darauf kommen, was deinem System zum »Heilsein« fehlt.

Ich nenne dir im Folgenden mal ein paar typische Beispiele für einen Krankheitsgewinn:

- *Beispiel 1:* Du bist gestresst und überlastet. Mitten im Prüfungsstress. Die Anspannung ist körperlich so hoch, dass du einen Schub bekommst, Migräne oder einen »Hexenschuss«.

Seelisch war der Stress nicht mehr auszuhalten, also zwingt dich dein Körper zur Ruhe, weil du ansonsten weiterhin über deine Grenzen gegangen wärst.

- *Beispiel 2:* Du bist als Kind oft krank, und deine Eltern geben dir dafür extrem viel Liebe und Zuwendung. Sie nehmen dir ständig Arbeit ab und schenken dir damit viel Freiheit.
- *Beispiel 3:* Deine Krankheit funktioniert wie ein Schutzschild zwischen dir und potenziellen Beziehungspartnern, Freundschaften, beruflichen Erfüllungen.
- *Beispiel 4:* Die Krankheit ist einer der einfachsten Gründe, »Nein« zu sagen. Man kann sie wunderbar vorschieben, wenn man etwas nicht machen will, ohne dass jemand sauer auf dich sein kann.

Das sind nur ein paar Beispiele für Krankheitsgewinne. Und ich will dir damit auch keine Schuld in die Schuhe schieben, sondern dir nur die Augen öffnen. Jedes Gefühl der Abwehr, das du möglicherweise bei diesen Zeilen erlebt hast, möchte dich und deine alten Muster schützen. Es verbraucht schon jede Menge Energie, neue Denkweisen zuzulassen, das ist mir klar. Und wenn dein System »Körper, Geist und Seele« eines möchte, dann vor allem Energie sparen. Aber denk daran: Um neue Ziele zu erreichen, muss man neue Wege gehen.

Ich möchte dir einfach nur einen neuen Blick auf die Dinge geben.

Lass uns neue Wege einschlagen, die über deinen Körper und Verstand hinausgehen. Jegliche Symptome haben einen Sinn in deinem Leben. Irgendwann können sie dir sogar mal dienlich gewesen sein. Allerdings habe ich wie gesagt eine gute Nachricht: Dein Körper will nichts anderes als Harmonie. Er möchte ins Gleichgewicht kommen. Lass uns zusammen erkunden, was dir deine wundersame Haut sagen will. Damit auch du dich wohl in deiner eigenen Haut fühlen kannst.

## Deine wundersame Haut – Symptome und ihre Bedeutung

Ich sitze mal wieder beim Arzt. Routineuntersuchung. Ausnahmsweise mal nichts Wildes. Aber eine zunächst harmlose Frage nach meinen Zukunftsplänen lässt den Termin zu einem Wendepunkt in meinem Leben werden.

Ich habe lange genug ein falsches Verständnis gehabt davon, wie ich Grenzen setze. Oft sind Menschen über meine Grenzen gegangen, ohne dass ich es merkte. Aber dieses Mal spüre ich es so deutlich in mir. Das geht selbst mir zu weit! Mein Magen dreht und wendet sich. Dann richtet er sich wieder aus und bringt ein mir unbekanntes Gefühl zum Vorschein.

Wie kann er nur? Dieser ...!

Mir steigen Tränen in die Augen, aber ich will keine Schwäche zeigen und schlucke sie runter. Der Kloß im Hals steckt fest. Ich rutsche auf dem unbequemen Stuhl hin und her und will hier einfach nur raus.

Die eben gesprochenen Worte meines Arztes hallen in meinen Ohren wider: »Sie werden diesen Beruf niemals ausüben. Aufgrund Ihrer Neurodermitis kommt das nicht infrage. Streichen Sie sich das schnellstmöglich aus dem Kopf!« Und danach lachte er und schüttelte den Kopf, als wenn ich etwas völlig Bescheuertes gesagt hätte. Den restlichen Termin bekomme ich gar nichts mehr mit, weil ich so sehr mit meinen Gefühlen beschäftigt bin.

Es ist, als ob mir einmal zu viel gesagt wurde, was ich angeblich nicht kann, nicht darf, nicht tun sollte, nicht vertrage, nicht schaffen kann.

Nach 16 Jahren ist in mir ein unsichtbares Fass übergelaufen, von dem ich vorher nicht wusste, dass es existierte.

Ich höre dem Arzt nicht weiter zu, es brodelt in mir. Mein Puls schlägt laut und schnell. Ist das Wut? Ich habe von diesem Gefühl gehört. Aber wie stark und mächtig es sich anfühlt, hat mir vorher niemand erzählt. Ehrlich gesagt glaube ich, gleich platzen zu müssen. Mein Verstand sagt mir, dass hier nicht der richtige Ort dafür ist zu platzen. Die ganze Einrichtung wäre ruiniert. Mein Verstand hat Humor, und ich schaffe es, zum Abschied zu lächeln. Ein Lächeln, das nicht bis zu den Augen reicht. Der Arzt sagt auf Wiedersehen, und ich denke nur, dass er schon sehen wird. Ich werde tun und lassen, was ich will! Ich weiß, dass es ihm egal und gar nicht bewusst ist, was sein Satz für eine Wirkung auf mich hatte.

So trotzig kenne ich mich gar nicht!

Schon seit meinem 13. Lebensjahr wusste ich, dass ich irgendwann Maskenbildnerin werde. Damals machte ich freiwillig ein Praktikum in der Komischen Oper Berlin. Zwei Jahre hintereinander verbrachte ich meine Herbstferien hinter den glänzenden Kulissen. Und es faszinierte mich. Eine solche zauberhafte Welt kannte ich vorher nicht. Zusätzlich zu meinen freiwilligen Praktika belegte ich einen Kunstkurs, um Zeichnen und Malen zu lernen.

Das hatte mir eine besonders freundliche Maskenbildnerin empfohlen, während sie eine wundervoll geschwungene Frisur in eine aschblonde Perücke legte. Sie meinte, ich solle, so früh es geht, meine künstlerischen Fähigkeiten ausbauen und Bilder sammeln, um mich irgendwann an der renommierten Hochschule für Bildende Künste bewerben zu können.

Die Welt des Theaters und der Oper war für mich jeden Abend

aufregend. Da legten die Sänger und Sängerinnen, Darsteller und Darstellerinnen ihre alltägliche Rolle ab und verwandelten sich in prachtvolle, glänzende Figuren. Sie konnten jeden Abend jemand völlig Neues sein. Das faszinierte mich von Tag eins an, und ich bewunderte den Mut dieser Menschen.

Ich war gerade dabei, mein nächstes Praktikum beim Friseur zu vereinbaren, und jetzt kommt dieser Mann und sagt mir, dass ich mir meinen Traum aus dem Kopf streichen soll?!

Ich glaube es nicht. So eine Frechheit! Ich ärgere mich. Vor allem über mich selbst. Wenn ich ehrlich bin, dann schafft es dieser Satz, mich zu verunsichern. Ob er wohl recht hat und meine Haut zu schwach ist, um die Arbeit mit Frisierspray, Make-up und Acrylfarben auszuhalten?

Ich entscheide mich, weiterhin an meinen Traum zu glauben, und bleibe dran. Ich habe einen Plan, und den ziehe ich durch. Eine innere Kraft treibt mich an und ist lauter als jegliche Zweifel. Allerdings schafft es dieser Satz des Arztes, mich nachhaltig zu verunsichern. Während meiner nächsten Praktika, die ich belege, um mich auf mein angestrebtes Studium vorzubereiten, lauert die Angst in mir, dass mich irgendwann jemand auf meine entzündete Haut anspricht und rauswirft. Sogar als ich die Nachricht erhalte, dass ich die Aufnahmeprüfung für die Hochschule bestanden habe, und erfahre, dass ich eine von zehn Studenten sein werde, die den Studiengang Maskenbild absolvieren darf, weine ich zuerst aus Freude und dann aus Angst. Sogar während des Studiums entschuldige ich mich bei meinen Kommilitonen für meine Haut und bin kleinlaut, wenn es darum geht, Modell zu sitzen.

Ich weiß, dass dieser Mann unrecht hatte, und trotzdem glaubt etwas in mir, nicht gut genug zu sein.

Du wirst gleich merken, wie viel diese kleine Geschichte mit der emotionalen Seite von Neurodermitis und sensibler Haut zu tun hat.

Wie du ja vielleicht erahnen kannst, bin ich mittlerweile nicht mehr als Maskenbildnerin tätig. Ich bin allerdings sehr froh darüber, dass ich mein Studium abschließen und ein paar Jahre erfolgreich in diesem interessanten Beruf arbeiten konnte. Ehrlich gesagt war dieser ganze Weg sehr therapeutisch für mich, da ich mich durch diese Tätigkeit ganz neu mit Haut auseinandergesetzt habe. Make-up, die Verwandlung, die Reise in vergangene Epochen, Kunstgeschichte, die Welt des Schauspiels, die Arbeit mit extravertierten und faszinierenden Menschen stärkte mein Selbstbewusstsein so sehr wie nichts anderes zuvor. Ich hatte oft Angst und habe trotzdem weitergemacht - und genau daran bin ich gewachsen.

Heute weiß ich, dass dieser Arzt nichts Schlimmes gemacht hat. Er sprach seine Wahrheit aus und traf etwas in mir, was tief in mir sowieso schon immer da war. Die Angst, nicht gut genug und wegen meiner Haut minderwertig zu sein. Das war allerdings nicht der Grund, wieso ich mich irgendwann dazu entschloss, den Beruf der Maskenbildnerin zu beenden. Es gab da diese spirituelle Seite in mir, die schlummerte und nicht genug Raum bekam. Es kam dann irgendwann der Punkt in meinem Leben, an dem ich mich bereit dafür fühlte, hinter den Kulissen hervorzukommen und auf meine eigene kleine Bühne zu treten. Mit liebevoller Unterstützung meiner Liebsten und einem Partner, der mir von Minute eins an den Rücken stärkt, war es mir dann möglich, den Podcast »Zauberhaut« ins Leben zu rufen.

Ich werde oft gefragt, wie ich auf den Begriff »Zauberhaut« gekommen bin. Wie vieles in meinem Leben war dieses Wort eines Tages einfach da, und es hat meinen Verstand nicht mehr verlassen.

Du wirst es kennen, es gibt so viele schwere Begrifflichkeiten rund um Haut. Es war mir wichtig, den Fokus umzulenken von der Problemhaut hin zur Zauberhaut. Denn unsere Haut ist wahrhaft ein

Wunderwerk. Für mich grenzt es an Zauberei, welche Fähigkeiten sie hat. Allein in der Haut erneuern sich eine Milliarde Zellen pro Tag, und tatsächlich regeneriert und repariert sich das System Mensch permanent selbst. Die innere Schicht des Dünndarms erneuert sich alle drei Tage vollständig. Wenn wir es genau nehmen, hat deine Haut auch nie etwas falsch gemacht. Sie hat nur widergespiegelt, was in deinem Inneren abläuft. Sie funktioniert wunderbar.

Aber welche Bedeutung hat die Haut denn nun emotional? Das folgende Wissen zu den einzelnen Symptomen und ihrer Deutung kommt aus verschiedenen Quellen. Teilweise sind es Dr. Ruediger Dahlke (Humanmediziner und Rückführungstherapeut), Louise Hay (Autorin von *Heile deinen Körper* und anderen weltweiten Bestsellern, die dazu aufrufen, die eigenen Selbstheilungskräfte zu aktivieren) und Klaus Koeppe (Autor, Coach und Experte auf dem Gebiet des Unterbewusstseins), deren Wissen ich hier zusammentrage. Hinzu kommen meine eigenen Beobachtungen und vor allem Erfahrungen, die ich am eigenen Leib machen durfte.

Krankheiten und Symptome sind viel leichter zu verstehen, als man im ersten Moment denkt. Ich habe das Gefühl, wir übersehen dass Sichtbare, weil wir es zu kompliziert angehen. Meist liegt das Problem klar auf der Hand.

Du kennst sicher Redensarten wie »Ich habe die Nase voll!«, »Mir ist eine Laus über die Leber gelaufen!«, »Das ging mir unter die Haut!«, »Ich habe Schiss!«, »Das juckt mich gar nicht!« oder »Es nervt mich so sehr«. Gefühle und unser Körper hängen in diesen Metaphern eng miteinander zusammen, und du darfst verstehen, dass die Weisheit der Sprache wahrhaftig ist. Schauen wir uns deine Haut doch einfach mal an.

Was du nicht siehst, ist, dass sie quasi aus drei Schichten besteht: Oberhaut, Lederhaut und Unterhaut. Noch über der Oberhaut liegt ein dünner Fettfilm, der dich davor schützt, dass Bakterien oder Pilze eindringen. Unter diesem Fettfilm produziert die Oberhaut Zellen, die verhornen. Normalerweise schuppt diese sich innerhalb eines Monats ab. Bei bestimmten Hautproblemen passiert das schneller und öfter. Auch die pigmentbildenden Zellen liegen in der Oberhaut. In der zweiten Schicht gibt es elastische Fasern, die für die Flexibilität der Haut sorgen, und Blutgefäße, die die Hautzellen mit Nährstoffen versorgen. Bei Hitze können diese sich erweitern und die Wärme nach außen geben, bei Kälte ziehen sie sich zusammen, damit die Wärme im Körper bleibt. In der Lederhaut liegen auch die Nervenenden, die Reize an das Gehirn weiterleiten. Die unterste Hautschicht besteht aus Fettgewebe, dient als Nahrungsdepot, schützt aber auch deine Knochen, Sehnen und Muskeln vor Stößen. Auch deine Schweißdrüsen befinden sich in der Unterhaut.

Deine Haut umschließt ein sensibles System aus Organen, Blut, Muskeln, Knochen und vielem mehr. Sie grenzt dein System »Ich« von der Umwelt ab. Zumindest sieht es erst mal ganz danach aus. *Die Haut dient dir also als Grenze.*

Auf der anderen Seite nimmst du über deine Haut die Umwelt erst richtig wahr. Du kannst den Windhauch einer frischen Brise an der Ostsee auf deiner Haut wahrnehmen. Du kannst Streicheleinheiten über die Haut spüren. *Die Haut ist also auch so etwas wie ein Kontakt- oder Beziehungsorgan.*

Aber auch Störungen deiner inneren Organe können auf der Haut erkennbar werden. *Deine Haut macht Gefühle und innere Zustände sichtbar.*

Ebenso kann der Ort eines Ausschlags auf einen damit assoziierten inneren Vorgang hinweisen. In der chinesischen Medizin gibt es sogar die Auffassung, dass es im Grunde keine allzu große Rolle spielt, welches Körperteil behandelt wird. Alles hängt zusammen.

Deswegen gibt es auch so etwas wie Irisdiagnose, Ohr-Akupunktur oder die Behandlung von Meridianpunkten.

Wie eng deine Haut mit deinen Gefühlen zusammenhängt, wird dir beispielsweise klar, wenn du dich daran erinnerst, wie du mal rot vor Scham wurdest. Oder bist du schon einmal blass vor Schreck geworden? Vielleicht zeigt sich deine Angst darüber, dass du anfängst zu schwitzen. Möglicherweise bekommst du hin und wieder rötliche Stressflecken. Natürlich zeigen sich auch schöne Gefühle auf diesem unserem größten Organ, zum Beispiel durch Gänsehaut.

Früher war mir gar nicht so bewusst, wie durchscheinbar mich meine Haut machte. Aber ich habe mich unendlich für meine vermeintlich unberechenbare Haut geschämt. Mein Weg, mit dieser Unsicherheit umzugehen, war es, mich zum Beispiel hinter viel Make-up zu verstecken.

Du wirst es wohl kennen: Haut und Scham hängen leider oft eng miteinander zusammen. Zusätzlich dazu, dass ich mich für meine Haut schämte, fühlte ich mich oft regelrecht nackt, ausgeliefert und gesehen.

*Zusammenfassend kann man sagen, dass deine Haut emotional für das Thema »Abgrenzung und Kontakt zur Außenwelt« steht.*

Was viele Experten vor mir schon sagten, ist, dass die Haut krank wird, wenn du dich seelisch durch andere verletzt fühlst. Meistens spielen hier nahestehende Personen eine große Rolle. Manchmal reichen diese Verletzungen sehr weit zurück, und du kannst dich daran nicht mehr bewusst erinnern.

Was ich allerdings in meiner Arbeit lernte, ist, dass Menschen mit sensibler Haut das Leid der Umwelt sehr nahe geht. Sensible Haut ist nicht selten ein Zeichen für Hochsensibilität. Nicht jeder hochsensible Mensch muss zwingend Hautprobleme haben, aber Menschen mit Hautproblemen haben sensible Seelen.

Da deine Haut eng mit dem Nervensystem verbunden ist, zeigt sie dir wortwörtlich, wenn dir etwas unter die Haut geht. Du kannst dich lange gegen deine emotionale Verletzung wehren und sie verdrängen. Doch wird dir deine Haut so lange zeigen, dass »etwas nicht stimmt«, bis du Frieden mit den jeweiligen Personen, Situationen und vor allem mit dir selbst geschlossen hast.

*Wie findest du nun also heraus, was genau dein Hautproblem dir sagen will?* Hier helfen folgende symptomatische Deutungen. Sie geben dir schon einmal eine Ahnung davon, in welche Richtung du schauen darfst.

## Schuppenflechte

Die Schuppenflechte steht für einen Konflikt zwischen der Sehnsucht vor Nähe und gleichzeitig der Angst vor Nähe. Die entstehenden Schuppen sind wie ein Panzer. Sie wollen dich darauf hinweisen, dass du dich nach Schutz sehnst. Die Überproduktion von Horn steht symbolisch dafür, dass du dich voller Selbstliebe abgrenzen darfst.

»Bis hierhin und nicht weiter!« und »Nein, das möchte ich nicht!« sind Sätze, die dir wohl guttun würden.

Deine Haut übernimmt nämlich gerade für dich die Aufgabe, dich vor scheinbarer Gefahr zu schützen. Du scheinst innerlich immer noch nicht mit einer Situation aus deiner Vergangenheit, die dich ängstlich gemacht hat, abgeschlossen zu haben. Deine Angst vor Verletzungen führt dazu, dass du Schuppenflechte bekommst. Und dein Ausschlag sorgt wiederum dafür, dass du dich isolierst und verkriechst. *Mit der Schuppenflechte bestätigst du dir selbst deinen tief sitzenden Glaubenssatz, der lautet: »Ich bin nicht sicher!«*

Du kannst herausfinden, was der ursprüngliche Auslöser deiner emotionalen Verletzung ist, indem du überlegst, seit wann du deine Schuppenflechte hast. Was ist kurz vorher passiert in deinem Leben?! Egal, was es war, damit gilt es Frieden zu machen. Denn wo Frieden ist, muss nicht mehr gekämpft werden. Deine Haut will dich bisher noch davor schützen, dass dir noch mal etwas Ähnliches passiert.

Schuppenflechte tritt oft am Kopf auf. Der steht für das rationale Denken und deinen Verstand. Es kann sein, dass du bisher versuchst, mit deinem Verstand Kontrolle zu erschaffen. Du zerbrichst dir sicher den Kopf darüber, was du noch alles tun kannst, oder? Diese kämpferische Energie sammelt sich in deinem Kopf, macht dir Kopfweh und möglicherweise auch Schuppenflechte auf der Kopfhaut. Um wieder ins Gleichgewicht zu kommen, ist es für dich wichtig, endlich wieder ins Urvertrauen zurückzufinden. Wenn es ein Gegenteil von Kontrolle gibt, ist es Vertrauen. Und du darfst vertrauen! Probier es aus, es ist nur eine Entscheidung weit entfernt.

## Neurodermitis

Die Weisheit der Worte beschreibt schon sehr gut, was eine Krankheit bedeutet. Nehmen wir den Begriff »Neurodermitis« mal kurz auseinander: *Neũron* bedeutet im Altgriechischen »Sehne, Flechse, Nerv«, *dérma* ist die Haut, und die Endung »-itis« kennzeichnet eine Entzündung. Ursprünglich sind Dermatologen in den Zwanzigerjahren davon ausgegangen, dass die Krankheit auf eine Entzündung des Hautnervs zurückzuführen ist.

Neurodermitis bricht extrem oft bei Kindern aus und spiegelt nicht selten einen kleinkindlichen Trotz wider. Es kann sein, dass du immer ein sehr braves Kind warst und Wut runtergeschluckt hast. Ähnlich, wie ich es in der eingangs geschilderten Situation beschrieb, als mir der Arzt sagte, dass ich meinen Wunschberuf nicht würde ausüben können. Irgendwann spürst du, dass Wut lange Zeit nicht ausgelebt wurde, eventuell nur über deinen Juckreiz.

Unterdrückte Wut führt zu erhöhten Entzündungswerten im Körper. Weil vielen Neurodermitikern nicht klar ist, was gut an Wut sein soll, möchte ich dir kurz von Mahatma Gandhi erzählen, der mit dem Friedensnobelpreis ausgezeichnet werden sollte. Er selbst sagte, dass Wut ein gutes Gefühl ist, da es den Menschen antreibt, an einen besseren Ort zu kommen. Wird Wut also hinuntergeschluckt und nicht gelebt, führt das zum Stillstand. Außerdem zwingt Wut den Menschen zu definieren, was gerecht und was ungerecht ist. Fang an, die guten Eigenschaften von Wut zu sehen, und finde heraus, welche Wut du runtergeschluckt hast.

Anders als bei der Schuppenflechte reagierst du als Neurodermitiker schneller verletzt (wie ein bockiges Kind), als dich zurückzuziehen.

Falls du erst im höheren Alter deine Neurodermitis bekommen hast, wurde eventuell ein altes Problem aus dem Kleinkindalter getriggert. Nicht selten hat diese seelische Verletzung ursprünglich mit deinen Eltern oder einem Elternteil zu tun. Diese Verletzung muss nicht vorsätzlich geschehen sein. Es kann sich hierbei tatsächlich auch um ein Thema in der Ahnenlinie handeln, das von Generation zu Generation an dich weitergegeben wurde. Das Gefühl mangelnder Liebe oder fehlender Geborgenheit kann dir im ersten Moment unbegründet erscheinen. Auch ich konnte mir lange keinen Reim darauf machen, wieso ich seit kurz nach der Geburt mit der Neurodermitis zu kämpfen hatte. Ich erfuhr dann mit etwa 20 Jahren, dass ich bei der Geburt fast an meiner Nabelschnur erstickt wäre. Diese traumatische Erinnerung und damit eine immerwährende Angst zu sterben habe ich auflösen können. Wie, erzähle ich im Abschnitt »Dein Unterbewusstsein – die Abkürzung«.

Die atopische Dermatitis, wie die Neurodermitis auch genannt wird, ist Ausdruck eines tiefen Gefühls, emotional vernachlässigt und verletzt worden zu sein (vom altgriechischen *átopos* für »›nicht an seiner Stelle‹, versetzt«). Es ist tatsächlich auch möglich, dass du dich als Kind im Mutterleib nicht willkommen gefühlt hast oder dass deine Zeit im Mutterleib von Angst geprägt war.

Man kann sagen, dass bei einer Neurodermitis die Seele weint und ihr Zuwendung fehlt. Anstatt über diese Ungerechtigkeit wütend zu sein, richtet sich eine zerstörerische Energie gegen die eigene Haut. Deine Haut zeigt dir diese inneren Abläufe sehr genau auf.

Mit folgenden Gefühlen wirst du nämlich in einem Schub konfrontiert: Du fühlst dich nicht geliebt, unattraktiv und bestraft. *Deine Haut ist quasi die wahr gewordene Bestätigung deines tief sitzenden Glaubenssatzes »Ich bin nicht gut genug«.* Häufig sind Neurodermitiker stark beziehungsorientiert, und ihre Sehnsucht nach Nähe wird in Partnerschaften erst recht verstärkt. Bei vielen verschlechtert sich die Haut sogar in der Zweisamkeit. Dann wird es erst recht Zeit, die Beziehung zu sich selbst zu stärken.

Was mir allerdings noch viel zu wenig erwähnt wird und worauf ich später noch explizit eingehe, ist der Fakt der Hochsensibilität. Neurodermitis hängt oft mit diesem Persönlichkeitsmerkmal zusammen.

## Akne

Der Psychologe Thorwald Dethlefsen und der Arzt Dr. Ruediger Dahlke beschrieben es sehr anschaulich zum Beispiel in ihrem Buch

*Krankheit als Weg. Deutung und Be-deutung der Krankheitsbilder*. Hast du Akne, dringt etwas aus deinem Inneren durch deine Grenze (Haut) hindurch. Meistens will eine entzündliche Emotion (wie Wut, Ärger, Sorge, Zorn) ausgelebt werden. Bei der Pubertätsakne ist es häufig die Sexualität, die erlebt werden will. Gleichzeitig wird sie aber auch oft noch unterdrückt.

Am Beispiel der Pubertät ist die grundsätzliche Problematik der Akne gut zu beschreiben. Die Pubertät ist generell eine große emotionale Konfliktsituation. In dieser Zeit ist der Mensch auf einmal mit neuen Gefühlen konfrontiert, für die er sich teilweise schämt oder derentwegen er sogar Angst hat. Dieser Konflikt läuft so ab: Das Neue ist verlockend, und gleichzeitig ist da aber auch die Angst vor diesem neuen Reiz. Bei der Akne liegt immer solch ein Konflikt vor. Die ursprünglichen Themen des Konflikts können natürlich unterschiedlich sein. Häufige Glaubenssätze sind »Ich bin wütend« oder »Ich will nicht erwachsen werden«.

Akne ist oft ein Schutz. Schutz vor dem Ausleben eigener Triebe und Gefühle. Meiner Erfahrung nach geht es beim Heilen von Akne vor allem darum, endlich den eigenen Bedürfnissen Ausdruck zu verleihen. Hast du Akne, scheinst du etwas zu unterdrücken, was dich reizt. Dieser Reiz zeigt sich als gereizte Haut. Oft im Gesicht, weil das Gesicht dein Selbst repräsentiert, das du der Außenwelt zeigst. Welche Wahrheit hältst du zurück?

Louise L. Hay sagt, dass jeder entzündliche Pickel ein kleiner Wutausbruch ist. Besonders wenn du ein Mensch bist, der selten oder nie wütend ist, könnte das Fühlen von Wut ein wichtiger Entwicklungsschritt sein, der notwendig ist, um Akne loszulassen. Bisher lässt du die entzündliche Energie von Wut und Konflikt über die Haut raus. Nicht selten kann man die Akne aber auf pubertäre und ungeklärte Konflikte mit einem Elternteil zurückführen.

Wusstest du, dass mittlerweile 85 Prozent der Menschen mindestens einmal im Leben Hautunreinheiten haben? Du bist also nicht alleine damit!

Weitere Hautprobleme und ihre Bedeutung findest du im Schlusskapitel »Überblick – psychosomatische Bedeutungen von Symptomen«.

## Der Darm – dein zweites Gehirn

Viele Tiere riechen an ihrem Kot, um zu überprüfen, ob sie krank sind. Tatsächlich könnte man fast meinen, Tiere wüssten die Zeichen ihres Körpers besser zu deuten als wir Menschen. Aber keine Angst, du musst in Zukunft keinen Schnupperkurs auf dem stillen Örtchen absolvieren, um gesund sein zu können. Allerdings kann ein Blick in die Toilette nach dem Stuhlgang dir einiges über deine Darmgesundheit verraten.

Ich eignete mir auf meinem Heilungsweg extrem viel einschlägiges Wissen an. Mindestens die Hälfte davon war aber mehr oder weniger für die Katz und führte mich zeitweise auch auf falsche Fährten. Was allerdings zu einem der wichtigsten Bestandteile in Sachen Hautgesundheit zählt, ist eine unscheinbare Haut – nämlich die Darmschleimhaut.

Ich fing im Alter von 15 Jahren mithilfe von Heilpraktikern an, meinen Darm zu sanieren. Seinerzeit fiel es mir emotional extrem schwer, die empfohlenen Therapieformen durchzuhalten. Hätte ich doch damals schon die Zusammenhänge zwischen Darm, Ernährung und Haut wirklich verstanden! Das hätte mir extrem geholfen. Anstatt einfach nur blind irgendwelchen Anweisungen zu folgen. Heute gehört die Darmpflege sprichwörtlich zu deinem täglichen Brot.

Eine befreundete Heilpraktikerin vom Bodensee, Ailyn Moser, hat sich unter anderem auf das Thema »Darm« spezialisiert, und von ihr lernte ich in den letzten Jahren noch mal viel dazu. Es gibt mittlerweile jedoch viele Experten zu dem riesigen Themengebiet »Darm«.

Ich weiß aus eigener Erfahrung, wie sich ein kranker Darm anfühlt und wie viel Ruhe es der Haut gibt, wenn der Darm gesund ist. Ich bin den Weg selbst gegangen, und deswegen finde ich es wichtig, dir hier einen kleinen »Darm-Crashkurs« anzubieten. Im Ernstfall empfehle ich dir immer den Gang zu einem Heilpraktiker, einer Ärztin oder zu anderen Therapeut/innen. Das Wissen, das ich mit dir teilen möchte, stammt immer aus eigenem Erleben oder aus Gesprächen wie zum Beispiel mit Ailyn.

## Die Haut, der Spiegel des Darms

Mach dir bitte Folgendes klar: Du hast eben nicht nur die eine äußere Haut, die du sehen kannst. Diese ist verbunden mit einer inneren Haut. Letztendlich kannst du dir das wie bei einem Donut vorstellen. Es gibt quasi nur eine Haut. Die inneren Schleimhäute sind die nach innen gestülpte Haut. In der chinesischen Medizin sagt man auch: Die Haut ist der Spiegel des Darms. Der Darm hängt so eng mit der Haut zusammen, weil Darm und Haut bei der Embryonalentwicklung aus dem gleichen Keimblatt entstehen.

Man hat außerdem herausgefunden, dass es anatomisch eine Darm-Hirn-Achse gibt. Darm und Gehirn sind also direkt miteinander verbunden. Über viele Nervenbahnen werden nicht nur Signale wie Appetit oder Hunger, sondern auch Emotionen oder Stimmungslage direkt zwischen Darm und Gehirn ausgetauscht.

Dabei wird vermutet, dass der Darm (und seine Bakterien) sogar mehr zu sagen haben, sodass man auch vom »Bauchhirn« spricht.

Und als wäre das noch nicht genug, sitzen auch noch 80 Prozent deines Immunsystems im Darm, vor allem in den Darmschleimhäuten.

Ist dein Immunsystem fit, hilft das deiner Haut. Auch Allergien und Unverträglichkeiten hängen häufig mit einem schlechten Darmzustand zusammen.

Die gute Nachricht: Im Umkehrschluss bedeutet es, dass ein gesunder Darm dazu führen kann, dass Allergien, Unverträglichkeiten und Hautentzündungen verschwinden. Juhu!

Auch ich dachte früher: »Einmal glutenunverträglich, immer glutenunverträglich.« Aber nein! Auch eine Histaminintoleranz kann verschwinden, sobald der Darm aufgebaut ist. Es ist nämlich möglich, dass »falsche« Bakterien im Darm Histamine bilden. Oder der Botenstoff Diaminoxidase (hergestellt in Darm und Niere) ist nicht ausreichend vorhanden. Dann kann Histamin nicht aufgespalten werden. Ist der Darm allerdings wieder fit, kann auch dieses Enzym wieder gebildet werden und Histamin normal abbauen.

Ich habe teilweise Phasen gehabt, in denen ich gefühlt nur noch drei Lebensmittel vertrug. Heute ist meine Ernährung so vielseitig wie nie zuvor.

Auf körperlicher Ebene sind Allergien eine überschießende Reaktion auf Bestandteile der Natur oder der Nahrung. Dahinter steckt ein schwaches Immunsystem.

Du kennst diesen Zustand sicher, wenn du extrem gestresst bist, deine Nerven zum Zerreißen dünn sind und dann jemand kommt, der dir gerade nicht in den Kram passt. So kannst du dir ein geschwächtes Immunsystem vorstellen. Wenn es könnte, würde es schreien: »Achtung, ein Feind! Wir müssen kämpfen!« Wieso dein

Immunsystem sich gerade das Katzenhaar, die Haselnuss oder Gluten zum Feind aussucht, erkläre ich dir später.

Fakt ist erst mal, dass dein Immunsystem Unterstützung braucht. Da der Großteil deines Immunsystems im Darm sitzt, ist es sinnvoll, wenn wir uns deine Verdauung einmal genauer anschauen.

## Deine Verdauung

Die Verdauung fängt schon im Mund an. Da wird die Nahrung erst mal zerkaut. Dann gelangt der Nahrungsbrei durch die Speiseröhre in den Magen und wird durch die Magensäure zersetzt. Auch Erreger werden dort abgetötet. Danach rutscht der Nahrungsbrei in den Dünndarm. Dort werden vor allem Nährstoffe aufgenommen. Durch Bewegung im Darm, die sogenannte Darmperistaltik, wird der Nahrungsbrei weiter in den Dickdarm geleitet, wo ihm unter anderem Elektrolyte und Wasser entzogen werden. Und das Ende der Reise ist dann der Gang zur Toilette. Der ausgeschiedene Kot ist der Rest von unverdauten Nahrungsbestandteilen, kann aber zum Beispiel auch Bakterien enthalten.

Und an dieser Stelle kann dir ein Blick in die Toilette erste Hinweise liefern, ob du eine gesunde Verdauung hast.

### Die Farbe des Stuhls

Wage doch mal einen Blick in die Kloschüssel; das wird dir Auskunft darüber geben, wie es deinem Darm gerade geht:

- Normalerweise ist gesunder Stuhl braun.
- Wenn dein Stuhl gelblich ist, dann könnte das auf eine Leber-Galle-Funktionsstörung hinweisen.

- Grünlicher Stuhl kann darauf hindeuten, dass du viel grünes Gemüse gegessen hast, ist aber erst mal nicht schlimm. Auch bei Salmonellen kann der Stuhlgang grünlich gefärbt sein. Dann fühlst du dich aber auch oft sehr schlecht.
- Ein roter Stuhlgang kann durch Rote Bete kommen. Es kann allerdings auch Blut im Stuhl sein. Da unterscheidet man dann zwischen hellrotem und schwarzem Stuhl. Hellrotes Blut kann aufgelagertes Blut von den letzten Verdauungsabschnitten sein. Auch Hämorrhoiden, zum Beispiel durch Verstopfung ausgelöst, können zu dieser hellroten Färbung beitragen.
- Hast du schwarzen Stuhl, könnte das Blut aus oberen Verdauungsorganen stammen. Fall du aber Aktivkohle (medizinische Kohle) zu dir genommen hast, zum Beispiel als Kohletabletten, dann sorgt das auch für eine schwarze Färbung des Stuhls, und das ist dann kein Problem.
- Egal, ob helles oder dunkles Blut, bitte geh in diesem Fall zu einem Arzt.

Hin und wieder Blähungen zu haben, wenn du Bohnen gegessen hast, oder als Frau am Anfang der Periode mal Durchfall zu bekommen, ist relativ normal. Sobald du anfängst, unter Verdauungsbeschwerden zu leiden, darfst du aber genauer hinschauen, was dir dein Körper sagen will. Denk aber immer dran: keine Panik. Dein Körper hat die Möglichkeiten zu regenerieren.

### Zeichen für eine gesunde Verdauung

- Du hast regelmäßigen Stuhlgang. Das bedeutet täglich, meistens morgens.
- Du hast mindestens viermal die Woche und maximal dreimal am Tag Stuhlgang.

- Dein Stuhlgang schmiert wenig, du brauchst also wenig Toilettenpapier.
- Dein Stuhlgang ist geformt wie eine Wurst.
- Du fühlst dich nach dem Essen wohl.

### Zeichen für eine ungesunde Verdauung

- Du hast regelmäßig Durchfall oder Verstopfung.
- Du hast ständig Blähungen oder einen Blähbauch.
- Völlegefühle sind für dich normal.
- Bauchkrämpfe gehören zu deinem Alltag.
- Du hast dauerhaft entzündete Haut.

## Deine Darmflora

Für eine gesunde Haut ist eine intakte Darmflora (auch »Mikrobiom des Darms« genannt) entscheidend. Die Darmflora bezeichnet die Mikroorganismen in deinem Darm, zusammengesetzt aus unzähligen Bakterien. Tatsächlich besteht der Mensch aus mehr Bakterien als aus körpereigenen Zellen! Unfassbar, aber wahr.

Im Darm gibt es Bakterien, die wichtig für dich sind und die dir guttun, aber auch welche, die dir schaden können. Um herauszufinden, wie deine Darmflora besiedelt ist, kannst du zum Beispiel einen Darmbefund machen lassen.

Ein häufig auftretendes Symptom bei Hautbeschwerden ist eine Überbesiedlung des sogenannten Candidapilzes im Darm. Den tragen wir alle in uns. Wenn er aber im Übermaß vorhanden ist, kann er zum Problem werden. Der Candidapilz ernährt sich von jeglichen Formen von Zucker. Damit sind isolierte Kohlenhydrate, Säfte, Softdrinks, Weißmehlbrötchen, weißer Reis, Pasta und auch Früchte gemeint. Wenn deine innere Abwehr allerdings stimmt, hat der Pilz auch keine Chance. Das Zauberwort ist also wie immer: Balance.

## Das Leaky-Gut-Syndrom

Weitverbreitet ist das Leaky-Gut-Syndrom, ein durchlässiger *(leaky)* Darm *(gut)*. Normalerweise hat der Darm teesiebgroße Löcher. Bei einem Leaky-Gut-Syndrom sind die Löcher allerdings groß wie in einem Nudelsieb. Das Problem ist, dass dann unverdaute Bestandteile ins Blut gelangen können und das Immunsystem mit Entzündungen reagiert. So entstehen auch Unverträglichkeiten und Allergien.

Eine medikamentöse Therapie zur Bekämpfung des Syndroms existiert nicht. Hier musst du selbst dafür Sorge tragen, eventuell mit einer Umstellung der Ernährung und Lebensweise für Linderung zu sorgen. Zunächst gilt es, auslösende Faktoren zu vermeiden: wie fast immer Stress, Medikamente oder bestimmte Nahrungsmittel.

## Praktische Tipps für die Darmgesundheit

Klingt das in deinen Ohren alles sehr gigantisch und ein wenig undurchsichtig? Dann lass uns jetzt mal zu ein paar praktischen Tipps kommen.

### Gesunde Ernährung = gesunder Darm!

Ich möchte hier nicht darüber sinnieren, welche Ernährungsform grundsätzlich die beste für dich ist. Aber man kann schon sehr genau sagen, welche Lebensmittel am darmfreundlichsten und somit auch am hautfreundlichsten sind. Falls du also gerade Beschwerden hast, würde es dir einiges erleichtern, wenn du diese Ernährungstipps so lange umsetztest, bis es dir wieder besser geht. Aber auch wenn alles wieder gut ist, solltest du einen Großteil dieser Tipps weiterhin beibehalten. Im Ernstfall suche bitte einen Therapeuten auf, der dir einen Ernährungsplan erstellen kann und dich begleitet.

Grundsätzlich sollte deine Ernährung entzündungshemmend sein. Das heißt, dass hauptsächlich pflanzliche Lebensmittel auf deinem Speiseplan stehen. An dieser Stelle sei gesagt: Vegane Ernährung ist nicht automatisch gesund. Du kannst dich auch von Chips und Softdrinks ernähren, lebst damit tierproduktfrei, aber noch lange nicht gesund. Allerdings gelangen durch tierische Produkte viele Arachidonsäuren in den Körper, das sind entzündungsfördernde Fettsäuren, und die sind bei einem entzündlichen Darm oder einer entzündeten Haut nicht förderlich. Ganz im Gegenteil.

Schließe also vorerst alle Hauptverdächtigen aus. Hauptverdächtige sind: Milchprodukte (Milch, Käse, Butter, Joghurt), weißer Zucker, Rohrzucker, Agavendicksaft, Zuckerrübensirup, Fertigprodukte, Fleisch, aber auch zu scharfe Gewürze und zu viel Salz. Reduziere Weizenprodukte und wechsle lieber zu Vollkornprodukten. Anstatt isolierte Kohlenhydrate (zum Beispiel Zucker oder Weißmehl) iss lieber komplexe Kohlenhydrate (Kartoffeln, Hülsenfrüchte, Vollkorn).

Generell hilft es, möglichst naturbelassen oder sogar basisch zu essen, damit deine Säure im Körper wieder ausgeglichen wird. Der Großteil an Obst, Gemüse, Kräutern, Pilzen, Sprossen jeglicher Art sind basischer Natur. Grundsätzlich gilt: Gemüse ist immer ein Feuerlöscher für Entzündungen.

## Ein Symptom-Tagebuch führen

Hegst du den Verdacht, dass du Darmbeschwerden hast, dann verschaffe dir erst mal einen Überblick über deine derzeitige Situation. Dabei kann dir ein Symptom-Tagebuch helfen, in dem du jeden Tag aufschreibst, was du gegessen hast und wie deine Verdauung war. Zum Beispiel kannst du dann noch Notizen zu deinem Hautzustand machen. Damit lernst du dich und deinen Körper besser kennen.

## Pro- und Präbiotika

Probiotische Bakterien sind Milchsäurebakterien und spezielle Hefepilze. Sie wirken sich positiv auf deinen Darm aus und verringern die Ansiedlung von Keimen, denn sie wirken antioxidativ und entzündungshemmend. Die Darmschleimhaut wird dadurch stabiler. Füttere deinen Darm also am besten mit diesen guten Bakterien. Das kannst du über Präparate machen, aber auch mit fermentierten Lebensmitteln wie zum Beispiel Kokos-Joghurt, Kombucha, Kimchi oder Sauerkraut.

Bei der Fermentation werden die Kohlenhydrate, die im Lebensmittel enthalten sind, von Bakterien verstoffwechselt. Bei diesem Prozess entstehen Milchsäure und Kohlendioxid.

Wichtig zu verstehen ist allerdings, dass diese probiotischen Schätze für den Darm nur überleben, wenn du ihnen das richtige Futter anbietest. Was Probiotika lieben, sind wiederum Präbiotika, die kommen zum Beispiel in Spargel, Zwiebeln, Porree, Schwarzwurzeln, Pastinaken, Chicorée und Knoblauch vor. Präbiotika sind Ballaststoffe, die das Wachstum »guter« Darmbewohner fördern. Hast du einen empfindlichen Darm, taste dich langsam heran, denn zu viele Präbiotika können auch erst mal zu Durchfall oder Blähungen führen.

## Im Zweifelsfall einen Darmbefund machen lassen

Wenn du das Gefühl hast, im Dunkeln zu tappen, und noch mehr Klarheit brauchst, dann lass einen Darmbefund machen. Mit einem Darmbefund bekommst du natürlich klare Informationen, in welchem Zustand dein Darm sich befindet und was er braucht. Es hilft dir auch, ein Gefühl der Sicherheit zu haben.

## Der Darm braucht Bewegung

Es ist nichts Neues, aber deinem Körper tut Bewegung gut. Auch deinem Darm hilft es, wenn du täglich spazieren gehst und frische Luft atmest. Durch Bewegung wird dein Stoffwechsel aktiviert, und das regt natürlich auch die Arbeit deines Darms an.

Ich empfehle dir, wenn du besonders stressempfindlich bist, eine entspannte Sportart zu wählen, damit dein Cortisolspiegel durch zu harte Sporteinheiten nicht unnötig ansteigt.

## Trinke weniger Wasser vor und beim Essen

Sobald du Hunger oder Appetit hast, bildet deine Bauchspeicheldrüse direkt Verdauungssekret und führt es in den obersten Abschnitt des Dünndarms. Dort wartet es dann auf den Nahrungsbrei. Trinkst du jetzt allerdings reichlich Wasser, wird diese perfekte Verdauungsflüssigkeit (gemischt mit vielen Enzymen, die Lebensmittel aufspalten) wässrig. Wasser verdünnt diese Flüssigkeit, und das erschwert den Verdauungsprozess.

### Geduld

Ich weiß nicht, in welchem Zustand sich dein Darm und deine Haut befinden. Allerdings lohnt es sich, regelmäßig deinen Darm zu unterstützen. Hast du vielleicht noch nie einen Darmaufbau gemacht, dann gib dir Zeit. Bei Hautentzündungen, die vielleicht schon seit Jahren oder Jahrzehnten vorliegen, kann es schon mal einige Monate dauern, bis sich dein Darm-Mikrobiom wieder aufgebaut hat. Es mag sein, dass du schon nach wenigen Wochen Verbesserungen spürst – oder eben erst nach zwei oder sechs Monaten. Was den Prozess jedoch enorm unterstützt, ist deine Psyche. Denn auch dein Darm hängt mit deinen Emotionen zusammen. Willst du es leicht haben, dann gehst du deinen Heilungsweg ganzheitlich.

Mir begegnen immer wieder Menschen, die auf der körperlichen Ebene schon seit Jahren an ihrem Darm arbeiten und trotzdem noch mit ihren Beschwerden zu kämpfen haben. Das kann eben daran liegen, dass sie die emotionale Ebene vernachlässigen, die meiner Meinung nach sogar noch viel umfassender und wichtiger ist. *Ich empfehle dir, die Abkürzung zu gehen und nicht nur deine Ernährung, sondern vor allem auch deine innere Einstellung zu prüfen.* Es lohnt sich wirklich!

## Psychosomatische Gründe von Verdauungsbeschwerden

Ich berufe mich erneut auf das Wissen von Klaus Koeppe und Dr. Ruediger Dahlke, das sich in meinem Leben immer wieder bestätigt. Und auch du wirst es vielleicht selbst schon erlebt haben. Kurz vor einer Prüfung zum Beispiel grummelt auf einmal der Bauch, du bekommst Angst und musst zur Toilette eilen. Du »hast Schiss« – und das zeigt dir dein Körper in Form von Durchfall.

Es ist mittlerweile auch wissenschaftlich nachgewiesen, dass Nervenbahnen direkt vom Gehirn zum Darm reichen. Gefühle wie zum Beispiel Stress gehen also direkt in den Verdauungstrakt über haben dort eine mitunter durchschlagende Wirkung. Das sogenannte Bauchhirn oder zweite Gehirn ist ein anatomischer Fakt. Dein Dünndarm sieht sogar fast so aus wie dein Gehirn. Und ähnlich wie dein Gehirn analysiert er Eindrücke und Emotionen. Überleg dir daher auch gut, was du während des Essens sprichst oder ob du dich währenddessen beziehungsweise überhaupt von einer Serie berieseln lassen musst.

Psychosomatisch gesehen, ist dein Darm genauso wie die Haut und die Lunge ein Kontaktorgan. Ja, tatsächlich nehmen alle diese Organe Kontakt zur Umwelt auf. Die Haut wohl am offensichtlichsten. Aber auch über die Atmung nimmst du als Erwachsener etwa 15-mal in der Minute deine Umwelt in dir auf. Dein Darm verarbeitet ebenfalls das, was du aufnimmst. Auch Verdauungsbeschwerden sind Nachrichten deines Körpers an dich.

Seelische Belastungen wie Stress können eine Reaktionskette innerhalb der Darm-Hirn-Haut-Achse auslösen und einen Teufelskreis starten. Darmprobleme hängen immer mit Angst zusammen. Vielleicht ist es dir beim Lesen des Kapitels schon aufgefallen, und du hast eine innere Unruhe und Angst in dir gespürt. Du hast angefangen, die Vorwürfe zu machen, dass du bis jetzt etwas falsch gemacht haben könntest. Es wäre zumindest sehr typisch für Leute mit Verdauungsbeschwerden. Oft treffen diese Beschwerden Menschen, die sehr viel analysieren und vor allem an sich selbst immer etwas zu kritisieren haben. Da hat dein Bauchhirn viel zu verdauen!

Angst spielt eine große Rolle im Leben eines Menschen mit Darmbeschwerden. Das können Existenzängste sein, Angst vor

Kritik oder Ablehnung. Das körperlich gewordene Symptom von Angst ist wie gesagt oft Durchfall: Viel zu viele Eindrücke, Ängste und Sorgen fallen unverdaut durch deinen Körper hindurch. Dein Körper zeigt dir, dass er loslassen will. Wenn du allerdings chronisch Durchfall hast, dann wiederholst du deine Angstthematiken immer wieder, und dein Körper übernimmt für dich die Aufgabe des Loslassens. So lange, wie du deine Angstprobleme aber immer wiederholst, wird sich dein Durchfall auch nicht bessern. Aufgrund des Durchfalls verlierst du auch viel Flüssigkeit. Flüssigkeit ist ein Symbol für Flexibilität, die not-wendig (die Not wendend) wäre, damit sich deine Angst auflöst.

Verstopfung dagegen zeigt, dass du etwas nicht hergeben willst. Weil der Dickdarm symbolisch für das Unbewusste steht, kann es sein, dass du bei Verstopfung etwas Unbewusstes nicht ans Licht lassen willst. Verdrängtes willst du für dich behalten. Aber auch Geizkragen, die zu stark am Materiellen festhalten, bekommen oft Verstopfungen.

Nicht selten sind es darüber hinaus Menschen, die nicht losgelassen werden wollen, wie zum Beispiel die erwachsenen Kinder, Expartner oder Hinterbliebene von Verstorbenen.

Bei Darmbeschwerden gilt es also vor allem, Ängste loszulassen und flexibler zu werden. Es wundert mich nicht, wenn du jetzt vor der großen Frage stehst, wie Loslassen geht. Dazu kommen wir aber später. An dieser Stelle ist es erst mal wichtig, dass du dir selbst zur Ursachenklärung die folgenden Fragen beantwortest:

- Wann hat mein Darmproblem angefangen?
- Was ist in dieser Zeit in meinem Leben passiert?
- Habe ich seitdem Angst; wenn ja, wovor (Durchfall)?
- Wen oder was kann ich seitdem nicht loslassen (Verstopfung)?

# Ernährung – mehr als Lebensmittel

Als ich mit etwa 15 Jahren das erste Mal meinen Darm von einer Heilpraktikerin überprüfen ließ, teilte sie mir etwas mit, was mich tief verzweifeln ließ. Ich weiß noch, dass damals eine Welt für mich zusammenbrach. Denn ich sollte mich von einem Tag auf den anderen von meinen alltäglichen Ernährungsgewohnheiten trennen. Mein Darm war damals völlig kaputt, und der Candidapilz hatte sich enorm vermehrt, wahrscheinlich als Folge der vielen Antibiotikabehandlungen der Vergangenheit, falscher Ernährung und anderer Faktoren.

Auf jeden Fall teilte sie mir damals mit, dass ich keine Milchprodukte, keinen Zucker (also wirklich absolut *keinen* Zucker, inklusive Fruchtzucker), kein Fleisch und keinen Alkohol zu mir nehmen durfte. Auch auf einige Gemüse- und Obstsorten reagierte ich damals allergisch, also waren auch die gestrichen. Das hieß für mich Diät, und das zog sich ein ganzes Jahr lang hin.

Es war zunächst ein Schock für mich! Ich dachte, dass ich mein Leben lang keine Freude mehr am Essen haben könnte. An dieser Stelle möchte ich dich aber schon mal beruhigen. Ich kann heute alles essen, was ich will, und habe keine Allergien mehr.

Ich betone noch mal, ich war damals 15! Ich war viel mit Freunden unterwegs, wir haben gefeiert und getrunken. Wir waren bummeln und Fast Food essen. Wir waren im Kino und haben Popcorn verzehrt. Das und vieles mehr war alles erst mal nicht mehr möglich. Ich fühlte mich extrem in meiner Freiheit eingeschränkt. Außerdem muss man dazu sagen: Anfang der 2000er war es noch nicht so einfach, glutenfrei oder vegan zu essen. Auch Dinkelbrötchen waren eine Rarität, und das sogar in Berlin! Es war also wirklich ein hartes Jahr! Allerdings wollte ich schon damals nichts sehnlicher, als gesund zu werden.

Die Heilpraktikerin wollte meinen Darm und damit mein Immunsystem einmal komplett regenerieren lassen, und wir zogen dieses anstrengende Prozedere auch zusammen durch. Zwischendrin gab es Tage, an denen ich gar keinen Appetit mehr hatte, weil ich so frustriert war.

Wenn ich darauf zurückblicke, weiß ich, dass es eine wichtige Erfahrung war. Meinem Darm ging es danach besser, vielleicht auch meiner Haut ein bisschen. Aber das ganze Unterfangen hatte letztendlich nicht den gewünschten Effekt. Ein Jahr völlig zuckerfrei zu leben half vielleicht meiner Haut, war aber keine langfristige Lösung. Heute weiß ich, wieso: *»Richtige« Ernährung geht weit über die Wahl bestimmter Lebensmittel hinaus.* Es reicht nicht aus, sich zu fragen: Was esse ich, und was davon tut mir gut? Nein. Wenn du eine Antwort findest auf die folgenden beiden Fragen, dann wirst du deine Ernährung langfristig viel entspannter umstellen können und weniger leiden müssen:

- Wie ernährst du deinen Körper, deinen Geist und deine Seele?
- Und was davon gibt dir wirklich gesunde und positive Energie?

Nicht nur die Lebensmittel fließen durch deinen Körper und hinterlassen ihre Spuren. Nein, auch die Nachrichten, die du konsumierst, das Umfeld, in dem du dich täglich aufhältst, und die Gedanken, die dir rund um die Uhr durch den Kopf schwirren, haben eine Auswirkung. Bist du komplett nur auf deinen Körper fokussiert, entsteht ein Ungleichgewicht; und wie du weißt, ist die Balance zwischen Körper, Geist und Seele enorm wichtig.

Ich kenne so viele Menschen, die jahrelang an ihrer Ernährung rumbasteln und letztendlich immer wieder voller Frust und Selbstzweifel sind.

Auch wenn sich das, was ich gleich sage, sehr gigantisch anhört, es ist die Abkürzung schlechthin. Ich halte nicht viel von Diäten in dem Sinne, was wir im Allgemeinen unter Diät verstehen. Eigentlich kommt die Bezeichnung »Diät« aus dem Altgriechischen *(díaita)* und bedeutet zwar »Einteilung der Speisen«, aber auch so viel wie »Lebensführung« oder »Lebensweise«. Und das ergibt schon mehr Sinn.

*Statt eine Ernährungsumstellung vorzunehmen, mach dich lieber auf eine Lebensumstellung gefasst! Und so was darf Schritt für Schritt geschehen.*

Vielleicht kennst du den Fall, dass du dich entscheidest, eine Diät oder Ernährungsumstellung zu machen. Du willst sie eine gewisse Zeit durchziehen, um dann irgendwann wieder wie früher leben zu können. Spoiler-Alarm, die zweite: Das wird nicht klappen! Dein Körper zeigt dir, dass du nicht auf deinem Seelenweg bist. Und wie du ja weißt, sind Körper, Geist und Seele kaum voneinander zu trennen. Auch deine Ernährung sagt viel über dich und deine Emotionen aus. Du ernährst dich nicht ohne Grund gern von Schokolade, Fleisch oder trinkst gern Alkohol. Dem liegt immer eine Emotion zugrunde. Wenn du diese Dinge dann einfach weglässt, ist da eine Leere in dir. Die hast du früher gefüllt mit Nahrungsmitteln oder Getränken. Weglassen reicht aber nicht. Du darfst diese Leere und damit dein Leben *erfüllen.*

## Emotionales Essen

Bevor wir also auf die hautfreundliche Ernährung für deinen Körper kommen, lass uns einen kurzen Blick in die Zusammenhänge von Emotionen und Essen machen. Zusammen essen ist gesellig. Für jemanden einen Kuchen zu backen, kann ein Geschenk sein.

Jemanden zu bekochen, kann ein Zeichen von Liebe sein. Diäten können Selbstzweifel triggern. Unverträglichkeiten machen teilweise Angst. »Cheaten« – wenn man beispielsweise eigentlich weniger Zucker essen möchte, es dann aber doch tut – kann Schuldgefühle auslösen und so weiter. Die Liste ist lang. Essen ist nicht von Emotionen zu trennen.

Und dann gibt es da noch das Belohnungssystem im Gehirn. Im Gegensatz zu anderen Hirnarealen ist dieses tatsächlich schon sehr gut erforscht. Das Belohnungssystem wird befriedigt, wenn du isst. Und dieser Mechanismus ist kaum durch Willensstärke zu überlisten. Außerdem will dein Hungergefühl immer ein Gleichgewicht im Körper herstellen.

Wenn du zum Beispiel extremen Appetit auf Zucker hast, stellt sich die Frage, wieso du davon so viel brauchst. Was ist der ursprüngliche Auslöser dafür? Bei Zucker ist es sehr leicht zu erkennen. Zucker versüßt dir im wahrsten Sinne dein Leben. Da Zucker heute für viele Menschen unbegrenzt zugänglich ist, scheint es eine sehr einfache und schnelle Lösung zu sein, um sich damit zu belohnen. Doch wenn du dann wegen einer radikalen Diät einfach nur den Zucker weglässt, dann fehlt dir was! Und genau da würde es helfen zu wissen, wie du dir das Leben noch versüßen kannst – außer mit Keksen. Lass uns also zusammen über den Tellerrand schauen und erst einmal nur die Ursachen erforschen.

Dr. Ruediger Dahlke meint, dass es einen Grund hat, worauf du Appetit hast und was du eklig findest. In meiner Zusammenarbeit mit Klient/innen hat sich seine Theorie oft bestätigt.

## Süßes

Ich sag es freiheraus: Ich bin eine Naschkatze. Ich verzehre mich für Gebäck, Plätzchen, Kuchen, Muffins, Schokolade. Und früher kannte ich dabei keine Grenzen. Heute ist das anders. Ich mag das alles immer noch sehr, brauche es aber nicht mehr in dem Maße wie früher. Was Dr. Dahlke sagt, ist, dass ein hoher Zuckerkonsum für den Wunsch nach Liebe stehen kann. Und er unterteilt in zwei Gruppen:

- »Hunger nach Liebe«: Dieser wird nicht gestillt, also werden Süßigkeiten genascht.
- »Trauer um fehlende Liebe«: Dieses Gefühl hängt oft mit Selbstwertproblemen zusammen und führt häufig zu einer Resignation dem Leben gegenüber. Ganz nach dem Motto: »Das hat alles keinen Sinn mehr!«

## Salziges

Eine Vorliebe für salziges Essen kommt oft bei Menschen vor, die viel nachdenken und sehr intellektuell sind. Diese Leute mögen laut Dr. Dahlke herzhaftes Essen lieber als etwas Süßes.

## Scharfes

Menschen, die tief in sich immer den Drang verspüren, neue Reize und Eindrücke zu erleben, bevorzugen scharfes Essen. Jene suchen sozusagen Herausforderungen, auch wenn sie manchmal schwer verträglich sind. Normalerweise würde ich mich in diese Kategorie einteilen, allerdings bin ich zu sensibel für scharfes Essen und finde davon nur minimale Dosierungen appetitlich.

## Schonkost

Ja, als 15-Jährige war ich definitiv dabei, mich extrem zu überreizen. Weswegen die Schonkost allein damals nicht ausreichte. Ich hätte mich generell schonen müssen. Im wahrsten Sinne des Wortes wollte ich auf zu vielen Partys gleichzeitig tanzen. Menschen, die sensibel sind und viel mehr Eindrücke und Reize wahrnehmen als andere Menschen, können hin und wieder Schonkost zu sich nehmen, um wieder ein Gleichgewicht herzustellen. Das bedeutet: kein Salz, keine Gewürze et cetera.

Diese Beschreibungen sollen dir nur noch einmal vor Augen halten, dass es da mehr gibt als lediglich die körperliche Ebene. Ernährungsumstellung ist schön und gut, aber wenn wir die Ursachen für deine ursprüngliche Ernährung nicht finden, kann es sein, dass du immer wieder zurück in alte Muster fällst.

Seitdem ich aufhörte, einem vermeintlich »normalen« Lebensstil hinterherzurennen, und immer mehr darauf achtete, womit ich mich wohlfühle, geht es mir so viel besser. Früher aß ich täglich extrem viel Zucker und schüttete Softdrinks in mich hinein. »Weil andere das doch auch können und keine Probleme kriegen!«, dachte ich trotzig.

Mein Körper ist aber sensibler als der von anderen. Und das heißt nicht, dass ich schwach bin. Nein! Es bedeutet vielmehr, dass mein Körper schnell auf unnatürliche Lebensmittel und eine unnatürliche Lebensweise reagiert. Das heißt aber auch, dass ich, wenn ich auf die Signale höre, früher auf meinen Seelenweg komme. Und dieser Weg erfüllt mich mehr als jede Donauwelle.

## Hautfreundliche Ernährung

Nun möchte ich dir natürlich auch noch auf den Punkt gebracht erklären, welche Ernährungsweise sich anbietet, wenn du Hautprobleme hast. Inspiriert hat mich dahin gehend Alexander Nolte, ebenfalls ein Zauberhaut-Mensch und Kollege, der seine Akne vor allem mit der hautfreundlichen Ernährung und Stressreduktion in den Griff bekam.

Hautfreundliche Ernährung ist gleichzeitig auch darmfreundlich. Wenn du dich bei den nächsten Tipps überfordert fühlst, sei dir gewiss: Du musst auf gar keinen Fall perfekt sein! Dein Körper dankt dir jeden noch so kleinen Beitrag, den du deinem Energiehaushalt zuträgst.

Und auch ich hielt mich nie exakt an alle folgenden Anweisungen und konnte trotzdem große Erfolge mit meiner Haut feiern. Aber wenn es dir gerade besonders schlecht geht mit einer entzündlichen Haut, musst du ja nicht immer wieder Holz ins Feuer werfen. Denn gewisse Lebensmittel sind eben entzündungsfördernd, und genau diese heimtückischen Entzündungen wollen wir ja reduzieren.

Wichtig ist, dass deine Ernährung im Alltag langfristig umsetzbar ist, und das kann eine Weile dauern, bis man sich da eingerichtet hat. Wichtig ist ebenso, dass du entspannt bleibst. Denn Stress und Angst fördern ebenfalls die Entzündungswerte im Körper!

*Bei der hautfreundlichen Ernährung geht es darum,*

- einen gesunden Darm aufzubauen oder zu halten,
- die Entzündungen im Körper zu lindern,
- Insulin zu senken und
- den Blutzuckerspiegel zu senken oder auszubalancieren.

*Lebensmittel, die vor allem in akuten Phasen kontraproduktiv für die Haut sind:*

- Milchprodukte (Käse, Milch, Joghurt und so weiter),
- kurzkettige Kohlenhydrate (schnelle Kohlenhydrate – verarbeiteter Weizen, Zucker, Softdrinks),
- industrielle Nahrung und Fast Food,
- unregelmäßige Mahlzeiten und
- Alkohol.

*Speziell bei Neurodermitis ist noch auf Folgendes zu achten:*

- keine Zitrone,
- keine allzu scharfen Gewürze und
- kein Nikotin,
- Fett nicht nur von außen mit Creme auftragen, sondern dem Körper auch von innen mit hochwertigen Ölen, Nüssen geben,
- zurück zur Natur finden.

Wie schon gesagt, ich kann davon mittlerweile alles essen und auch Zitronenwasser trinken. Jeder Mensch ist natürlich individuell anders, und diese Empfehlungen sind allgemein gehalten.

## Getreide: Ist nicht generell schlimm!

Eine gute Nachricht! Du kannst Getreide zu dir nehmen, außer natürlich, du bist glutenunverträglich. Aber auch diese Unverträglichkeit kann durch einen Darmaufbau irgendwann wieder weggehen!

Das Zauberwort in Sachen Getreide ist: *Vielseitigkeit.*

Ballaststoffe sind für eine gesunde Haut enorm wichtig, und

Ballaststoffe sind vor allem in vollwertigen Pflanzen enthalten. Diese sind nämlich das perfekte Futter für die Darmflora und regulieren unter anderem den Blutzuckerspiegel. Wo genau sind die Ballaststoffe enthalten? Die Ballaststoffe verstecken sich in den Schalen der Körner. Deshalb könnte weiterverarbeiteter Weizen ohne Schale schwierig für deinen Körper sein. Ein helles Weizenprodukt enthält kaum noch Ballaststoffe. Bei Vollkornprodukten ist das genau andersherum.

Es gibt 300 000 Pflanzen auf der Erde, die essbar sind. Wieso also immer nur das eine Getreide essen? Wenn du vielseitig isst, fütterst du deinen Darm mit vielseitig guten Bakterien.

Seitdem ich meine Ernährung hautfreundlich gestalte, hat sich mein Speiseplan alles andere als reduziert. Anders als bei dieser Diät mit 15 Jahren ernähre ich mich heute vielseitiger denn je.

Von Niko Rittenau gibt es sogar eine Zauberformel, mit der du berechnen kannst, ob das Lebensmittel, das du gekauft hast, in Sachen Ballaststoffe gut ausgestattet und damit auch hautfreundlich ist. Mit dieser Formel dividierst du die Grammzahl der Kohlenhydrate durch die der Ballaststoffe, zum Beispiel beim Müsli:

$$\frac{\text{Kohlenhydrate: 34 Gramm}}{\text{Ballaststoffe: 18 Gramm}} = 1{,}9 \text{ Gramm}$$

Zum Beispiel beim Weizentoast:

$$\frac{\text{Kohlenhydrate: 56 Gramm}}{\text{Ballaststoffe: 4,7 Gramm}} = 12 \text{ Gramm}$$

Liegt das Ergebnis unter 5 Gramm, ist das Lebensmittel sehr gesund. Liegt es unter 10 Gramm, ist das Lebensmittel immer noch in Ordnung. Alles über 10 Gramm würde ich für eine hautfreundliche Ernährung erst mal vermeiden.

## Blutzuckerregulierende Lebensmittel

Wenn du dich nach den bisherigen Empfehlungen richtest, dürftest du damit auch schon positive Auswirkungen auf deinen Blutzuckerspiegel haben. Zu starke Schwankungen des Blutzuckerspiegels sorgen nämlich dafür, dass deine Haut sich schneller entzündet.

Du kannst das verhindern, indem du deinen Zuckerkonsum minimierst. Wenn du zum Beispiel direkt am Morgen ein Croissant isst, steigt der Blutzuckerwert sehr stark an und fällt danach direkt wieder ab. Du wirst wahrscheinlich müde, weil dein Blutzuckerspiegel lange Zeit und viel Energie braucht, um sich wieder einzupegeln.

Der Trick in Sachen Zucker ist, dass du weißt, welche zuckerhaltigen Lebensmitteln deinen Blutzuckerspiegel nicht so sehr beeinflussen.

Letztendlich werden alle Kohlenhydrate zum selben Zucker im Körper umgewandelt, aber das passiert eben unterschiedlich schnell. Und das ist entscheidend dafür, wie sehr dein Blutzuckerspiegel aus der Balance kommt.

Lebensmittel, die die Aufnahme von Kohlenhydraten im Darm verlangsamen, sind zum Beispiel Mango, Hülsenfrüchte, Beeren oder Vollkornprodukte. Und das Schöne ist: Wenn du überwiegend hautfreundlich isst, können dir auch mal ein paar Gummibärchen oder ein Stück Kuchen nicht so viel anhaben.

## Vegan – ja oder nein?

An dieser Stelle möchte ich auf meinen Zauberhaut Leitsatz Nummer 10 zurückgreifen: Für Hautsensibelchen ist es wichtig, zu einer natürlichen Ernährung zurückzufinden. Leider ist das beim heutigen Lebensmittelangebot gar nicht immer so einfach. Die meisten Nahrungsangebote werden regelrecht designt, um uns in Sachen Nährstoffen unterzuernähren und trotzdem zu überfüttern. Es soll immer Appetit auf mehr machen.

Du denkst jetzt sicher direkt an Ultra-processed-Lebensmittel wie Fertigpizza. Die macht natürlich nur kurz satt und wirkt am Hunger vorbei. Hauptsache, du willst mehr davon. Oder du denkst an Geschmacksverstärker oder Farbstoffe. Diese lösen chemische Verbindungen in den Mikroben im Darm. Unsere Bakterien sind komplett überfordert mit diesen Inhaltsstoffen, und es entsteht das, was keinen Sinn ergibt für den Organismus.

Aber das trifft nicht nur auf »Convenience-Food« im landläufigen Sinne zu. Sogar manche Äpfel werden inzwischen so gezüchtet, dass sie keine braunen Stellen mehr bekommen, obwohl genau da ihr Abwehrmechanismus drinsteckt. Ist dieser weg, muss der

»hübsch designte« Apfel mehr gespritzt werden. Außerdem stecken genau in diesen braunen Stellen die sogenannten Polyphenole, die uns, verzehren wir sie, zum Beispiel vor Allergien schützen können und unsere Abwehrkräfte stärken.

Auch Fleisch ist in den meisten Fällen alles andere als »natürlich«. Tiere werden nicht geschlachtet, sie werden produziert. Es gibt Puten, die so gezüchtet sind, dass sie fast nur noch aus Brust bestehen. Hühner leben normalerweise bis zu sieben Jahre, in der Fleischindustrie müssen sie schon nach vier Wochen geschlachtet werden, weil sie sonst so fett werden, dass ihre Knochen brechen würden.

Also noch mal die Frage: »Vegan – ja oder nein?«

Ja, aber vegan zu essen bedeutet ja nicht gleich, gesund zu essen. Deswegen würde ich dir vielmehr eine ausgewogene pflanzliche Ernährung empfehlen. Vegan zu essen kann wie gesagt nämlich auch ungesund sein, wenn man zum Beispiel nur zu Ersatzprodukten greift, Cola trinkt und Chips isst.

Natürlich musst du als Veganer auf deine Nährstoffe achten, aber das muss jeder andere Mensch auch. Wenn du Angst hast, nicht genügend Vitamin $B_{12}$ zu bekommen, dann supplementierst du es einfach. Letztendlich bekommen »Fleischesser« Vitamin $B_{12}$ auch nur deswegen, weil Tiere es supplementiert bekommen. Denn die meisten Böden sind so ausgelaugt, dass die Tiere übers Weiden oder Grasen gar kein Vitamin $B_{12}$ mehr aufnehmen können. Diesen Umweg kann man sich also sparen.

Ich esse nun schon seit ungefähr sieben Jahren kein Fleisch und habe damals nach der Umstellung innerhalb von zwei Wochen eine enorme Verbesserung meiner Haut und meiner Stimmung gespürt. Nicht mal beim Weglassen von Zucker trat ein so schneller positiver Effekt auf meine Haut ein wie beim Fleischverzicht. Über den Fleischkonsum nimmst du negative Energien (weil vor allem die Schlachtung mit Panik, Aggression und Hilflosigkeit verbunden ist) in dir auf. Emotionen wie zum Beispiel Stress und Angst werden im Gewebe gespeichert. Organe sind nämlich in der Lage, Energien zu deponieren, egal ob Leber, Herz, Haut oder Muskeln. Und egal, wie schön das Leben des Tiers auch gewesen sein mag, am Ende ereilt alle das gleiche Schicksal. Im Schlachthof geht es höchstens durch eine andere Tür, und die bevorstehende Schlachtung löst in jedem Lebewesen Todesangst aus. Diese Energien, die du dann übers Essen aufnimmst, beeinflussen natürlich auch *dein* Verhalten und Befinden.

Es gibt zusätzlich dazu auch noch einige ethische Gründe, aus denen man tierische Produkte zum Großteil aus seiner täglichen Ernährung streichen sollte. Wie zum Beispiel, dass über 80 Prozent der Fische in unseren Meeren und Ozeanen ausgefischt sind. Was bedeutet, dass es bei einem »Weiter so« im Jahr 2048 voraussichtlich keinen Fisch mehr geben wird.

Eine Ernährung mit tierischen Produkten ist durch die Industrialisierung und Massentierhaltung einfach unnatürlich und gefährlich für die Umwelt geworden.

Ich kann mir sehr gut vorstellen, dass du bei diesen vielen Informationen das eine oder andere Mal den Anflug von Stress in dir spürtest. Allerdings liegt das nicht an diesen Informationen. Sondern es deckt nur auf, was sowieso schon in dir vorliegt. Eventuell Angst, Selbstzweifel, Unsicherheit. Und wie du damit umgehen kannst, dazu kommen wir ja noch später im Buch.

»Der Mensch ist, was er isst« – lass dir dieses geflügelte Wort vor dem Hintergrund all des soeben Gesagten noch einmal durch den Kopf gehen. Fakt ist jedenfalls, dass du mit einer hautfreundlichen Ernährung in dem hier beschriebenen Sinne deinem Körper und der Umwelt auf jeden Fall etwas Gutes tust!

### Übung: Ernährungstagebuch

Schreib dir doch mal ein paar Wochen lang auf, was du isst und inwiefern es deiner Stimmung und deiner Haut damit besser oder schlechter geht. Oft erkennst du dann Zusammenhänge, die dir sonst nicht klar waren.

## Detox – entgifte dein Leben

Wer sich mit dem Thema »Ernährung« beschäftigt, stolpert schnell über den Trend »Detox«. Allerdings ist Entgiftung (Detoxikation) gar keine neue Errungenschaft in Sachen Gesundheit. Denn dein Körper entgiftet täglich, und das ganz von allein. Es kann allerdings sein, dass diese Entgiftungsprozesse in deinem Körper gestört oder überfordert sind. An dieser Stelle will ich eins vorwegstellen: *Dein Körper kriegt alles hin! Er braucht nur die Möglichkeit dazu!*

Es gibt einige Ursachen dafür, dass deine Entgiftungsorgane gestört oder überfordert sind. Entgiftungsorgane sind unter anderem die Lunge, der Darm, die Leber, die Niere und eben die Haut. Fakt ist allerdings, dass deine Haut sehr wahrscheinlich entzündet ist, weil andere innere Organe vorher schon schlappgemacht haben. Was allerdings nicht bedeutet, dass Menschen mit einer vermeintlich gesunden Haut keine inneren Defizite habe. Aber das soll hier kein Thema sein.

Unsere Kontaktorgane – die Haut, Lunge und der Darm – bekommen es immer wieder mit Giftstoffen aus der Umwelt zu tun. Möglicherweise muss deine Lunge oft Feinstaub und Smog verkraften. Es kann sein, dass dein Darm Mikroentzündungen bekommen hat, weil er durch die Aufnahme von Konservierungsstoffen, Pestiziden oder Antibiotika durchlässig geworden ist. Durch die weltweite Einnahme der Pille zum Beispiel ist es dazu gekommen, dass Restbestandteile von Hormonen im Trinkwasser sind, Fische sind oft mit Quecksilber und Mikroplastik vergiftet, in Zahnfüllungen wird teilweise immer noch Amalgam verwendet, was zu Schwermetallvergiftungen bei Betroffenen selbst und auch ihren Kindern führen kann. Wir alle sind Giftstoffen ausgesetzt, und wenn der Darm löchrig geworden ist, dann gelangen Giftstoffe (Konservierungsstoffe, Mikroplastik und Kohlenmonoxid) in dein Körperinneres. Das kann dazu führen, dass deine Leber überfordert ist und die Toxine erst mal in deinen Fettzellen zwischengelagert werden. Wenn es auch den Fettzellen zu bunt wird, dann sind möglicherweise auch Niere und Gallenblase überfordert, und die Haut entgiftet zur Unterstützung mit.

Bei hautsensiblen Menschen muss es allerdings nicht erst zu so einer langen Kette der Überforderung kommen. Die Haut beginnt vielleicht einfach sehr viel früher zu entgiften, als es bei anderen Menschen der Fall ist. Dann gehörst du wohl zu den »Hautentgiftern«, und deine Haut rettet dir im Grunde genommen das Leben.

Was also tun? Erst einmal: durchatmen! Ich erinnere dich: *Dein Körper kriegt alles hin! Er braucht nur die Möglichkeit dazu!* Zunächst erkläre ich dir, wie du deine Entgiftungsorgane unterstützen kannst.

- *Leg Mahlzeitenpausen ein:* In privilegierten Ländern sind Lebensmittel immer und überall verfügbar. Den Tag über wird eigentlich ständig gegessen. Mindestens drei Mahlzeiten am Tag, zwischendurch Kaffee und Tee, ach, und der Snack für zwischendurch darf auch nicht fehlen. Legtest du allerdings zwischen den Mahlzeiten eine Pause von drei bis fünf Stunden ein, wäre deinem Körper schon sehr geholfen. Dann hat er auch endlich mal die Möglichkeit, das hinreichend zu verarbeiten, was du ihm zugeführt hast.

- *Leber- und Gallenblasenreinigung:* Eine Leber- und Gallenblasenreinigung kannst du mithilfe eines Experten durchführen. Das Ganze läuft dann ab wie eine Kur, in der du teilweise fastest, dich rohköstlich ernährst, Darmreinigungen machst und vieles mehr. Vor allem für Schwermetallbelastungen hat der Körper keine eigenen Entgiftungsprozesse. Deswegen ist es ratsam, sich hierfür an eine Therapeutin oder Heilpraktikerin zu wenden.
- *Darmaufbau:* Du merkst schon, der bereits oft erwähnte Aufbau des Darm-Mikrobioms kommt auch hier zum Tragen. Eine Anleitung dafür findest du im Kapitel »Der Darm – dein zweites Gehirn«.
- *Vermeide Erstverschlimmerungen:* Durch eine hautfreundliche Ernährung und den Darmaufbau kann es dazu kommen, dass du automatisch abnimmst. Wenn dein Körper jahrelang in den Fettzellen Giftstoffe gelagert hat, werden die teilweise beim Abnehmen freigesetzt. Auch wenn Parasiten oder Pilze im Darm absterben, kann es zur Freisetzung von Giftstoffen kommen. Umso wichtiger ist es, keine Hauruckaktion zu starten und deinem Körper Zeit zu geben. Geh nicht von heute auf morgen ins Extreme und mach direkt ein komplettes Heilfasten. Geh Schritt für Schritt voran. Trink außerdem viel klares Wasser, denn deine Lymphe ist ebenfalls ein wichtiger Bestandteil des körpereigenen Entgiftungssystems. Sie braucht Wasser und Bewegung, um Giftstoffe auszuspülen. Bewege dich also regelmäßig, zum Beispiel bei einem ordentliche Spaziergang.

*Iss Lebensmittel, die Giftstoffe binden:* Manche Stoffe binden Giftstoffe, sodass freigesetzte Toxine nicht durch deinen Körper

wandern, sondern direkt mit dem absorbierenden Lebensmittel ausgeschieden werden. Es handelt sich zum Beispiel um Leinsamen, medizinische Aktivkohle, Bentonit oder Zeolith.
*Unterstütze deine Leber:* Deine Leber ist sozusagen das Hauptentgiftungsorgan in deinem Körper und so etwas wie die Zentrale für den Stoffwechsel. Sie speichert Energie, produziert Energie und regelt den Eiweißstoffwechsel. Deiner Leber kannst du zum Beispiel mit Bitterstoffen helfen. Bitterstoffe kommen immer weniger in unserer täglichen Ernährung vor. Von daher trinke beispielsweise gern Brennnessel-, Mariendistel- oder Löwenzahntee. Wenn du außerdem jeden Morgen 500 Milliliter Wasser (wenn möglich auch mit Limette oder Zitrone) auf leeren Magen trinkst, hilft das deinem Körper dabei, die Giftstoffe, die sich über Nacht angesammelt haben, auszuspülen. Du hilfst deiner Leber weiterhin, wenn du morgens fettfrei und bis zum Abendessen fettreduziert isst. Denn wenn du sehr viele radikale Fette zu dir nimmst, muss deine Leber immer und immer wieder Gallenflüssigkeit bilden, denn Gallensaft ist nötig, um Fette aufzuspalten. Muss deine Leber allerdings nicht so viele Fette verarbeiten, hat sie mehr Energie für die tägliche Entgiftung selbst übrig.

Wie mittlerweile ja mehrfach gesagt, ist die körperliche Ebene nur eine von drei wichtigen Bereichen. Es ist zu kurz gedacht, allein deiner Ernährung und der Umwelt die Schuld für deine Hautprobleme in die Schuhe zu schieben. Und vor allem hast du da eine viel mächtigere Kraft in dir, die dich stark und möglicherweise sogar resistent gegenüber jeglichen Stressoren machen kann. Stress, Toxine und dergleichen wird es immer und überall geben. Und wir wollen uns ja nicht vor dem Leben verstecken, oder? Um gegen die alltäglichen Toxine gewappnet zu sein, kannst du deinem Körper mit den genannten Tipps helfen. Allerdings hilfst du ihm noch viel nachhaltiger, wenn du folgende Abkürzung gehst:

*Entgifte nicht nur deinen Körper, sondern dein Leben!*

Ich würde sogar so weit gehen zu sagen, dass alles, was du auf geistiger und seelischer Ebene entgiftest, deinen Organismus so sehr stärken kann, dass dein Körper auch für Giftstoffe in der Ernährung weniger anfällig ist.

Vor allem mental und psychisch bist du einer Unzahl an Reizen ausgesetzt, die dir mittlerweile gar nicht mehr bewusst sind. Auch dafür verbraucht dein Gehirn nicht gerade wenig Energie! Allein im Ruhezustand ist es fast ein Viertel des Gesamtenergiebedarfs deines Organismus. Da kannst du dir sicher vorstellen, wie viel dein Gehirn zu tun hat, wenn du zum Beispiel ein Shopping-Center besuchst, in einem lauten Café frühstückst oder mit Freunden tanzen gehst. Es prasseln immer viel mehr Reize auf dich ein, als dir bewusst ist. Und durch die Globalisierung und vor allem auch die Digitalisierung wird die Welt sowieso immer nur noch schneller, noch lauter und noch bunter werden. Um so wichtiger ist es, sich dessen, so schnell es geht, bewusst zu werden. Und dafür zu sorgen, dass dein System aus Körper, Geist und Seele Ruhepausen bekommt, um sich von der Reizüberflutung zu erholen.

Ich möchte dir nun Tipps geben, wie du dein Leben abgesehen von der Ernährung entgiften kannst.

## Mentales Entgiften

Meditation ist wohl die beste Möglichkeit, mental zu detoxen. Rund um die Meditation ranken sich viele Mythen. Es gibt außerdem sehr viele Arten von Meditation. Ich will an diesem Punkt nicht auf die verschiedenen Varianten eingehen, aber dir die wohl größte Hürde nehmen, die dich daran hindert, es mal auszuprobieren.

Bei der Meditation geht es zum Anfang nicht darum, »nichts zu denken«. Vielmehr geht es um das Beobachten der eigenen Gedanken. Es ist Wellness für Körper, Geist und Seele, wenn du dich täglich 5 bis 20 Minuten hinsetzt und deine eigenen Gedanken beobachtest. Damit nimmst du die Position des höheren Seins ein. Denn wenn du deine eigenen Gedanken beobachten kannst, *bist* du nicht mehr deine Gedanken. Du löst dich von ihnen und fängst an zu begreifen, dass du mehr bist als dein Körper und dein Geist.

Durchs Meditieren kommt es nicht selten dazu, dass Emotionen auftauchen, gern auch mal Zweifel oder Ängste. Allerdings ist es nicht die Meditation, die diesen Gefühlen ihren Auftritt verschafft. Sie waren schon vorher da und vergiften dein System aus Körper, Geist und Seele im Innern. In der Ruhe kannst du diese toxischen Gefühle endlich loslassen.

Sollte dir so was passieren, lass deinen Gefühlen freien Lauf. Fühl sie einmal so richtig, denn Gefühle sind Energien in dir, die gefühlt werden wollen, damit sie gehen können. Immer wieder kannst du dich in der Meditation daran erinnern, dass du der *Beobachter* bist. Beobachte deine auftauchenden Gedanken und die daraus resultierenden Gefühle. Es wird dir letztendlich Klarheit schaffen.

Achtung! Es gibt einen gefährlichen Trend, den ich in Zusammenhang mit der Meditation sehe: Meditation wird oft dazu eingesetzt, *noch* effizienter zu werden. Doch es bringt nichts, deine neuen gesunden Routinen in deiner vollen Agenda obendrauf zu packen. Dein Tag wird immer nur 24 Stunden haben, also fang früh genug an, unnütze und kontraproduktive To-dos durch positive zu ersetzen. Weniger ist mehr!

## Social-Media-Detox

Niemand hat uns beigebracht, wie wir emotional am besten mit Social Media umgehen. Bedenke: Dein Bewusstsein ist dafür da, um Probleme zu lösen. Durch die Digitalisierung haben wir viel mehr Zeit und Möglichkeiten, uns zu vergleichen und Probleme der Welt zu sehen und uns als Teil davon zu betrachten. Es gibt also ständig Probleme zu lösen, und das kann purer Stress werden. Also ist es jetzt unsere Aufgabe zu lernen, eine gesunde Beziehung dazu aufzubauen.

Hinter den bekannten Social-Media-Plattformen sitzen kluge Köpfe, die sich sehr gezielt unsere unterbewussten Abläufe und Belohnungssysteme zunutze machen. Es ist der unbewusste Griff zum Smartphone oder das verträumte Scrollen durchs Internet, das innere Bedürfnisse in uns befriedigt.

Social Media sind Segen und Fluch zugleich. Gesegnet ist, wer einen bewussten Umgang mit dem Internet pflegt. Eine erste Hilfestellung wird es sein, sich gezielt Ruhephasen zu setzen. Nimm dir zum Beispiel einen Tag die Woche, an dem du »Social-Media-Detox« machst. Ansonsten stell dir deine Apps mit Suchtfaktor so ein, dass sie zum Beispiel erst ab 9.00 Uhr und nur bis 20.00 Uhr aktiv sind. Du wirst letztendlich besser schlafen können, entspannter werden und dadurch auch einen gesünderen Körper bekommen.

## Das Umfeld aufräumen

Dein Umfeld hat unumstritten einen nicht geringen Einfluss auf dich. Deine Energie und deine Stimmung werden maßgeblich davon bestimmt, mit wem du deine Zeit verbringst. Vielleicht kennst du es. Du bist gut drauf, voller Energie und Kraft, begegnest bestimmten Menschen und fühlst dich danach völlig ausgelaugt. Das kann natürlich *mal* passieren. Wird es allerdings zur Regel, dann liegt es wohl daran, dass du »nicht in deiner Energie bleibst« und dich nicht abgrenzen kannst. Eventuell ziehen dich Ängste, Zweifel oder andere negative Energien runter.

Für manche Beziehungen lohnt es sich natürlich, daran zu arbeiten. Und von manchen Menschen kann man sich kaum trennen. Es gibt aber auch Personen, da empfehle ich dir, den Kontakt schlichtweg abzubrechen. Typische Anzeichen für derartige *toxische Beziehungen* sind unter anderem, dass ...

- du deine wahren Gefühle und Interessen verbergen musst,
- die andere Person sich nie für dich freut,
- du dich in ihrer Nähe nicht gut genug fühlst und/oder
- sie dir ständig die Schuld in die Schuhe schiebt.

Wenn du anfängst, dich aus schlechten Gewohnheiten herauszuentwickeln, und positiver wirst, dann mach es dir nicht unnötig schwer. Es wird Menschen geben, die es nicht gut finden werden, wenn du dich verändern möchtest. Denn diese Menschen spüren, dass eure Schwingungen nicht mehr zusammenpassen, manchmal haben sie auch Angst, dich zu verlieren. Wichtig für dich ist nur zu verstehen, dass du nie allein sein wirst. Wenn Menschen sich aus deinem Leben verabschieden, wird Platz gemacht für neue Personen, die du durch eine neue Schwingung anziehen wirst.

## Gedankenhygiene

Ich habe bisher nur von äußeren Reizen gesprochen, die sich toxisch auf dich auswirken können. Es gibt da allerdings eine Stimme in deinem Kopf, die dich ständig begleitet: deine Gedanken. Du hast 60 000 bis 80 000 Gedanken am Tag, und nur 0,1 Prozent davon sind dir bewusst. Die, die dir bewusst sind, kannst du allerdings lenken!

Eine der wichtigsten Erkenntnisse für mich in meinem Leben ist diese:

Ich bin nicht meine Gedanken.

Ich glaube mir schon lange nicht mehr alles, was ich denke – weil ich weiß, dass viele meiner Gedanken aus der Vergangenheit, von der Gesellschaft oder meiner Familie kommen. Wenn mir mein Kopf aus alten Routinen heraus verklickern will, dass ich wieder mal nicht gut genug bin, dann höre ich kurz hin und erinnere mich daran, dass diese Gedanken alt sind. Ich entscheide mich aber für neue!

Was uns von anderen Lebewesen unterscheidet, ist, dass wir die Kraft haben, bewusst unsere Gedanken zu lenken. Es ist auch mir nicht immer möglich, aber durch Übung, Meditation und Unterbewusstseinsarbeit wird es immer einfacher.

Krank zu sein ist so etwas wie ein Warnsignal dafür, dass du noch energieraubende Verhaltens- und Denkmuster hast. Also, wie denkst du von dir und deiner Haut? Ich dachte lange Zeit, dass ich immer krank sein müsste. Das raubte mir sehr viel Energie fürs Gesundwerden. Deshalb fing ich irgendwann an, mir aufzuschreiben, was ich von da an von mir glauben wollte, und korrigierte immer wieder schlechte Gedanken mit neuen Glaubenssätzen. Ich nenne sie »meine Zaubersprüche« (finde sie über den QR-Code). Was willst du von dir und deiner Haut glauben? Fang heute an, schon mit deinem nächsten Gedanken!

**Zaubersprüche ansehen**
www.zauberhaut.coach/links/zaubersprueche/

## Emotionsmanagement

Wovon du dich außerdem entgiften solltest, sind energieraubende Gefühle. Diese entstehen nicht selten in Kombination mit Gedanken. Änderst du deine Gedanken, hast du schon den ersten Schritt dafür getan, auch neue, bessere Gefühle zu bekommen.

Allerdings gibt es auch die Emotionen, die scheinbar plötzlich auftauchen. Das sind häufig verdrängte Gefühle. Durch unsere schnelle Lebensweise ist oft keine Zeit für Gefühle übrig. Trauer, Zweifel und Angst werden runtergeschluckt, und dann wird mit Kloß im Hals weitergemacht. Aber wohin geht die Emotion jetzt? Eins ist klar: Sie verpufft ganz sicher nicht einfach so! Gefühle werden oft ins Unterbewusstsein abgeschoben, dann legen sich neue Erfahrungen und Gefühle obendrüber, und irgendwann wunderst du dich, wieso du dich vor bestimmten Gefühlen einfach nicht schützen kannst. Sie scheinen automatisch zu kommen.

Bevor ich darauf eingehe, wie genau man diese Emotionen aus dem Unterbewusstsein rausbekommt und sich endlich innerlich frei und leicht fühlt, ist es an dieser Stelle erst mal wichtig für dich, Emotionen überhaupt wieder zuzulassen. Vielleicht bist du sogar schon gefühlskalt geworden und spürst dich immer seltener. Dann können dir deine Organe bereits ein paar erste Hinweise geben, in welche Richtung deine Gefühlsblockade wohl gehen wird.

Man sagt, dass der Körper ein Abbild deiner vergangenen Entscheidungen ist, und auch deine Organe hängen mit vergangenen Emotionen zusammen.

Weil wir hier von Entgiftungsorganen sprechen, möchte ich dir kurz erläutern, was auch schon Klaus Koeppe und Dr. Ruediger Dahlke über die Psychosomatik der Leber schreiben.

Leberprobleme hängen oft mit Wut und Aggression zusammen. Werden diese powervollen und entzündlichen Gefühle unterdrückt, kann die Leber krank werden. Außerdem nehmen Menschen mit Lebererkrankung oft zu viel von etwas auf. Eventuell sind sie maßlos, kennen ihre Grenzen nicht oder setzen sich zu hohe Ideale. Daraufhin folgt die Lustlosigkeit und Energielosigkeit. Der Körper reagiert mit Erschöpfung und zwingt diese Menschen zur Ruhe. Bei Leberbeschwerden kannst du dich also einmal fragen:

- »In welchem Lebensbereich will ich zu viel?«
- »Wer oder was macht mich wütend?«
- »Muss ich immer gut und brav sein? Wieso?«
- »Warum bewerte ich Gefühle als so negativ?«

### Übung: Entgiftung

Mach eine Liste mit zwei Spalten. In die eine listest du Tätigkeiten und Menschen auf, die dir Energie geben, und in die andere trägst du ein, wer oder was dir Energie raubt.

Kannst du dich von jemandem oder etwas davon trennen? Wie kannst du mehr der energiegebenden Menschen und Tätigkeiten in deinen Alltag integrieren?

# Allergien als Symbol

»Seit ich ein Kind bin, habe ich megaviele Allergien, und Katzenhaare waren da immer besonders schlimm. Durch meine Arbeit habe ich mein Mindset geändert, weil ich unbedingt wieder Urlaub bei Freunden mit Katzen machen wollte. Mehrere Wochen habe ich mich darauf fokussiert und meine Gedanken und Gefühle überlistet. Ich hab mir eingeredet, dass Katzen gut zu mir sind. Ich habe mir vorgestellt, wie ich da bin und wie ich normal Luft bekomme. In Gedanken habe ich Frieden mit Katzen gemacht und mir vorgestellt, wie schön und wild sie sind. Mir ist klar geworden, dass sie mir nichts Böses wollen. Ich habe meinem System gut zugeredet, dass es eben nicht gleich hochfahren muss, wenn Katzen in der Nähe sind. Und dann war es so weit. Drei Tage habe ich in einem Haus mit mehreren Katzen verbracht und sogar da geschlafen. Ich habe Katzen gestreichelt und gefüttert. Selten habe ich so gut Luft bekommen wie in diesen Tagen. Die Magie meines eigenen Körpers wurde mir dadurch bewusst. Nun glaube ich, dass ich alles schaffen kann!«

Diese Nachricht erhielt ich von einer Teilnehmerin meines Programms »Transformationsreise« (siehe QR-Code), nennen wir sie Julia. Innerhalb von vier Wochen durchlaufe ich mit den Teilnehmer/innen die wichtigsten Phasen des Loslassens von alten Emotionen und Blockaden. Nicht selten erreichen mich danach Nachrichten, dass sich Symptome verabschiedet haben.

**Infos zur Transformationsreise**
www.zauberhaut.coach/links/transformationsreise/

So auch bei Julia, die ihre Katzenallergie in kürzester Zeit loslassen konnte. Es geht hier nicht um Zauberei. Allergien sind aus medizinischer Sicht überempfindliche Reaktionen des Immunsystems, ausgelöst durch teilweise harmlose Substanzen. In solchen Fällen kann das Immunsystem gute und schlechte Fremdstoffe nicht mehr voneinander unterscheiden. Es bewertet bestimmte Stoffe dann als »gefährlich« und kämpft dagegen an. Bei Kreuzallergien reagiert der Körper dann negativ auf Nahrungsmittel, die der Substanz ähneln, auf die er eigentlich allergisch reagiert. Eine Unverträglichkeit ist etwas Ähnliches, wird aber nicht vom Immunsystem ausgelöst. Es sind dann keine Antikörper im Spiel.

Allergien können sich durch ein Anschwellen der Atemwege oder der Augen zeigen. Es können ein Niesreiz oder Hautreaktionen ausgelöst werden. Auch Kopfschmerzen, Müdigkeit, Durchfall oder Magenschmerzen sind Reaktionen einer Allergie. Es gibt darüber hinaus die Gruppe von Menschen, die »hyperallergen« sind. Zu dieser Gruppe gehörte ich noch vor ein paar Jahren. Bei einem Allergietest beim Arzt schwoll mein gesamter Arm, weil ich auf fast alle getesteten Allergene (Auslöser) überreagierte.

Damals glaubte ich daran und mied erst mal viele dieser Allergene, weil ich regelrecht Angst davor bekommen hatte. Meine Angst verschlimmerte die überschießende Reaktion meines Immunsystems allerdings nur noch. Ich unterstützte auf diese Weise sogar mein Immunsystem in der falschen Annahme der »gefährlichen« Fremdstoffe. Anstatt meinem Körper zu helfen und ihm gut zuzureden, machte ich ihm noch mehr Stress.

Wie schon im Kapitel »Der Darm – dein zweites Gehirn« erwähnt, kannst du dein Immunsystem stärken und ausbalancieren, wenn du dein Darm-Mikrobiom aufbaust. Aber auch mental kannst du dich von Allergien lösen, ähnlich, wie es Julia mit ihrer Katzenallergie gemacht hat.

Die Frage ist, wieso dein Körper sich entscheidet, auf die Birkenpolle, die Walnuss, das Katzen- oder Hundehaar zu reagieren. Und an diesem Punkt spielt dein individuelles Unterbewusstsein eine große Rolle. Die Substanzen, auf die du allergisch reagierst, haben für dich eine Bedeutung. Für dein Unterbewusstsein, aus dem du zu 95 Prozent reagierst und agierst, sind es Symbole mit emotionaler Bedeutung. Hast du einen schwachen Darm und zusätzlich noch emotionale Blockaden, kann es eben zu einer Allergie kommen.

Dein Körper schickt dir mithilfe der Allergie eine Botschaft. Klaus Koeppe meint, dass eine Allergie die Verdrängung eines seelischen Problems darstellt. Und so sehe ich das auch. Solange du ein emotionales Problem verdrängst, muss diese Energie irgendwohin und projiziert sich auf ein Symbol im Außen. Oft vermeiden wir die Auseinandersetzung mit Problemen, aber letztendlich muss sich der Allergiker sehr stark mit dem problematischen Symbol beschäftigen.

Hast du eine Katzenhaarallergie, musst du bei jedem neuen Besuch bei Freunden erfragen, ob es eine Katze gibt. Gibt es sie, musst du dich darum kümmern, damit klarzukommen. Hast du eine Walnussallergie, musst du Inhaltsstoffe von Lebensmitteln checken oder beim Kaffeekränzchen nachfragen, ob es Walnuss im Kuchen gibt. Das Verdrängen ist kurioserweise immer präsent! Löst du allerdings das ursprüngliche Problem, kann auch der Körper aufhören, dir Botschaften in Form von Allergien zu senden.

Um deinen emotionalen Themen auf die Schliche zu kommen, liste ich dir nun die häufigsten Allergien und ihre Deutungen auf. Mein Wissen dazu ist ein Mix aus eigenen Erfahrungen, anderem Expertenwissen und dem Feld der Traumdeutung. Am allerwichtigsten ist allerdings, wofür das Symbol in *deinem* Leben steht. Frag dich immer, womit du dieses Symbol verbindest. Im Allgemeinen müssen sich Allergiker rüsten und gegen ein »Feindbild« verteidigen. Allergien sind Abwehrmechanismen. Dahinter liegt eine verdrängte aggressive Energie, die letztendlich aber aus Angst resultiert. Man bekämpft immer das, wovor man sich fürchtet. Beim Betrachten der jeweiligen Allergene kannst du erkennen, welche Lebensbereiche dir anscheinend Angst bereiten. Somit wird auch klar, welche Lebensbereiche du mehr ausleben darfst, damit du keine Abwehr mehr brauchst.

## Katzen

Die Katze steht für die weibliche Energie. Egal, ob in der Realität oder in der Traumwelt, sie repräsentiert die Unberechenbarkeit, die Emotionalität und Eigenwilligkeit der weiblichen Energie. Wie wir zu unserer Weiblichkeit stehen, lernen wir oft von unserer Mutter. Generell ist es bei einer Katzenallergie ratsam zu schauen, ob es Konflikte mit der eigenen Mutter gibt. Entweder liegt dort ein unterdrücktes Problem vor, oder die eigene Weiblichkeit wird abgelehnt beziehungsweise nicht ausgelebt.

Auch ich hatte eine Katzenallergie, sie fing genau in meiner Pubertät an, in der Zeit, in der ich mit meiner Weiblichkeit konfrontiert wurde und definitiv nicht im Frieden damit war. Die Allergie verschwand, als ich meine weibliche Energie lieben lernte, sie auslebte und meine kindliche Faszination für Katzen neu entdeckte.

- *Welche Bedeutung haben Katzen in deinem Leben?*
- *Seit wann hast du die Katzenallergie?*
- *Welche Bedeutung hat Weiblichkeit für dich?*
- *Was brauchst du, um einen Konflikt mit der eigenen Mutter zu lösen?*

## Hunde

Der Hund ist Sinnbild für die männliche Energie und ebenfalls für männliche Personen. In den meisten Fällen geht es um das »Urbild« des Mannes, also um den eigenen Vater. Auch Probleme mit dem Partner sind oft auf die Vaterbeziehung zurückzuführen. Allerdings ist es auch die eigene Männlichkeit oder Aggressivität, mit der es zu einem Konflikt kommen kann. Der Hund steht darüber hinaus für sexuelle Triebe, Kampf und Verteidigung.

- *Wie selbstbewusst bist du und lebst du mit gutem Gewissen deine eigenen Triebe aus?*
- *Was brauchst du, um dich mit deinem Vater oder deiner eigenen männlichen Energie auszusöhnen?*
- *Wann fing deine Hundeallergie an?*

## Pferde

Das Pferd ist unter anderem das Symbol für den eigenen Sexualtrieb und steht erneut im Speziellen für die männliche Sexualkraft. Es kann ein unbewusstes Problem mit dem eigenen Sexualtrieb vorliegen. Eventuell gibt es keine sexuelle Erfüllung, oder bestimmte Wünsche werden unterdrückt.

- *Wann fing deine Pferdeallergie an, und für was steht das Pferd symbolisch in deinem Leben?*
- *Was verbindest du gedanklich und emotional damit?*
- *Welche Gefühle lösen Pferde in dir aus?*

## Vögel

Der Vogel steht oft für die eigene Seele, Fantasie, Gedanken und Ideen, die Freiheit erfordern. Frag dich, welcher Seelenanteil in dir hervortreten will und wie du zum Gefühl von Freiheit stehst.

- *Gibt es vielleicht Probleme, die sich in Zwängen, Druck oder Kontrolle äußern?*
- *Was brauchst du, um dich endlich frei zu fühlen?*

## Hausstaub

Die Hausstaubmilbenallergie ist oft eine Reaktion auf das Gefühl der Ablehnung durch die Eltern beziehungsweise ein Elternteil. Keinen Staub im Haus zu haben bedarf harter Regeln und hoher Erwartungen.

Der Glaubenssatz, der laut Klaus Koeppe oft hinter einer Hausstauballergie liegt, ist: »Ich bin nicht gut genug und entspreche nicht den Erwartungen meiner Eltern!« An dieser Stelle ist es enorm wichtig, den eigenen Selbstwert zu steigern, und zwar unabhängig von den Eltern.

- *Welchem Elternteil gilt es zu verzeihen?*
- *Hast du Angst vor dem Unreinen?*

## Nüsse

Nüsse sind ein Symbol für die männliche Sexualenergie. Oft herrscht ein unbewusstes Problem mit der männlichen Sexualität vor. Bei Frauen kann es mit negativen Erfahrungen mit der männlichen Sexualität zu tun haben. Bei Männern kann ein Problem mit der eigenen Männlichkeit diesen Konflikt auslösen.

- Frauen: *Wann und mit wem gab es negative sexuelle Erfahrungen?*
- *Gab es einen wichtigen Mann in deinem Leben, der dich ablehnend behandelt hat?*
- Männer: *Was bedeutet für dich Männlichkeit?*
- *Fühlst du dich mit deinem eigenen Bild von Männlichkeit entsprechend männlich?*
- *Verbindest du mit Sexualität das Gefühl von Leistungsdruck?*

## Metalle

Bei einer Allergie gegen Metalle kann es sein, dass es eine negative Erfahrung mit einer Person gab, die ein bestimmtes Metall am Körper trug. Metalle stehen für Härte und strenges Handeln. Außerdem können Operationen, bei denen Metalle eingesetzt wurden eine Ursache für diese Reaktion sein.

- *Durch welche Person in deinem Leben hast du dich eingeschüchtert gefühlt, und verbindest du damit irgendeine Art von Schmuck oder metallischem Gegenstand?*
- *Gab es Operationen oder andere medizinische Eingriffe, die unangenehm gewesen sein können?*

## Heuschnupfen

Die Nase ist ein sensibles Organ, denn sie nimmt Grobstoffliches und Feinstoffliches wahr. Es fließen am Tag mindestens 10 000 Liter Luft durch sie. Die Nase ist meist das erste »Tor«, durch welches Stoffe aus der Umwelt in den Körper gelangen. Deswegen muss die Nase anschwellen oder Sekrete bilden, wenn etwas eben nicht in den Körper eintreten soll. Für Viren und bestimmte Bakterien ist solch eine Reaktion ja sehr sinnvoll. Allerdings sind Hundehaare oder Pollen nicht gefährlich, und trotzdem reagiert die Nase bei Heuschnupfen »über«.

Die Nase steht emotional dafür, »den richtigen Riecher zu haben« in zukünftigen Fragen. Vor allem bei Heuschnupfen liegen oft Ängste vor der Zukunft vor. Das Neue oder die ungewisse Zukunft machen Angst.

Den Ausspruch »Ich hab die Nase voll!« hat wohl jeder schon mal verwendet. Diese Metapher beschreibt das Gefühl einer Überforderung. Die Nase ist über Millionen von direkten Verbindungen von Nerven zum Hypothalamus verbunden. Der Hypothalamus hat einen erheblichen Einfluss auf unsere Emotionen. Man nennt diesen Bereich im Hirn auch »emotionales Gehirn«.

Gefühle, die wir nicht fühlen wollen, lassen beim Heuschnupfen die Nase anschwellen. Wenn die Nase ununterbrochen fließt, dann sind es nicht selten Gefühle wie Ärger und Wut, die unterdrückt sind und sich in dieser Form einen Weg suchen, sich bemerkbar zu machen. Die Gefühle laufen über, und der Körper versucht eben, sich davon zu reinigen.

Es können allerdings auch Emotionen im Außen sein, von denen sich unser Körper abzugrenzen versucht. Das können Trauer, Erwartungen und auch Anschuldigungen sein.

- *Verdrängst du eine alte Schuld?*
- *Worüber könntest du wütend sein?*
- *Was an der Zukunft macht dir Angst?*

## Übung: Nadi Shodhana Pranayama

Pranayama ist Bestandteil des Yoga. Die Atemübungen helfen unter anderem bei Heuschnupfen. Denn durch gewisse Atemtechniken wird das parasympathische Nervensystem aktiviert. Dieses regt unter anderem die Erholung, Reparatur und Heilung an.

Bei Heuschnupfen empfehle ich die sogenannte Wechselatmung: Nadi Shodhana Pranayama. »Nadi« steht für Energiekanäle und »Shodhana« für die Reinigung. Du reinigst also deine Energiekanäle mit dieser Übung.

**Anleitung:**

Du kannst deine rechte Hand nutzen (es geht aber auch genauso mit der linken) und legst sanft deinen rechten Daumen auf den rechten Nasenflügel, Zeige- und Mittelfinger sind eingeklappt, und den rechten Ringfinger legst du an den linken Nasenflügel. Nun kannst du im Wechsel mit leichtem Druck beide Nasenlöcher verschließen.

Der Ablauf der Wechselatmung ist folgender:

1. Atme dreimal durch beide Nasenlöcher ein und aus.
2. Dann legst du deine Finger wie oben beschrieben an deine Nase und schließt erst dein rechtes Nasenloch und

atmest durch das linke Nasenloch langsam und tief ein. Zähle dabei bis fünf.
3. Halte die Luft fünf Zählungen an.
4. Daraufhin schließt du das linke Nasenloch mit der linken Hand, öffnest das rechte und atmest fünf Zählungen lang aus.
5. Halte die Luft fünf Zählungen an.
6. Atme rechts direkt wieder ein, verschließe das rechte und öffne das linke Nasenloch. Atme aus.
7. Halte die Luft fünf Zählungen an.
8. Auf dieser Seite wieder einatmen, linkes Nasenloch verschließen, rechte Seite wieder öffnen und ausatmen.
9. Diesen Durchlauf machst du so lange, wie es sich gut anfühlt. Ende am besten damit, dass du links ausatmest.
10. Atme nach dem Durchlauf ein paarmal normal ein und aus, und spüre deinen Empfindungen nach.

Diesen Ablauf kannst du nach Bedarf drei bis fünf Minuten machen oder auch mal länger. Leg gern eine Pause ein, falls dir danach ist.

# Pollen

Dass die Pollenallergie so weitverbreitet ist, ist meiner Meinung nach kein Wunder, wenn man die symbolische Bedeutung kennt. Die Pollenallergie steht für verdrängte Trauer. Schaut man sich diese Form von Allergie an, ist sie vor allem geprägt von Symptomen, die man von Trauer kennt: tränende Augen, verstopfte Nase und dergleichen.

Pollen entstehen im Frühling. In dieser Zeit erwacht das Leben von Neuem. Für traurige Personen steht das in Diskrepanz zum eigenen Gefühl. Der Winter, oft trist und grau, entspricht der Trauer schon eher. Das erwachende und blühende Leben wird tief im Innern abgelehnt. Außerdem steht die Blüte für Fruchtbarkeit und Fortpflanzung.

Es ist ebenfalls interessant zu schauen, wo deine Abwehrreaktionen stattfinden. Die Haut ist das Organ des Kontaktes. Die Atemwege verbinden dein Inneres mit der Umwelt, dem Außen. Dein Magen und Darm verarbeiten wiederum das Außen in deinem Innern. Die Augen stehen fürs Sehen, den Neuanfang, Sinnlichkeit und das Leben an sich. Es gibt ein sogenanntes Zellgedächtnis, was bedeutet, dass sich zum Beispiel deine Nase merkt, wie du dich in gewissen Umgebungen fühlst.

Allergien sind ein Ruf deines Unterbewussten. Unterdrückte und nicht verarbeitete Emotionen suchen sich einen Weg. Die vermiedenen Allergene weisen darauf hin, dass du auch die entsprechenden Lebensbereiche meiden willst. Wer die Sprache des eigenen Körpers versteht, kann ins Handeln kommen. Letztendlich führt jede Allergie auf eine überzogene Verteidigung und Abwehr hin. Eine hyperallergene Person versucht, sich von der Welt abzugrenzen.

Es ist ein Kampf für den Körper und die Seele. Für einen Kampf braucht man eine gewisse Aggression. Man bekämpft aber nur, was einem gefährlich werden könnte, und demnach gibt es lediglich ein übergeordnetes Gefühl, auf das alles zurückzuführen ist, nämlich Angst. Es steht fast immer ein elementarer Lebensbereich hinter der Allergie, und möglicherweise könnte man sagen, dass es die Angst vor dem Leben oder der Lebendigkeit ist, auf die alle Allergien zurückzuführen sind. Durchs Meiden der Allergene meidest du auch gewisse Teile des Lebens.

Und was nun?

Es gibt das großartige gegenteilige Gefühl zur Angst, und das nennt sich *Liebe*. Liebe ist weit, sie öffnet Grenzen und lässt herein. Mit einer Allergie bahnen sich innere Konflikte aus dem Unterbewussten einen Weg und kommen an die sichtbare Oberfläche. Ein innerer Konflikt klopft laut und stark an dein Bewusstsein. Stellst du dich dem jeweiligen Thema, muss dein Körper auch keine Abwehrreaktionen mehr senden. Verabschiede, was dir Energie nimmt, und lass Liebe rein! Fang an, das Leben mit all seiner Vielseitigkeit wieder lieben zu lernen. Zum Leben gehört der große Blumenstrauß an Emotionen, die es Tag für Tag zu fühlen gibt. Trauer, Schuld, Scham, Wut, Angst, Einsamkeit und auch Freude, Leichtigkeit, Liebe, Dankbarkeit und vieles mehr. Jede Emotion gibt uns eine Richtung und ist entscheidend für unseren Lebensweg. Jedes Allergen ist letztendlich Ausdruck von Lebendigkeit: Liebe, Aggression, Schmutz, Sexualität, Fruchtbarkeit. Genau das ist das Leben.

Wende dich diesen Lebensbereichen zu und löse deine Ängste. Sind sie allerdings schon in unsere tieferen Bewusstseinsebenen gerutscht, stellt man sich solchen Themen am besten mit einer Expertin, die im Bereich des Unterbewusstseins arbeitet.

Weil ich die Unterbewusstseinsarbeit als wichtigsten Schlüssel (vor allem für chronische Themen) sehe, habe ich mich bei Zauberhaut auch darauf spezialisiert und passende Meditationen und Programme entwickelt. Mit jemandem zusammen seine unbewussten Themen zu bearbeiten ist oftmals leichter, als es allein zu versuchen.

- *Seit wann hast du die Allergie und was könnte dich in dieser Zeit besonders traurig gemacht haben?*
- *Ist der Lebensbereich der Sexualität angstbesetzt? Was brauchst du, um deine Triebe aus vollem Herzen ausleben zu können?*

## Hormone und Pille

In den ersten zwei Jahren meiner Periode hatte ich extreme Unterleibsschmerzen. Ich hasste diese Zeit im Monat jedes Mal und konnte sie teilweise nur mithilfe von Schmerztabletten ertragen. Und nicht nur das! Ich hatte einmal im Monat Durchfall, schlimme Hautprobleme und mehr Pickel als sonst.

Heute ist das komplette Gegenteil der Fall: Ich freue mich fast schon auf diese besondere Zeit im Monat. Seitdem ich meinen weiblichen Zyklus lieben gelernt habe, lebt es sich nicht nur leichter, sondern auch gesünder.

Die Frau unterliegt einem Zyklus. Ich vergleiche das gern mit einem immer wiederkehrenden Rhythmus. Wenn wir gegen ihn ankämpfen und uns wehren, wird es schwer und schmerzhaft. Lassen wir uns allerdings von diesem weiblichen Rhythmus leiten und tanzen wir im vorgegebenen Tempo mit, wird es magisch!

### Was ist denn eigentlich Weiblichkeit?

Für viele sind es vor allem optische Reize, die für weiblich gehalten werden. Das hat auch seine Berechtigung, allerdings sind es die energetischen Aspekte, die ich viel faszinierender finde.

Es gibt weibliche und männliche Energien, die wir alle in uns tragen. Weibliche Energien sind (womit keinerlei moralische oder sonstige Wertung verbunden sein soll):

- annehmend,
- chaotisch,
- emotional,
- erdend,
- fürsorglich,
- hingebend,
- in sich ruhend,
- intuitiv,
- kreativ,
- schöpferisch,
- vertrauensvoll.

*Das weibliche Prinzip ist Hingabe, es ist empfänglich und passiv.*

Männliche Energien sind vor allem die folgenden (ebenfalls wieder »wertungsfrei«):

- dynamisch,
- einen Rahmen bietend,
- ideenreich,
- kämpferisch,
- leistungs- und wettbewerbsorientiert,
- logisch,
- Sicherheit gebend,
- strukturell.

*Das männliche Prinzip ist strukturell, haltend und aktiv.* Die männliche Energie schützt und hält die weibliche Energie, gibt ihr ein Gefäß, einen Rahmen, eine Sicherheit und Struktur, in der sie sich an sich selbst hingeben und entfalten kann.

Am Symbol des Mondes und der Sonne kann man diese beiden Prinzipien gut erkennen. Der Mond ist ein Symbol für die Weiblichkeit, wogegen die Sonne für Männlichkeit steht. Während die Sonne Licht gibt, nimmt der Mond dieses Licht auf. Mit männlicher Energie geben wir, und durch weibliche Energie nehmen wir auf.

Übrigens hängt der weibliche Zyklus sehr eng mit dem Mondzyklus zusammen und weist viele Parallelen auf. Oft bekommen Frauen mit natürlichem Zyklus entweder um den Vollmond oder Neumond herum ihre Periode.

Wie gesagt: Keine der beiden Prinzipien ist besser oder schlechter. Beide sind wichtig und in jedem vorhanden. Allerdings gilt es auch hier, die Ausrichtung zu finden und in eine Balance zu kommen.

Und jetzt mal ehrlich:

*Welche dieser Energien lebst du täglich aus?*

*Sind es eher deine männlichen oder weiblichen Energien?*

## Der weibliche Zyklus

Ein Weg, mit seiner Weiblichkeit Frieden zu schließen, ist es für Frauen, ihre Menstruation zu verstehen. Die Werbung will uns fälschlicherweise verklickern, dass wir während unserer Tage genauso aktiv und leistungsfähig sein können wie immer, wenn wir die richtige Slipeinlage benutzen. Dieser Gedanke ist auf vielen Ebenen fatal, denn jede Phase im Zyklus bringt eine besondere Energie mit sich. Um die energetische Bedeutung besser zu verstehen, hilft es, den weiblichen Zyklus in vier »Jahreszeiten« einzuteilen:

- *Winterphase:* Die Winterphase steht für die Zeit der Menstruation. Während der Blutung sollten wir uns im Optimalfall zurückziehen oder zumindest erlauben können, einen Gang runterzuschalten. Nachsichtig mit uns zu sein hilft in dieser Zeit enorm. Ähnlich wie im Winter geht die Energie nämlich runter, und es wird Zeit, sich auszuruhen. Nicht selten haben wir jetzt auch das große Bedürfnis nach Ruhe und danach, allein zu sein. Es ist mir bewusst, dass es nicht immer möglich ist, sich diese Tage freizunehmen. Allerdings kann es schon sehr helfen, wenn du viel gütiger mit dir bist. An diesen Tagen sollte es nicht um Leistung gehen, und es sollten auch keine wichtigen Entscheidungen getroffen werden. Vielmehr geht es in dieser Phase darum, in sich hineinzuhören. Wahrscheinlich wirst du es kennen: Während der Blutung bist du besonders emotional. Und das ist gut so! Emotionen müssen gefühlt werden, und je öfter du dir dafür Zeit nimmst, zum Beispiel in der Winterphase, umso weniger überwältigend sind sie auf Dauer. Wenn du deiner Weiblichkeit immer näher kommst, wirst du merken, dass du in dieser Zeit eine besonders starke Vorstellungskraft hast. Du hast gute Chancen, Visionen zu empfangen und deine Intuition besonders klar zu fühlen. Sieh diese Phase wie eine monatliche Erinnerung daran an, dass du dir eine Pause gönnen kannst. Dein Körper entgiftet und lässt auch Emotionen los, schließt vielleicht innerlich Themen des vorangehenden Zyklus ab. Lass ihn machen und lerne zu vertrauen. Gib dich deiner Weiblichkeit hin.
- *Frühlingsphase:* In der Zeit nach deiner Blutung bis zum Eisprung findet dein energetischer Neubeginn statt. Ähnlich wie im Früh-

ling erwachen auch dein Körper und deine Energie in neuer Blüte. Dein Energielevel wird höher, und du wirst dich wieder frischer fühlen. Vor allem, wenn du die Winterphase für dich genutzt hast! In deinem monatlichen Frühling kannst du am besten Projekte planen, organisieren, Dinge sortieren und aufräumen. Oft steigt auch das Selbstbewusstsein in dieser Zeit, weswegen es der perfekte Zeitpunkt ist, Neues auszuprobieren oder neue Wege einzuschlagen.

- *Sommerphase:* Die Zeit um den Eisprung herum ist die energetische Hochphase im weiblichen Zyklus. Frauen haben nun meistens eine besonders reizvolle Ausstrahlung auf ihre Umwelt. In dieser Zeit bist du wahrscheinlich unternehmungslustiger und kreativer als sonst. Deine weibliche Schöpferkraft ist nämlich in ihrer höchsten Form. Denn natürlich kann in dieser Zeit Leben erschaffen werden, wenn deine Eizelle befruchtet wird. In den meisten Fällen, wird dies allerdings nicht passieren und somit macht es Sinn, diese Schöpferenergie zu kanalisieren und zum Beispiel dafür zu nutzen, Projekte voranzubringen. Drück dich kreativ aus, erweitere dein Netzwerk oder setze berufliche Pläne in die Tat um. Du kannst diese Schaffenskraft auch nach innen wenden und dich deiner persönlichen Entwicklung mit viel Tatkraft zuwenden.
- *Herbstphase:* In der Zeit nach deinem Eisprung bis zur nächsten Menstruation richtet sich deine Energie wieder weg von außen nach innen. Folgst du deinem natürlichen Zyklus, wäre es dir sehr dienlich, wenn du dich nach und nach für die Winterphase vorbereitest. Reduziere dein Tempo und gehe alles etwas langsamer an. Besonders wenn du in der Sommerphase Vollgas gegeben hast, bedarf es jetzt genau der Gegenbewegung. Damit du nicht überreizt und deine Haut nicht »ausschlägt«. Es kann sein, dass du jetzt generell sensibler bist als sonst und

Selbstzweifel größer werden. Meiner Erfahrung nach ist das aber vor allem der Fall, wenn du dich gegen deinen Zyklus verhältst. Folgst du allerdings den Energien dieser Phase, kommt es auch nicht so sehr zu Stimmungsschwankungen. Begrüße alle Gefühle, die jetzt an die Oberfläche kommen, mit Freude, und gib dir ein Ventil, sie loszulassen. Das kann für dich ein Ritual der Selbstfürsorge sein, du kannst schreiben, malen oder dich mit Freunden austauschen. Emotionen dürfen fließen. Das ist sehr gesund! In dieser Phase ist es allerdings ratsam, keine wichtigen Entscheidungen zu treffen. Diese könnten dann nämlich aus alten Emotionen heraus gelenkt werden und somit verfälscht sein.

Dein Zyklus lehrt dich eine der wichtigsten Lebensweisheiten: Das Leben hat einen eigenen Rhythmus! Mach nicht den Fehler und stemme dich gegen deinen eigenen natürlichen Kreislauf. Jede Phase braucht Beachtung. Erinnere dich an den Zauberhaut Leitsatz Nummer 7.

Eventuell hast du beim Lesen gedacht, dass dir die Frühlings- und Sommerphase besonders gut gefallen, und mit der Herbst- und Winterphase gehadert. Das könnte ein erster Hinweis darauf sein, wohin dein energetisches Ungleichgewicht tendiert, das sich als Akne oder Ausschlag auf deiner Haut zeigt.

Denn man könnte sagen, dass die Frühlings- und Sommerphase eher mit der männlichen Energie korrespondieren. Wenn du dann versuchst, diese Leistungskraft und Aktivität in deine Herbst- und Winterphase mit reinzuziehen und die weiblichen Energien sogar ablehnst, kommt es zu einer Disharmonie in dir selbst. Das ist so, als wolltest du immer nur einatmen und würdest das Ausatmen ablehnen. Es braucht stets beides. Lebst du jede einzelne Phase angemessen aus, wirst du letztendlich mit Ausgeglichenheit belohnt.

Auch Periodenschmerzen werden dich nicht mehr so sehr plagen, wenn du anfängst, deine Weiblichkeit lieben zu lernen. Die monatliche Blutung ist nämlich Ausdruck für Weiblichkeit, Fruchtbarkeit und Empfänglichkeit. Erst wenn du mit diesen Eigenschaften nicht im Frieden bist, führt das zu Periodenproblemen oder auch Schmerzen.

Letztendlich »unterliegt« die Frau dieser Blutung und darf daran lernen, sich hinzugeben. Lernst du es, dich hinzugeben und das aktive Tun für eine Zeit sein zu lassen, fängst du wieder an zu vertrauen und stärkst die Kraft deiner Weiblichkeit. Du wirst nämlich erfahren, dass sich die Welt auch ohne dein aktives Zutun weiterdreht. Nimmst du deine Blutung und damit deine weibliche Kraft an, wirst du auch keine oder weniger Beschwerden haben.

Du kannst deine Weiblichkeit auch stärken, indem du dich mehr erdest. Nach meiner Erfahrung fehlt es den meisten Menschen an Erdung in dieser kopfgesteuerten Gesellschaft. Vor allem Leute, die sich extrem viele Gedanken machen, dürfen lernen, sich zu erden. Stressige Gedanken führen nicht selten auch zu Kopfhautproblemen, Migräne oder Magenschmerzen.

Vor allem Menschen mit dem inneren Zwang zur Kontrolle spüren ihre eigene Intuition irgendwann nicht mehr, sind erschöpft und müde. Der eigene Körper zwingt sie dazu, zu liegen und der Erde näher zu sein. Die Qualität von Vertrauen und der Nähe zu Mutter Natur gibt Halt. Es ist eine Illusion, dass verkopftes Kontrollieren Sicherheit bringt. Wahrhaftige Sicherheit kann nur ein tiefes Urvertrauen geben, das zum weiblichen Prinzip gehört. Das kommt von innen und ist Energie, die in Mann und Frau gleichermaßen vorliegt. Wir alle tragen diese Qualität in uns, auch wenn es möglicherweise lange her ist, dass wir sie entsprechend nutzten.

Möchtest du deine Weiblichkeit und Erdung stärken, kannst du zum Beispiel mehr Wurzelgemüse essen, jeden Tag in die Natur gehen, Gartenarbeit machen, ätherische Öle wie Sibirische Tanne oder Lavendel verwenden und kreativ werden. Auch die Pflege der eigenen Füße kann für mehr Erdung sorgen, damit meine ich Fußmassagen, Fußbäder und auch das Barfußlaufen. Spüre bewusst die Verbindung zur Erde. Und die Arbeit mit dem Wurzelchakra (später dazu mehr) kann dabei helfen, Ängste abfließen zu lassen und wieder zurück ins Urvertrauen zu kommen.

### Übung: Weiblicher Zyklus

Trag dir für das kommende Jahr deine Winterphasen in den Kalender ein und richte dich bei deinen Planungen danach, in jenen Zeiten vor allem zu ruhen.

Bist du ein Mann, dann trag dir intuitiv vier bis fünf Ruhetage zusätzlich zum normalen Wochenende jeden Monat ein.

Wenn du im Vorhinein das Gefühl hast, dass während der Periode eine Verschlechterung deiner Symptome eintritt, dann fang schon in der Herbstphase an gegenzuwirken. Ernähre dich in der Woche vor deiner Periode besonders hautfreundlich mit viel grünem Gemüse, wenig Zucker und nimm eventuell etwas mehr Omega-3-Fettsäuren zu dir. Trink besonders viel Wasser, damit deine Lymphe gut arbeiten können. Auch Haut-Teesorten wie Stiefmütterchen- oder Brennnesseltee können helfen.

## Hormone sind körperlich gewordene Energie

Auch ich war ein Vorzeigebeispiel dafür, mit männlicher Energie voranzukommen. Ich wollte lange Zeit immer machen, erschaffen, schneller, höher, weiter. Leisten und immer noch mehr leisten. In Pausen fühlte ich mich kontraproduktiv und sinnlos. Vor allem, als ich sechs Jahre Single war und meinen »eigenen Mann stehen musste«, überwogen meine männlichen Energien deutlich. In dieser Zeit hatte ich auch besonders mit Akne zu kämpfen.

Hormone sind ebenfalls körperlich gewordene Energien. Hast du »zu viele« männliche Hormone, darfst du diese mit mehr weiblichen Energien ausgleichen. Bei Akne ist es in der Regel so, dass zu viele Androgene und Testosterone, also männliche Sexualhormone, im Körper vorliegen. Egal ob Mann oder Frau, in diesem Fall gilt es, die weiblichen Energien zu stärken.

Auf der körperlichen Ebene haben Hormone natürlich auch einige wichtige Aufgaben, zum Beispiel die Übertragung von Nachrichten an die Zellen. Es gibt jede Menge Hormone, Testosteron beispielsweise trägt die Nachricht »Talgproduktion ankurbeln!« an die Zellen weiter. Ist also »zu viel« dieses Hormons im Körper, kann das zu Pickeln führen.

In der Pubertät kommt es vermehrt zur Ausschüttung der Sexualhormone wie zum Beispiel Progesteron, Testosteron und Östrogen. Testosteron sorgt unter anderem fürs Sexualverlangen. Wie viel Testosteron im Frauenkörper vorliegt, unterscheidet sich allerdings innerhalb eines Zyklus. In einem ausbalancierten Organismus steigt die Menge um den Eisprung und während der Periode an. Die Menge an Östrogen steigt in der ersten Zyklushälfte an, um die Gebärmutter aufzubauen, sie mit Nährstoffen zu versorgen, damit sich das Ei einnisten kann. Es werden dadurch die besten Voraussetzungen für den eventuellen Embryo geschaffen. Progesteron wird vor allem in der zweiten Zyklushälfte aus der Eihülle heraus gebildet, wenn die sich nach dem Eisprung löst, und geht dann gemeinsam mit der Periode ab.

Vor allem in der Pubertät pegeln sich diese hormonellen Abläufe erst nach und nach ein. Nicht selten kommt es dadurch auch zu Hautunreinheiten. Der Körper muss sich eben erst mal auf alles einstellen. Hormonelle Disbalancen bedeuten also, dass gewisse Hormone »zu viel« oder »zu wenig« im Körper vorhanden sind. Dabei ist es wichtig zu verstehen, dass ein gesunder Körper das regulieren kann. Sind der Darm, die Leber und das Immunsystem fit, balancieren sich auch häufig die Hormone ein.

## »Die« Pille

An dieser Stelle muss ich kurz auf die Antibabypille eingehen, die diesen natürlichen Prozess der Hormonbalance oft durchbricht oder durcheinanderbringt. Auch ich habe sie ziemlich blindlings für einige Jahre eingenommen. Das war damals einfach normal. Hinterfragt habe ich das Ganze erst später. Einige meiner Informationen zum Thema »Pille« bekam ich von meiner geschätzten Kollegin Sina Oberle, die sich dem Thema ausführlich in ihrer Arbeit als Hormon-Coach widmet.

Ich möchte kurz darauf eingehen, wieso es sein kann, dass die Antibabypille zu Hautproblemen führt. Möglicherweise hast du es selbst erlebt: Du gehst in der frühen Pubertät zum Frauenarzt und bekommst entweder zwecks Verhütung oder sogar wegen unreiner Haut die Antibabypille verschrieben. Es sind vor allem weibliche Hormone, die durch die Pille eingenommen werden, und einige Präparate hemmen dann noch zusätzlich das Testosteron im Körper. Zu viel Testosteron im Körper kann, wie gesagt, zu einer verstärkten Talgproduktion in der Haut führen, weswegen die Poren verstopfen. Demnach kann die Pille erst einmal zu einer Verbesserung des Hautbildes führen, überdeckt aber in dieser Zeit eventuelle Missstände im Körper – wie ein Schleier oder ein Make-up. Aber nicht nur das, die Pille wird ursprünglich natürlich für die Verhütung eingesetzt. Nebenher wirkt sie sich allerdings auch noch weiter im Körper aus und kann dafür sorgen, dass einiges in deinem Organismus durcheinandergerät.

Letztendlich ist die Pille ein Medikament, das durch den Körper geschleust wird, und dafür braucht der Körper extraviele Nährstoffe. Während und nach der Einnahme der Pille kann es also zu einem erhöhten Bedarf an Zink, Magnesium, Omega-3-Fettsäuren und Selen kommen. Die Pille hat außerdem einen Einfluss auf das Gehirn, auf die Sexualorgane, Sexualhormone, Nebennieren, Darm und Leber. Östrogene, die ja bekanntlich in der Pille enthalten sind, wirken zusätzlich dazu auf einen Bereich im Gehirn, der für die Emotionen zuständig ist. Normalerweise verändert sich die Gehirnstruktur einer Frau in der zweiten Zyklushälfte im emotionalen Bereich. Die Pille unterbindet allerdings diesen natürlichen Lauf. Nicht selten berichten Frauen, die ihre Pille abgesetzt haben, dass sie während der Pilleneinnahme weniger sich selbst gefühlt hätten – so als ob Körper und Geist voneinander getrennt gewesen wären.

Oft wird die Pille ja sehr früh verschrieben, was bedeutet, dass zum Beispiel der Uterus (die Gebärmutter) in diesem Alter noch nicht ausgewachsen ist. Das dauert nämlich bis etwa zwei oder drei Jahre nach Einsetzen der ersten Regelblutung. Die Einnahme der Pille stoppt das Wachstum sogar. Nach ihrem Absetzen müssen bestimmte Organe dann erst einmal »erwachsen« werden. Deswegen kann es unter Umständen einige Zeit dauern, bis der Körper eine Schwangerschaft ermöglicht.

Beim Absetzen der Pille kommt es außerdem oft zu einem Überschuss an Androgenen, weil der Körper versucht, etwas wieder ins Gleichgewicht zu bringen, was vorher unterdrückt wurde. Unzählige Frauen haben nach dem Absetzen der Pille mit Hautproblemen zu kämpfen. Der einzige Weg, diese langfristig loszuwerden, ist aber, weiterhin ohne hormonelle Verhütung auszukommen. Dein Hormonhaushalt muss sich eigenständig ausbalancieren dürfen. Du darfst lernen, zyklisch zu leben. Wenn deine Blutung schon länger ausbleibt, dann lege dir doch trotzdem deine »Wintertage« fest, vielleicht zum Neu- oder Vollmond. In diesen »Wintertagen« gönnst du dir mehr Ruhe und Pause, sowie es Frauen in der »Regel« auch tun sollten. Damit erinnert sich dein Körper schneller an seinen ursprünglich zyklischen Rhythmus.

Einige Frauen beschreiben es so, dass durch das Absetzen der Pille eine Art Schleier von ihnen genommen wurde. Damit werden nun ab und an erst mal unschöne Seiten enthüllt, die waren allerdings vorher auch schon da. Nur hast du sie eventuell nicht sehen können.

Egal, ob du noch dabei bist, deine Hautprobleme in den Griff zu bekommen, nach dem Absetzen der Pille oder ob du dieses Projekt noch vor dir hast ... ich möchte dir nun noch einige Tipps mit auf den Weg geben, mit denen du deine Haut und deinen Hormonhaushalt unterstützen kannst:

- *Pflege deinen Darm:* Und schon wieder braucht dein Darm Aufmerksamkeit. Dieser hängt nämlich sehr eng mit deiner hormonellen Gesundheit zusammen. Östrogen zum Beispiel arbeitet mit dem Mikrobiom in deinem Darm zusammen. Kurz vor der Periode sinken Östrogen und Progesteron im Körper ab, weswegen es zu Durchfall kommen kann.

- *Stärke dein Immunsystem:* Wenn du deine Darmflora aufbaust und pflegst, sorgst du automatisch dafür, dass auch dein Immunsystem stabil und stark wird. Das Immunsystem überprüft nämlich alle »Eindringlinge« daraufhin, ob sie gefährlich für deinen Körper sind. Das macht es übrigens auch mit Spermium. Deswegen fährt das Immunsystem um den Eisprung und in der zweiten Zyklushälfte langsam runter, damit die Spermien überhaupt eine Chance bekommen, das Ei zu befruchten.
- *Stärke deine Weiblichkeit:* Auch in Sachen Pille ist es enorm wichtig, deine Verbindung zur Weiblichkeit zu stärken. Männliche Hormone reagieren oft auf Stresshormone und lassen den Blutzuckerspiegel schwanken. Um den nämlich wieder zu regulieren, braucht es Testosteron. Lebe also deine intuitive und kreative Seite mehr aus. Mach mehr innere Arbeit und widme dich deinen Emotionen, um deine weibliche Energie zu erhöhen.
- *Weibliche Sportarten*: Ich selbst habe viele Jahre Fitnessübungen gemacht und Gewichte gestemmt, um Muskeln aufzubauen. Irgendwann habe ich richtig gefühlt, dass ich damit meine männliche Energie stärkte, oft war ich sogar wütend und aufbrausend. Und tatsächlich ist es so, dass der Körper zum Gewichtheben und Muskelaufbau mehr Testosteron produziert. Ich bin dann irgendwann auf Yoga umgestiegen und spürte sofort, welch heilsame Wirkung es auf meine Weiblichkeit hat. Du kannst natürlich weiterhin Workouts machen, aber finde immer eine Balance. Nach einem harten Training darfst du gerne eine Runde Yin-Yoga für die Erdung machen.
- *Entspann dich!* Der wohl wichtigste Tipp überhaupt ist es, deinen Umgang mit Stress zu meistern. Stress ist a priori nichts Schlechtes, und wir werden immer wieder im Leben Stress haben. Aber der Umgang damit ist entscheidend. Im Detail gehe ich im späteren Teil des Buches noch genauer darauf ein. Al-

lerdings ist an dieser Stelle zu sagen, dass auch Stress hormonell bedingt ist. Vom Gehirn bis hin zur Nebenniere verläuft die sogenannte Stressachse. Dort werden Adrenalin, Noradrenalin und Cortisol freigesetzt und ins Blut abgegeben. Diese Hormone haben ebenfalls einen Einfluss auf die Sexualhormone. Progesteron und Cortisol sind beide für den Eisprung wichtig. Geht zu viel Energie für Cortisol drauf, bleibt zu wenig für Progesteron übrig. Und das bezieht sich auf alles. Bist du ständig und immer wieder in Angst, Zweifel und anderen Stressgedanken, fehlt die Energie zum Beispiel für deine Haut.

# DER GEIST UND SEINE VERSCHIEDENEN EBENEN

Ich muss grinsen, weil mir ein Satz einfällt, den ich mal nach einer Hypnosebehandlung gehört habe: »Ich glaube, du wirst irgendwann Menschen mit Hautproblemen helfen!« Damals konnte ich gerade so ein hysterisches Lachen unterdrücken, weil mir nichts absurder vorkam als diese Vermutung.

Nun sitze ich hier, fast sechs Jahre später, und schaue mir die Statistik von meinem Zauberhaut Podcast an, den ich erst vor wenigen Monaten online gestellt habe. Die Zahlen der Zuhörerschaft lassen mich fast vom Stuhl fallen. Tausende Menschen hören mir wöchentlich zu. Schon nach so kurzer Zeit seit Veröffentlichung. Tendenz steigend!

Erst freue ich mich. Immerhin helfe ich mit meinen Erfahrungen anderen Menschen dabei, die Botschaft ihrer Haut verstehen zu können. So allein, wie ich mich damals mit meinen Hautproblemen gefühlt habe, muss sich jetzt niemand mehr fühlen, der meinen Podcast hört. Zufriedenheit macht sich in mir breit. Aber dann wird mir noch etwas anderes klar.

Tausende Menschen - Tendenz steigend -, das bedeutet auch sehr viel Verantwortung. Was, wenn meine Tipps nicht bei jedem funktionieren? Sie werden sicher nicht allen helfen! Was ist, wenn ich jemanden enttäusche? Auf einmal bekomme ich ein ungutes Gefühl, und ich fange an, Fingernägel zu kauen.

Ich weiß, wie schnell solche Gedanken mich nervös machen, aber ich kann nicht anders und höre ihnen weiter zu. Diese schwarzmalerischen Angstgedanken täuschen. Ich falle immer wieder auf sie rein und glaube tatsächlich daran, die Kontrolle zu haben, wenn ich ihnen nur lange genug zuhöre. Welch ein Trugschluss! Und trotzdem kann ich in diesem Fall nicht anders und lasse die Angstgedanken weiter schweifen.

Was ist, wenn man mich sieht und ich doch mal wieder Pickel habe oder eine trockene Stelle im Gesicht? Es kann ja sein, dass ich mal irgendwo eingeladen bin, vielleicht sogar eine Fernsehsendung! Bin ich dann überhaupt glaubwürdig, wenn ich Pickel oder trockene Haut habe? Meine Haut ist ja immer noch mein sensibelstes Organ und reagiert natürlich nach wie vor auf Stress oder andere Reize. Das soll sie ja auch, um mir meine Grenzen aufzuzeigen. Aber Menschen, die mich falsch verstehen wollen, denen würde ich damit natürlich eine große Angriffsfläche bieten.

Was ist, wenn ich dann nicht mehr ernst genommen werde?

Ich spüre, wie diese Gedanken dafür sorgen, dass mein Herz schneller pocht, und ich fange an, mich am Unterarm zu kratzen.

Oh Gott, was ist, wenn ich nach sechs Jahren Ruhe wieder einen Rückschlag mit der Haut erlebe? Was wird das für eine Auswirkung auf mein Zauberhaut-Projekt haben? Was sollen die Leute denken?

Ich merke, wie diese Gedanken mich völlig vereinnahmen. Mir wird heiß und kalt.

Die kommenden Wochen verdränge ich meine Ängste, mache weiter und treffe auf immer mehr Menschen, die schlimme Kämpfe mit der eigenen Haut austragen. Täglich erreichen mich traurige Geschichten, verzweifelte Anfragen und hilflose Nachrichten.

Ich vergesse mich selbst und verliere mich in den Sorgen der anderen. Jede der Nachrichten geht mir ans Herz. Noch nie vorher hatte ich so viele Gleichgesinnte getroffen. Ganz im Gegenteil, ich dachte immer, ich wäre fast allein mit meinen Hautproblemen. Und nun bin ich täglich mit den Sorgen von anderen konfrontiert, und ich fühle ihren Schmerz, als wäre er mein eigener. Das alles hält mich allerdings nicht von meiner Mission ab.

Ich habe meine ersten Unterbewusstseins-Sessions mit Menschen, die Hautproblemen haben, und bete zu Gott, dass ich ihnen helfen kann. Und tatsächlich gehen alle meine Klienten befreit aus den Sitzungen heraus. Ich dagegen komme ausgelaugt und müde nach Hause. Und jedes Mal mit einer neuen roten Stelle am Körper.

Ein paar Wochen später sind meine schlimmsten Gedanken wahr geworden. Von Tag zu Tag wird mein Juckreiz stärker, ich bekomme erst rote Flechten in den Armbeugen, dann zieht es sich über die Schultern hoch in den Nacken und natürlich ins Gesicht.

Meine Verletzlichkeit steht mir nun also buchstäblich ins Gesicht geschrieben. Dass dieser Teil meines Lebens eine der wichtigsten Lehren für meinen weiteren beruflichen Weg sein soll, weiß ich zu diesem Zeitpunkt noch nicht.

Es ist für mich keine Option, mit Zauberhaut zu pausieren, also erzähle ich auf meinen Kanälen weiterhin von meinen Gefühlen und Erfahrungen. Weiterhin kommen immer mehr Menschen zu mir, damit ich ihnen helfe.

Ich gehe in jedes Coaching mit einem angeknacksten Ego, weil ich meine Hautprobleme nicht mehr verbergen kann. Gleichzeitig mache ich aber eine spannende Erfahrung. Trotz meiner Ängste und Sorgen treffe ich ausschließlich auf Menschen, die mich mit offenen Herzen so annehmen, wie ich bin. Niemand verurteilt mich, ganz im Gegenteil. Alle sind froh darüber, mich zu sehen. Jeder bestärkt mich darin, mit Zauberhaut weiterzumachen.

Ich fasse all meinen Mut zusammen während eines Schubs, der nun schon drei Monate anhält, und nehme ein Video auf. Ungeschminkt, unretuschiert und mit angeschwollenen Augen erzähle ich von meiner Mission mit Zauberhaut. Ich zeige mich von einer verletzlichen Seite - und was bekomme ich zurück? Tausende liebevoller Reaktionen.

Ich lerne, dass ich nicht perfekt sein muss und meine Verletzlichkeit sogar angenommen wird. Ich erfahre, dass einzig und allein ich selbst mir Druck mache. Meine Gedanken haben sich Katastrophen ausgemalt, und all diese Zweifel haben sich natürlich auf meiner Haut gezeigt.

Meine Angst vor Verurteilung hat sich nicht bestätigt. Die Einzige, die mich verurteilt hat, bevor überhaupt irgendwas passiert ist, war eine Stimme in meinem Kopf. Sie war diejenige, die mir einredete, nicht gut genug zu sein, um anderen Menschen zu helfen. Meine Haut war wieder mal ein Spiegel meiner eigenen Gedanken und Gefühle. Diesen mächtigen Einfluss, den mein Verstand auf meine Haut hat, durfte ich schon oft erfahren. Und auch wenn ich mir dessen bereits so viele Jahre bewusst bin, tappe ich immer mal wieder in diese Falle und lerne von Neuem dazu.

Meine Haut wurde schlagartig besser, als ich meine Lektion gelernt und anders gedacht habe.

In das Projekt Zauberhaut bin ich ursprünglich mit dem Glauben gegangen, dass ich Menschen heilen müsste. Dass es meine Aufgabe sei, Menschen von ihrem Leid zu befreien. Ich dachte, dass ich ihnen ihre Last nehmen müsste. So als wäre ich eine Gepäckannahmestelle, und jeder, der zu mir komme, könne seinen Rucksack voller Belastungen bei mir lassen. Das konnte ja nur nach hinten losgehen!

Erst als ich mir eingestand, dass nicht ich, sondern nur jeder sich selbst heilen kann, hat sich meine Haut wieder beruhigt.

Heute weiß ich: Ich bin Vermittlerin. Ich gebe mein Wissen und meine Erfahrung weiter - mit Liebe, Mitgefühl und Feingefühl. Diese

Energie kommt bei einem anderen Menschen entweder an oder eben nicht. Und jeder kann damit neue Wege einschlagen, für sich das herausziehen, was er gerade braucht, oder eben nicht. Diese Erfahrung musste ich aber erst mal machen.
Meine Haut ist durch meine neue Sichtweise und ein paar gezielte Sessions im Unterbewusstsein innerhalb von zwei Wochen wieder abgeheilt.

# Bewusstsein – bewusstes Sein

»Du bist, was du denkst.« Oder wie Marcus Aurelius schon sagte: »Unser Leben ist das Produkt unserer Gedanken.«

Mit zwölf Jahren fiel bei mir der Groschen und ich erkannte, dass ich die Kraft meines Bewusstseins nutzen könnte, um die Materie (meinen Körper) zu verändern. Ich nahm all meinen Mut zusammen und übernahm Selbstverantwortung für meine Gesundheit.

In dem Wort »Selbstverantwortung« steckt »Antwort«. Und genau so ist es auch: Jeder trägt die Antwort in sich. *Jeder ist die Antwort selbst.* Wichtig ist dabei, den Unterschied zwischen Schuld und Verantwortung zu erkennen. Niemand ist schuld an seinem Leid. Es ist vielmehr die Unwissenheit über die eigene Macht, die dazu führt, sich fremdbestimmen zu lassen und die Verantwortung an Mediziner oder Medikamente abzugeben, obwohl die natürlich hin und wieder notwendig sind. Das Missverständnis der eigenen Botschaften des Körpers und der fehlende Umgang mit Gefühlen kann zu Krankheiten führen. Intuition und Emotionen verlieren in der Gesellschaft immer mehr an Bedeutung. Man verlässt sich auf Beweise und die Wissenschaft. Wissenschaft hat definitiv ihre Berechtigung in dieser Welt. Allerdings können Medizin, Wissenschaft und Forschung immer nur *einen* Teil der Wahrheit aufzeigen. *Deine Gefühle sind deine wahrhaftige Realität.* Warte nicht auf neue Errungenschaften der Wissenschaft, sondern beginne, hier und jetzt Verantwortung zu übernehmen. Glaub mir, du bist die Antwort und trägst jetzt schon alles in dir, was es dazu braucht.

Dass es ein Bewusstsein gibt, ist unbestreitbar. Die Frage ist nur: Wie bewusst nutzt du deines? *Bist du bewusstes Sein?* Beherrschst du deine Gedanken, oder beherrschen sie dich?

Ein einzelner Gedanke kann ein Gefühl in dir auslösen und teilweise große Wellen schlagen. Werden gewisse Gedanken zur Gewohnheit, entwickelt sich daraus dein Sein. Dein Sein strahlt dann nach außen und beeinflusst dein Umfeld. Weil das Gesetz der Anziehung gilt, wirst du dann in deinem Außen bestätigt bekommen, was ursprünglich ein Gedanke war. Egal, was du von dir und der Welt glaubst, es wird in deiner Welt Realität sein. Ändere also deine Gedanken, und es wird alles ändern können.

Und das ist noch nicht alles, was deine Gedanken können! Wenn du zum Beispiel anfängst, über eine Person nachzudenken, mit der du Streit hast, kann dieser Gedanke Stress in dir auslösen. Im Körper werden dann die gleichen Chemikalien ausgeschüttet, als wenn du dieser Person in der Realität begegnetest. Deinem Gehirn ist es egal, ob du an die Person denkst oder ob sie wirklich vor dir steht. Es laufen die gleichen inneren Prozesse ab!

An wen oder was du denkst, entscheidet, ob du deine Vergangenheit wieder erlebst oder eine neue Zukunft entstehen kann. Wohin dein Fokus geht, dahin fließt Energie. Wichtig zu erkennen ist, wohin es sich lohnt zu schauen. Manche verdrängten Gefühle und Situationen müssen fokussiert werden, um gehen zu können. Aber du musst erkennen, wann es genug ist, und loslassen, was irgendwann mal war.

Doch was kannst du nun tun, um Schritt für Schritt deinen Geist zu reinigen und für deine gesunde Haut einzusetzen?

## Äußere Umstände: Resultat von Gedanken und Gefühlen

*Erkenne deine (äußeren) Umstände als Resultat deiner (inneren) Gedanken und Gefühle an.* Mithilfe deines Bewusstseins bist du rational, logisch, analytisch, organisiert, kontrolliert und so weiter. Es richtet sich nach außen, denn es hilft dir dabei, Teil der menschlichen Gemeinschaft zu sein und in deinem Kollektiv »dazuzugehören«. Durch das Bewusstsein vergleichst du dich und orientierst dich an anderen Menschen.

Es ist wohl einer der wichtigsten inneren Triebe: das Bedürfnis »dazuzugehören«. Hinzu kommt, dass du dein Gegenüber brauchst, um dich selbst zu erkennen. Oft ist es die Gesichtshaut, die Probleme bekommt, wenn du im Konflikt damit stehst, was du von deinem Selbst der Welt präsentierst. Falls du ein zu großes Gewicht darauf legst, was die Außenwelt von dir denkt, kann es zu Entzündungen und Problemen im Gesicht kommen. Eventuell unterdrückst du in diesem Fall dein wahres Wesen, weil du dich der Norm anpasst.

## Den Placebo- und den Noceboeffekt verstehen

Dein Bewusstsein interpretiert und bewertet die Welt, kontrolliert sogar die Genetik und beeinflusst deine Zellen. Deine Zellen beeinflussen wiederum deinen Körper. Das heißt, mit deinem Bewusstsein beeinflusst du, in welcher Umgebung sich deine Zellen entwickeln. Werden sie genährt mit guten Energien, oder entziehst du ihnen Energie und schwächst dich damit?

Anhand des Placeboeffektes wird die Kraft der Gedanken erst

so richtig nachgewiesen. Hierbei denkt der Patient, ein Medikament mit Wirkstoff einzunehmen. Dabei ist es nur eine Zuckerpille ohne Wirkstoff, also ein Scheinmedikament. Durch den Glauben an das Medikament und positive Gedanken kommt es zur Heilung (*placebo* heißt auf Latein »ich werde gefallen«).

Das Gegenteil funktioniert allerdings auch, und zwar über den Noceboeffekt (lateinisch »ich werde schaden«). Dabei kann man allein durch Angstgedanken krank werden. Beispiel: Ein Patient bekommt eine falsche Diagnose und denkt, er habe eine gewisse Krankheit. Obwohl es zu einer Verwechslung der Akten gekommen und dieser Patient eigentlich gesund war, entwickelte sich durch seinen Glauben daran diese Krankheit im Körper.

Dein Körper ist die Heimat für 50 Billionen Zellen. Der Stammzellenforscher Dr. Bruce Lipton sagt, dass sie alle insofern autark leben, als sie ein eigenes Gedächtnis und Immunsystem haben. Du, als höchste Instanz in diesem System, entscheidest mit deinen Gedanken, welche Aufträge du ihnen erteilst – zum Beispiel in Frieden oder krank zu sein. Arbeite mit deiner »Bevölkerung« (den Zellen) gut zusammen. Lebst du in Harmonie mit dir und deinem Umfeld, versorgst du deine Zellen mit positiven Informationen.

## Wenn Krankheit zur Gewohnheit wird

Der wohl wichtigste Gedanke, den du verändern darfst, ist, dass du nicht deine Krankheit bist! Sie ist nur Ausdruck für innere Abläufe. Das können Gedanken und daraus resultierende Emotionen sein, die ins Bewusstsein steigen wollen, um gelöst zu werden.

Bei chronischen Krankheiten, die lange Zeit schon Teil des Lebens sind, identifizieren sich Menschen mit ihrem Leiden. Es wird zur eigenen Identität, und ein Leben ohne die Krankheit scheint gar nicht mehr denkbar. Das liegt nicht daran, dass man diese Krankheit behalten wollte, aber es fällt einfach schwer, sich ein gesundes Leben überhaupt vorzustellen. Zu dieser Gruppe gehörte ich definitiv dazu! Ein Leben mit gesunder Haut war für mich im wahrsten Sinne des Wortes unbegreiflich. Nicht mal meine blühendste Fantasie reichte dafür aus, mir gesunde Haut am eigenen Leib vorzustellen.

In solchen Fällen, wie ich einer war, sind bestimmte Stressreaktionen und Emotionen wie ein blinder Passagier aus der Vergangenheit Tag für Tag, Monat für Monat und Jahr für Jahr mitgekommen. Dadurch sind die Umstände zur Normalität und Gewohnheit geworden. Eine Veränderung wird erst möglich werden, wenn du dir erlaubst zu glauben, dass deine Haut es schaffen kann!

## Gedankenhygiene praktizieren

Die sogenannte Gedankenhygiene kann jeder lernen. Genau so, wie wir regelmäßig die Wohnung säubern, ist es auch erforderlich, innerlich aufzuräumen. Wichtig dafür ist erst mal zu wissen, dass negative Gedanken nicht von vornherein etwas Schlechtes sind. Sie sind zum Beispiel dafür da, um dich daran zu hindern, erneut Fehler zu begehen. Allerdings ist es ein großes Problem in unserer Gesellschaft, dass wir nicht lernen, positiv zu denken. Es gilt oft sogar als »tugendhaft«, besorgt, vorsichtig und bedacht zu sein.

*Allerdings folgt die Energie deiner Aufmerksamkeit.* Überleg dir also zweimal, ob es sich lohnt, Probleme immer wieder aufzuwärmen. Mithilfe deines Bewusstseins kannst du deine Gedanken direkt beeinflussen. Du entscheidest, welchen Gegebenheiten du deine Aufmerksamkeit schenkst.

Neben dem Einsatz von gezielter Gedankenkraft ist wohl das Wichtigste für die Gedankenhygiene, Pausen einzulegen. Nimm dir Zeit, um die tägliche Informationsflut zu verarbeiten, die auf dich niederkommt. Meditation ist hier eins der einfachsten Tools, die du nutzen kannst. Damit sich negative Gedanken und Gefühle nicht in dein Unterbewusstsein schieben, lass es erst gar nicht so weit kommen. Lass Gedanken und Gefühle in der Meditation ins Bewusstsein aufsteigen, und lass sie dann weiterziehen.

Man sollte sich das immer wieder einmal vorstellen: Vergrößerte man deinen Körper ums Millionenfache, würde ersichtlich, dass du ausschließlich aus Atomen bestehst. Und Atome sind Energie. Auch deine Gedanken sind Energie, die zu einem Gefühl verarbeitet werden und dein Verhalten steuern. Jedes Gefühl hat eine andere Schwingungsfrequenz. Je höher die Gefühle schwingen, umso energievoller fühlst du dich. Nutze diese Kraft zu deinem Vorteil!

## Zaubersprüche verwenden

Du wirst das, wovon ich hier spreche, eher als »Affirmationen« kennen. Um zu verstehen, wie wichtig Affirmationen sind, stell dir vor, du seist eine Batterie. Vielleicht warst du als Kind schon nicht vollständig »aufgeladen« und kamst krank zur Welt. Oder du hast erst mit der Zeit durch einen Schicksalsschlag oder Stress Energie verloren. Aber eins ist klar: Deine Batterie muss geladen sein, damit dein Körper gesund sein kann.

Ich zum Beispiel dachte mein halbes Leben lang, dass ich für immer krank sein müsste. Das war mein innerer fester Glaubenssatz, und der gab mir definitiv keine Energie, sondern raubte mir immer wieder Kraft.

*Also, was glaubst du von dir? Wie denkst du über dich und deine Haut? Und geben dir diese Glaubenssätze Kraft, um zu heilen?*

Zum Glück weiß ich, dass du in dir den Glauben trägst, gesund sein zu können. Denn ansonsten würdest du dieses Buch nicht lesen. Also fang an, dich selbst zu verzaubern, und nutze täglich Affirmationen, die diesen Wunsch zum Ausdruck bringen. Diese funktionieren, wenn du sie dir regelmäßig aufsagst, wie magische Zaubersprüche. Mit der Regelmäßigkeit schaffst du es, diese Sätze zu einer Denkgewohnheit zu machen. Und du weißt ja, was deine Gedanken für eine Macht haben! Du darfst zu deinem eigenen inneren Motivations-Coach werden und dir jeden Tag deine Affirmationen aufsagen und daran glauben! Hier noch mal der QR-Code zu den »Zaubersprüchen«

**Zaubersprüche ansehen**

www.zauberhaut.coach/links/zaubersprueche/

Und ich verrate dir auch noch, was wichtig zu beachten ist. Wenn du nach zwei Tagen oder zwei Wochen Training denkst: »Da tut sich ja gar nichts!«, bedenke, dass deine Gedanken feinstofflich sind, dein Körper allerdings aus Materie besteht. Das heißt, damit deine Gedanken zur Materie werden, dauert es etwas länger und braucht Beständigkeit. Außerdem reicht es natürlich nicht aus, dir einzureden, dass du gesund bist, aber letztendlich nicht ins Handeln zu kommen. Affirmationen sollten dein innerer Antrieb sein, deine Gesundheit selbst in die Hand zu nehmen.

Wenn du das Gefühl hast, dich mit gewissen Zaubersprüchen selbst zu belügen, dann halte inne. Deine Gefühle sind stärker als deine Gedanken. In diesem Fall bringt dir die Affirmation nichts. Statt dir einzureden, wie gesund deine Haut ist, und es partout nicht zu glauben, kannst du dir die Hautstellen heraussuchen, die gesund sind, und daran erkennen, dass deine Haut gesund sein kann! Anstatt dir also Ideale einzureden, die zu weit von deinem jetzigen Selbstbild entfernt sind, bleibe realistisch, und suggeriere dir Affirmationen, die dir glaubhaft erscheinen und die sich stimmig anfühlen. Dadurch vermeidest du das Gefühl, dich selbst zu belügen.

Und zu guter Letzt: Vermeide das Wort »nicht« in deinen Zaubersprüchen. Dein Gehirn kann das Wort »nicht« zu keinem Bild machen, und Bilder sind wichtig für dein Unterbewusstsein. Wenn ich dir jetzt sage, du sollst *nicht* an einen rosa Elefanten denken: Was genau für ein Bild hast du dann im Kopf? Wahrscheinlich einen rosa Elefanten. Meide also Affirmationen wie: Ich bin nicht krank!«. Das Einzige, was in deinem System davon hängen bleibt, ist, dass du krank bist. Wenn du denkst: »Ich will keinen Ausschlag mehr haben«, denkst du immer an das Symptom.

Du hast 60 000 Gedanken am Tag. Wie viele davon träumen und visionieren? Und wie viele davon denken darüber nach, was du *nicht* willst?! Denk stattdessen ab heute immer daran: *Du darfst gesund sein!* Setze jeden Gedanken wie einen Samen, den du nach und nach gießen darfst, damit er in dir anwächst und immer stabiler wird.

## Den stiftenden Gedanken kennenlernen

Wer mit Affirmationen arbeitet, kann an den Punkt kommen zu glauben, er belüge sich selbst. Du wirst das Universum niemals manipulieren können. Wenn du dir also sagst, dass du dankbar für deine gesunde Haut bist, dich aber im gleichen Moment für sie schämst, wird das nichts. Jedem Gebet, jeder Affirmation und jedem Satz geht ein stiftender Gedanke voraus. Wenn dieser aus einem Mangel heraus kommt, dann sendest du diese Energie aus. Und was du aussendest, kommt irgendwann zu dir zurück. Bevor du also um Hilfe bittest, bedank dich viel lieber für das, was da ist. Dein Glaube daran, dass eine Bitte gar nicht notwendig ist, muss stärker sein als dein Mangelempfinden.

Es gibt nur zwei stiftende Gefühle, aus denen Gedanken resultieren, und das sind Liebe und Angst. Angst ist die Energie, die dich zusammenzieht, einschränkt und an dir nagt. Liebe ist die Energie, die dich ausdehnen lässt, dich heilt und besänftigt.

Eines der tiefen Geheimnisse im Leben ist, dass du immer im Schöpferprozess bist. Deswegen denke und fühle wie jemand, der du sein willst. Dann kannst du diesen Zustand ganz sicher erreichen.

## Erlaube dir, jetzt schon glücklich zu sein

Du wirst mir vielleicht nicht glauben, was ich dir gleich erzähle, es ist aber die Wahrheit. Wie du weißt, bin ich mein Leben lang dem Ziel nach gesunder Haut hinterhergelaufen. Jedes Jahr zu meinem Geburtstag, wenn ich die Kerzen auf meiner Geburtstagstorte ausblies, wünschte ich mir nur eins: gesund zu sein. Bei jeder Sternschnuppe am Himmel gab es nur diesen einen Wunsch, den ich hatte. Und bist zuletzt habe ich immer fest geglaubt, der glücklichste Mensch der Welt zu sein, wenn ich irgendwann gesunde Haut hätte. Dass es dann nie wieder etwas gäbe, was mich unzufrieden machen könnte.

Als es dann aber endlich so weit war und ich eine gesunde Haut hatte, war ich natürlich erleichtert. Pures Glück stieg in mir auf und hielt für Wochen an. Alles war leichter. Ich holte nach, was ich vorher verpasst hatte. Allerdings ist auch Glück eine Emotion, und Emotionen tauchen auf und verschwinden wieder.

Als ich gesunde Haut hatte, bekam ich auf einmal andere Zweifel. Auf einmal war ich unzufrieden mit meinem Körper und versuchte krampfhaft abzunehmen. Ich bekam Angst, den guten Zustand meiner Haut wieder verlieren zu können.

Ich will dir damit sagen, dass du nicht erst glücklich sein kannst, wenn die Haut besser ist. Dies wäre ein Trugschluss! Das ganze Spiel funktioniert andersherum! *Sei glücklich!* Denn du ziehst nicht an, was du willst, sondern was du fühlst!

## Die Kraft der Visualisierung

Meditation bedeutet, bewusst in die Ruhe zu gehen, um innere Regungen zu hören und die Welt ringsumher zu vergessen. Die inneren Abläufe stehen hier im Fokus, sie dürfen auftauchen und werden somit besser verarbeitet. Visualisieren hingegen ist so etwas wie Fantasieren und Träumen. Und wenn ich eins schon immer konnte in meinem Leben, dann war das zu träumen. Nicht nur nachts, sonders vor allem tagsüber. Als Kind lag ich teilweise stundenlang auf dem Bett und erträumte mir die schönsten Dinge.

Heute nutze ich diese Fähigkeit bewusst und zielgerichtet, und das kann jeder! Man geht sogar davon aus, dass der Mensch das einzige Lebewesen ist, das sich mithilfe des Bewusstseins Dinge vorstellen kann, die noch nicht da sind. Gut möglich, dass du diese Fähigkeit vergessen oder ihre Wichtigkeit nicht erkannt hast. Ich muss dir allerdings sagen, dass du wahrscheinlich unbewusst sowieso schon visualisierst. Allerdings nicht, um eine neue Zukunft zu erschaffen, sondern wohl eher, um deine Vergangenheit oder die Gegenwart immer wieder in Gedanken durchzukauen. Wie oft hängst du in Katastrophengedanken fest und denkst über angsteinflößende Situationen nach, die so noch gar nicht passiert sind?

Letztendlich ist das auch Visualisierung, diese Form ist allerdings nicht dienlich für gesunde Haut. Hör auf, dir deine Vergangenheit immer wieder von Neuem zu erschaffen, und beginne, mithilfe deiner angeborenen Vorstellungskraft deine Zukunft zu kreieren.

Auch hier ist es wichtig, dass du dich in deinen Visualisierungen genauso fühlst, wie du es dir wünschst. Visualisieren läuft nach dem Prinzip »Wenn du etwas erreichen willst, fange mit dem letzten Schritt an«. Freu dich nicht erst, wenn du es erreicht hast. Sondern beginne, dich jetzt schon so zu freuen, als wärst du am Ziel.

Es kann sein, dass dir Visualisieren am Anfang extrem schwerfällt. Denn es gibt die sogenannte Glaubensgrenze. Diese durfte ich bei einem Vortrag von Kurt Tepperwein kennenlernen. Sie beschreibt das, worin die Grenze in deiner Vorstellungskraft liegt. Sobald ich mit meiner Visualisierung glaube, mich selbst zu betrügen, herrscht ein negatives Gefühl vor und überlagert den ursprünglichen Gedanken von einer glücklichen Zukunft. Ähnlich wie beim stiftenden Gedanken. Deswegen ist Visualisieren ein bisschen wie Muskeltraining. Du darfst nach und nach den Schwierigkeitsgrad erweitern – in diesem Fall die Glaubensgrenze. Weil das im Fall einer gesunden Haut wirklich schwer sein kann, habe ich eine Visualisierung geschaffen, mit der du dir gesunde Haut visualisieren kannst.

**Deine Visualisierung für gesunde Haut**
www.zauberhaut.coach/links/geschenk/

Spitzensportler arbeiten regelmäßig mit Visualisierungen, denn es ist Teil des Erfolgsrezepts, sich das sportliche Ziel immer wieder vor Augen zu halten. Ich empfehle dir, jeden Abend beim Zubettgehen die Zeit zu nutzen und, anstatt den Tag und deine Probleme Revue passieren zu lassen (und damit zu manifestieren), lieber deine Ziele und Wünsche zu visualisieren. Dein Gefühl ist immer die treibende Kraft, um deine Gedanken Wirklichkeit werden zu lassen. Deine Vorstellung allein gäbe dem Wunsch nur eine Form. Deswegen: Erlebe deine Visualisierung durch deine Gefühle. Dann ist die Magie vollbracht. Diese nimmst du dann in deine Traumwelt und somit dein Unterbewusstsein mit. Letztendlich sollen deine neuen Gewohnheiten und Gefühle genau da hin. Tief in dein Unterbewusstsein. Damit es irgendwann ganz automatische Abläufe sind, um die du dich eben nicht mehr bemühen musst.

Bis zu einem bestimmten Punkt kannst du sehr bewusst sein und deine Gedanken beherrschen. Aber seien wir mal ehrlich: In den meisten Fällen beherrschen deine Gedanken dich, oder? Und das liegt daran, dass dein Bewusstsein dafür da ist, Probleme zu lösen und über die Vergangenheit, Gegenwart und Zukunft nachzudenken.

Wenn du aber gerade darüber nachdenkst, welches Essen du heute kochst, wann du deine Mutter anrufst, wie du dein Kind heute noch beschäftigen kannst und wie dein Beitrag zur Klimarettung aussieht, wer kontrolliert in diesen Momenten deine eigenen Handlungen? Genau! Dein Unterbewusstsein …!

# Dein Unterbewusstsein – die Abkürzung

Ich laufe in die Altstadt. In Berlin konnte ich in den seltensten Fällen mein Ziel zu Fuß erreichen. Jeder Weg hat gedauert. Wenn ich mich mit Freunden treffen wollte, musste ich einen Fahrweg mit Bus oder Bahn von mindestens 25 Minuten einrechnen. Seit ich nach Dresden gezogen bin, ist vieles anders. Ich habe meinen Traumstudiengang zur Maskenbildnerin erreicht. Ich wohne allein in meiner ersten Wohnung, auch wenn sie klein wie eine Thunfischdose ist - es ist ganz schön aufregend, erwachsen zu werden.
In Gedanken versunken komme ich am Kino an. Hier treffe ich eine Kommilitonin. Wir kaufen uns Popcorn und setzen uns auf unsere Plätze, die mitten im großen Kinosaal sind. Nachdem die Popcorntüte schon halb leer gefuttert und die Werbung endlich vorbei ist, geht der Film endlich los.

Nach einigen Minuten spüre ich, wie meine Aufmerksamkeit vom Film weggeht. Ich nehme einen Kloß im Hals wahr und jedes weitere Popcorn, das ich runterschlucke, muss den Weg vorbei an diesem Kloß im Hals schaffen. Die anderen Zuschauer lachen, weil im Film irgendwas passiert, was mir mittlerweile völlig egal geworden ist. Ich konzentriere mich auf meinen Schluckreflex und die Atmung. Wie atme ich am besten so, dass dieses unangenehme Gefühl im Hals endlich verschwindet? Ich versuche, stärker einzuatmen. Trinke einen Schluck Wasser. Versuche, dem Film wieder zu folgen und mir nichts anmerken zu lassen. Aber ich werde unruhig und kann diese Unruhe kaum verbergen. Ich rutsche auf meinem Kinositz hin und her und frage mich, wie es sich wohl anfühlt, wenn ich keine Luft mehr bekomme? Was ist, wenn ich auf einmal allergisch auf Popcorn reagiere?

Ach, so ein Quatsch. Wieso denn das auf einmal?

Der Versuch, mir gut zuzureden, wirkt nicht, in mir steigt Panik auf. Ich atme schnell und viel zu kurz. Meine Hände kribbeln, meine Nase kribbelt. Ich muss hier raus. Ich weiß, welche Wirkung meine Gedanken haben, und versuche, mich innerlich zu beruhigen. Aber mein Körper scheint sich hier gerade zu verselbstständigen. Meine Hände krampfen sich zusammen. Ich bekomme meine Finger nicht mehr auseinander. Was passiert mit mir?

Ich stehe auf, quetsche mich viel zu schnell an den Personen in der Sitzreihe vorbei. Trete auf einige Füße. Ich stürze aus dem Kinosaal und gehe nach draußen an die frische Luft. Die kühle Luft macht es kurz besser, aber ich habe Angst. Meine Eltern sind drei Stunden von mir entfernt. Ich wohne alleine. Was soll ich tun? Rufe ich einen Krankenwagen, oder ist das peinlich?

Meine Kommilitonin kommt zu mir und bringt mir meine Jacke und Tasche. Ich sage ihr, dass ich dringend nach Hause muss. Es ist mir extrem unangenehm so hektisch von ihr wegzulaufen. Sie muss wohl denken, dass ich bescheuert bin.

Weiterhin versuche ich es mit Logik. Es hat keinen Sinn, Angst vor dem Ersticken zu haben. Ich kann atmen! Jeder weitere Atemzug beweist es mir. Aber ich habe immer wieder Angst davor, der nächste könnte der letzte sein.

Auf dem Nachhauseweg entspanne ich irgendwann. Ich versuche, den Fokus nach außen zu lenken. Ich schaue mir ganz genau die Lichter der Straßenbeleuchtung an, die Autos und Werbeplakate. Es funktioniert, langsam kann ich meine Hände wieder normal bewegen. Das Kribbeln in Nase und Finger verschwindet. Die Scham gegenüber meiner Kommilitonin bleibt. Ich gehe ins Bett mit der Angst davor, dass ich sterbe, und niemand bekommt es mit.

Diese für mich neuen Gedanken und Gefühle tauchen in den nächsten Wochen immer wieder auf. Im Hörsaal, im Bus, in meiner Wohnung. Ständig. Immer wieder der gleiche Ablauf. Mein Hals schnürt sich zu, ich bekomme Angst zu ersticken, das Kribbeln in Händen und Nase beginnt und die Panik nimmt zu.

Ich gehe zu meiner Kinesiologin des Vertrauens in Berlin, die mir schon sehr oft geholfen hat. Von ihr erfahre ich, dass ich wohl Panikattacken habe, die emotional ausgelöst sind. Körperlich oder muskulär testest sie alles durch und findet heraus, dass ich fit und gesund bin. Sie rät mir zu einer Rückführung, um herauszufinden, wieso diese Angst auf einmal in mir auftaucht.

Ein paar Tage später klopfe ich an die Wohnungstür einer Frau, die mir die Kinesiologin empfohlen hat. Die Frau hat rote gelockte lange Haare, und ihre freundlichen Falten im Gesicht lassen sie so aussehen, als hätte sie viel gelacht in ihrem Leben. Sie hat keine Praxis. Ich laufe durch ihre private Wohnung. Mein Herz pocht, weil ich solche Angst davor habe, dass diese Panik während der Sitzung erneut in mir auftaucht. Wir gehen in eine Art Bibliothekszimmer, und ich setze mich auf eine Couch. Zuerst sprechen wir. Meine Haut ist in einem schlechten Zustand. Mein Gesicht ist rot und trocken. Ich bin traurig und fange direkt an zu weinen, als ich anfange zu erzählen, wie lange mich meine Haut schon belastet.

Dann erzähle ich vom aktuellen Thema, das mich eigentlich hergeführt hat. Sie hört aufmerksam zu und redet nicht viel. Lächelt mir nur immer wieder aufmunternd zu weiterzusprechen.

Dann sagt sie mir, dass wir gleich zusammen in mein Unterbewusstsein gehen werden. Sie wird eine Art Meditation anleiten, ich soll mich hinlegen und ihren Worten folgen. Irgendwann wird sie mich dann ansprechen, und wir reden darüber, welche Bilder mir vor dem inneren Auge auftauchen.

Für mich ist das keine neue Technik. Schon früh habe ich gelernt, zu meditieren und zu visualisieren. Also lege ich mich auf die Couch, decke mich zu und lausche ihren Worten.

Sie redet von einem Weg, den ich in Gedanken entlanglaufen soll, und sie zählt von der Zehn runter bis zur Eins.

Die Zahlen bekomme ich gar nicht mehr richtig mit, das Bild eines Weges, den ich bis zum Ende laufen soll, wird immer klarer. Die Frau sagt, dass ich mit jedem Schritt, den ich laufe, näher an das ursprüngliche Thema meiner Panikattacken komme.

Mit jedem Schritt, den ich in Gedanken gehe, verkrampft sich mein Körper immer mehr. Die Hände krampfen sich zusammen, das Kribbeln geht wieder los. Ich habe extreme Angst, aber ich bin überzeugt davon, dass Erleichterung am Ende dieser Sitzung auf mich wartet.

Und dann ist es so weit. Ich bin so tief in einen Ruhezustand versunken, dass diese Bilder, die die Frau zuvor beschreibt, zu meiner Realität werden.

Am Ende des Weges stehe ich vor einem weißen Kreis und soll dort hindurchlaufen. Dahinter würde ich in die Situation kommen, die der Ursprung meiner tief sitzenden Angst zu ersticken ist.

Die Frau begleitet mich mit ihrer Stimme durch diesen Kreis. Dahinter wird es vor meinen Augen auf einmal extrem hell. Das Licht blendet mich schon fast. Nach und nach gewöhne ich mich an das Licht, und ich kann Stimmen hören. Mir wird auf einmal extrem kalt. Ich friere und spüre meinen Körper auf der Couch zittern. Meine Wahrnehmung wechselt zwischen den Bildern vor meinen Augen und meinem realen Körper. Meine Hände verkrampfen sich so extrem zusammen, dass ich Schmerzen habe. Ich habe Angst, dass meine Finger brechen, wenn ich sie noch stärker zusammenpresse. Ich kann dagegen aber nichts tun.

Die beruhigende Stimme der Frau fragt danach, was ich sehen kann. Und ich erkläre ihr, dass ich nur helles Licht sehe. Ich beschreibe ihr die Kälte, die ich spüre, und dass sich mein Hals eng anfühlt. Ich höre aufgeregte Stimmen, die durcheinanderreden. Im

Zimmer bin ich aber allein mit dieser Frau. Also suche ich vor meinen inneren Augen danach, woher diese besorgten Stimmen kommen. Dann sehe ich geflieste Wände, und davor stehen mehrere Männer und Frauen in weißen Kitteln. Währenddessen wird das drückende Gefühl in meinem Hals stärker. Ich bekomme keine Luft mehr. Ich denke bei jedem Atemzug, dass er der letzte sein könnte.

Die Frau redet aber auf mich ein und erinnert mich daran, dass das nur eine Erinnerung ist und ich sehr wohl atmen könne. Sie sagt, dass ich nur noch ein paar Minuten durchhalten müsse, und dann würden wir diese alte Angst lösen können. Also halte ich durch und konzentriere mich.

Ich sehe Hände, die nach mir greifen. Sie umfassen meinen Körper, der ganz klein ist, und tragen mich zu einer Ablage. Kurz darauf liege ich auf einer eiskalten Platte.

Sie ist silbern und reflektiert das helle Licht in diesem Raum extra stark. Mir wird noch kälter. Ein Mann spricht nun ganz in meiner Nähe mit einer weiteren Person: »Sie bekommt keine Luft! Schnell!«

Was dann geschieht, kann ich kaum beschreiben. Mir wird schwarz vor Augen. Dann löst sich das drückende Gefühl am Hals. Ich atme einmal tief ein, so als wenn ich das Leben selbst in mich hineinlassen kann. Ich werde ruhiger, aber mein Körper verkrampft sich immer noch. Auch der Kloß im Hals bleibt. Ich höre, wie der Mann sagt: »Das war knapp!«

Seine Erleichterung ist für mich körperlich zu spüren und überträgt sich. Ich atme erneut tief durch.

Meine Hände verkrampfen sich immer noch, und ein fast unerträglicher Schmerz wandert hoch bis in meine Ellenbogen. Mein gesamtes Gesicht kribbelt. Die Frau aus der Welt, in der mein Körper auf der Couch liegt, sagt mir, dass ich noch ein bisschen durchhalten muss.

Die Bilder laufen weiter ab. Die Frau beruhigt mich zwischendurch und erinnert mich daran, dass sie da ist.

Vor meinem inneren Auge sehe ich nun auch eine Frau. Sie wickelt mich in eine Decke ein. Langsam wird mir wärmer. Allerdings bin ich immer noch tief schockiert und ängstlich. Mir fehlt etwas. Die Frau trägt mich aus dem Zimmer, und ich sehe meine Eltern. Zuerst meinen Vater, dem keine Farbe mehr im Gesicht steht. Er ist komplett bleich und hat Tränen in den Augen. Dann sehe ich meine Mama. Sie liegt im Bett. Als ich endlich bei ihr bin, lässt der Schock langsam nach. Ich kann nach und nach wieder normal atmen. Ich fühle Sicherheit. In diesem sicheren Gefühl darf ich lange verweilen. Ein Zeitgefühl habe ich nicht. Ich genieße einfach die Wärme, die mich jetzt umgibt, und fühle mich sicher.

Irgendwann höre ich die Frau wieder auf mich einreden. Sie führt mich Schritt für Schritt zurück ins Hier und Jetzt. Meine Hände sind zwar locker, aber ich habe extrem schmerzende Unterarme. Ich brauche einige Zeit, um wieder in der Jetztzeit anzukommen; und als ich mich aufsetze, ist mir noch leicht schwindelig. Mein Körper fühlt sich schwer an. Die Arme zu heben oder selbst die Augenlider zu bewegen, ist in diesem Moment anstrengend. Ich fühle mich, als wäre ich kilometerweit gerannt. Müde bin ich, Gott, bin ich müde!

Die Frau verlässt den Raum und gibt mir damit Zeit, mich zu sammeln. Ich reibe mir vorsichtig meine Unterarme. Dieser stechende Schmerz pulsiert immer noch zwischen Elle und Speiche. Aber die Krämpfe in den Händen sind wenigstens komplett weg. Vorsichtig bewege ich meine Finger und versuche, nach dem Glas Wasser zu greifen, das neben mir auf einem kleinen Tisch steht. Ich schaffe es nicht, meine Hände sind zu schwach. Erst als ich beide Hände nutze und mich stark konzentriere, kann ich das Glas vorsichtig anheben, setze an und trinke das Wasser komplett aus. Meine Kehle ist trocken.

Als die Frau wieder zur Tür hereinkommt, bringt sie mir einen warmen Tee mit. Während ich in ihr Gesicht sehe, entdecke ich ebenfalls große Erschöpfung.

Sie erzählt mir, dass sie lange nicht mehr solch eine intensive Session mit jemandem hatte. Die meisten ihrer Klienten bräuchten wohl für das, was ich in zwei Stunden erlebte, mehrere Sitzungen. Sie erklärt mir, dass ich bei der Rückführung eben in die Zeit zu meiner Geburt gereist bin. Wir haben zusammen nach dem Ursprung meiner Panikattacken gesucht und dabei erfahren, dass ich bei der Geburt fast erstickt wäre. Bis zu diesem Tag wusste ich davon nichts.

Ich kann es kaum erwarten, meine Eltern zu fragen, ob es der Wahrheit entspricht, was mir mein Unterbewusstsein zeigte.

Die Frau erklärt mir weiterhin, wieso die Panikattacken gerade jetzt wiederaufgetaucht sind. Sie meint, dass mein Auszug von zu Hause eine Abnabelung von den Eltern sei. Meine erste Erfahrung mit Abnabelung, die Geburt, war dramatisch und hat ihre emotionalen Spuren in mir hinterlassen. Auch wenn dieser Kampf um Luft so unfassbar weit zurückliegt, war es eine so einprägsame Erfahrung für mich, dass die Angst zu ersticken in meiner jetzigen Lebensphase getriggert wurde. Das Gefühl von Todesangst hat sich an meine Erfahrung von Abnabelung gekoppelt.

Durch die gemeinsame Rückführung konnten wir zusammen durch meine traumatische Geburt gehen. Das Gefühl, das ich als Neugeborenes erlebte, war einfach nie aufgearbeitet worden. Dadurch, dass wir es zusammen mit einem höheren Bewusstsein noch mal durchlebten, konnte es aus der Tiefe meines Unterbewusstseins aufsteigen und letztendlich gehen.

Bevor ich die Wohnung der Frau verlasse, sagt sie mir, sie glaube, dass ich irgendwann anderen Menschen mit Hautproblemen helfen würde. Ich schüttle nur den Kopf und unterdrücke den Impuls, ihr einen Vogel zu zeigen. » Ich werde niemals mehr mit Hautproblemen zu tun haben, falls meine Haut jemals heilen wird« denke ich.

Ich schwinge mich völlig erschöpft auf mein Fahrrad, kann das Lenkrad kaum halten, schaffe es aber irgendwie, völlig entkräftet zu Hause anzukommen. Ich erzähle meinen Eltern alles. Tränen strömen dabei über mein Gesicht. Als meine Erzählung beendet ist, bestätigt mir mein Vater, dass alles genau so ablief. Sogar die Sätze von den Ärzten, die ich in der Sitzung gehört habe, wären wohl so gefallen.

Meine Eltern hatten mir nie von diesem Moment erzählt. Vielleicht, weil es auch für sie eine tragische Erinnerung ist. Für sie hatte es bis dato auch keinen Sinn ergeben, solch alte Geschichten unnötig aufzuwärmen.

Ich war nach der Sitzung noch ein paar Tage sehr emotional und hatte höllischen Muskelkater in meinen Armen. Aber die Panikattacken sind von da an nie wiedergekommen. Ein halbes Jahr später war meine Haut am gesamten Körper abgeheilt.

Ich war damals ungefähr 21 Jahre alt. Ohne diese Session hätte ich wohl nie jene tief sitzende Angst in mir auflösen können. Vielleicht hätte ich für immer akzeptieren müssen, dass ich eben eine Angststörung habe. Zum Glück kam es anders. Dass ich mithilfe dieser Sitzung so schnell an die Wurzel des Problems kommen konnte, liegt sicher daran, dass ich sehr offen für solcherart Unterbewusstseinsarbeit war und bin. Es hat mein Denken nachhaltig geprägt, am eigenen Leib zu erfahren, wie effektiv diese Arbeit ist!

Bisher sprach ich überwiegend vom Körper und vom Geist. Allerdings ist das Unterbewusstsein wohl die wahrhaftige Abkürzung in Hinblick auf eine Heilung. Stell dir das Bewusstsein wie die Spitze eines Eisbergs vor, die aus dem Meer hervorlugt. Was allerdings unter der Wasseroberfläche liegt – der weitaus größere Teil –, sind das Unterbewusstsein und das Unbewusste.

Das Unterbewusstsein ist die Quelle für deine freudigen Erinnerungen, deine Erfahrungen und auch für deine Ängste. Emotionaler Schmerz hat seinen Ursprung selten im Hier und Jetzt. Vielmehr hältst du wahrscheinlich fest an alten Wunden, lässt sie durch Gedanken immer wieder aufleben oder hast sie so verdrängt, dass sie dich unterbewusst durchs Leben lenken. Unverarbeitete Gefühle werden im Alltag immer wieder getriggert und zeigen sich auch auf der Haut.

Werde dir bewusst, dass du noch aus deiner Vergangenheit heraus lebst. Das muss nicht gezwungenermaßen schlimm sein. Wenn man aber Herausforderungen hat und diese lösen will, darf man anfangen, die Vergangenheit loszulassen und die Zukunft mithilfe des Bewusstseins neu zu erschaffen. Das Bewusstsein ist natürlich mit dem Unterbewusstsein verbunden. Das Unterbewusste kann aber sehr lange, manchmal ein Leben lang, verdrängt werden, das zeigt sich dann auch in Form von Krankheiten. Denn dein Körper ist sozusagen dein manifestiertes Unterbewusstsein.

Hinzu kommt auch noch, dass dein Körper auf das Unterbewusstsein genauso direkt reagiert wie auf die Realität. Wenn du einen stressigen Gedanken hast, der aus deinem Unterbewusstsein kommt, werden Gefühle durch deine Organe erzeugt, als wäre der Stress real. Der Schlüssel für Krankheit und Heilung liegt meiner Meinung nach also vor allem im Unterbewusstsein. Nun brauchst du nur noch eine Strategie, mit der du an diese vergrabenen Emotionen herankommst, um sie dann aufzulösen.

## Mit Gefühlen umgehen

Damit du Gefühle nicht mehr unterdrückst und somit ins Unterbewusstsein schiebst, verrate ich dir erst mal, wie du im Hier und Jetzt mit Gefühlen umgehen darfst:

- Wenn ein negatives Gefühl kommt, atme es tief ein und direkt wieder aus. Gefühle wollen nur kurz da sein. Jede Emotion ist lediglich ein zeitlich begrenzter Zustand. Der Körper und das Bewusstsein werden dann davon erfasst. Doch jedes Gefühl, sogar Liebe, ist nur ein Moment. Es geht dem Gefühl nicht darum, dauerhaft als Zustand zu bleiben. Aber der Mensch hält oft daran fest. Fang also an, im Hier und Jetzt aufkommende Gefühle bewusst wahrzunehmen, tief einzuatmen und mit der Ausatmung loszulassen.
- Stell dir vor, wie das Gefühl mit der Ausatmung aus deinem Körper fließt. Dafür braucht es Achtsamkeit. Aber du schaffst das!
- Danach kannst du zur Unterstützung deinen Körper bewegen, zum Beispiel aus dem Raum gehen, in dem das Gefühl angefangen hat. Und deine Aufmerksamkeit auf etwas anderes lenken.

## Erkenne unbewusste Programme

Bei tiefer sitzenden Gefühlen wird das so leider nicht klappen. Du wirst eine unterbewusste Emotion, die getriggert wird, daran erkennen, dass sie dich teilweise stunden- oder tagelang nicht mehr loslässt. Ähnlich, wie es bei mir mit der Angst war. Sie hatte die Führung in meinem Körper übernommen. Mit meinen Gedanken konnte ich da nicht viel anrichten. Die Angst tauchte immer wieder auf. Mein Körper, manifestiertes Unterbewusstsein, hat die Kontrolle übernommen und ganz automatisch gehandelt.

Eigentlich ist der Körper der Diener des Geistes. Sobald es andersrum geworden ist, fällt es dem Geist schwer, wieder die Kontrolle zu erlangen. In diesem Fall kannst du dir noch so sehr einreden, dass es dir gut geht, wenn dein Körper es nicht fühlt, wird es schwierig. Dein Körper hat in solchen Fällen automatische Abläufe sogar auf Zellebene eingespeichert. Wenn ein bestimmter Reiz kommt, reagiert er unterbewusst darauf. Das ist ein Automatismus, der dich sogar daran hindern will, eine Veränderung einzugehen.

Ausreden wie »Morgen fange ich an!« kommen daher, dass es sich für deinen Körper sogar auf Zellebene unangenehm anfühlt, neue Wege einzuschlagen. Zelluläre Rezeptoren haben sich an deine Gewohnheiten angepasst, und diese umzuprogrammieren ist möglich, kostet aber im ersten Moment Energie. Bei unbewussten Programmen musst du eine chemische Ordnung durchbrechen. Wenn es sich um so eine Emotion handelt, darfst du im Unterbewusstsein arbeiten.

## Was genau ist das Unterbewusstsein?

Ich beanspruche hier keine Vollständigkeit und werde das Thema, so gut es geht, kurz und möglichst verständlich besprechen, wobei das eine oder andere auf den bisherigen Seiten schon angeklungen ist. Mein Ziel ist es, gut nachvollziehbar das Wichtigste zu vermitteln.

Würden wir das Gehirn als Raum sehen, nähme das Unterbewusstsein viel mehr davon ein als das Bewusstsein. Wenn man so will, ist das Bewusstsein deine Rationalität. Mit dem Bewusstsein bewertest du, organisierst und planst du. Es reagiert allerdings auch auf Gefühle, Erinnerungen und Muster, die im Unterbewusstsein abgespeichert sind.

Im Unterbewusstsein ist im Gegensatz zum Bewusstsein alles emotional. Im Unterbewusstsein liegen also deine alten Programmierungen, und das Bewusstsein handelt daraus und agiert aufgrund dessen mit der Umwelt. Neben schönen und positiven Programmierungen liegen im Unterbewusstsein aber auch unschöne Gefühle. Und die sorgen dann zum Beispiel dafür, dass du dich nicht gut genug fühlst, besonders ängstlich bist oder gereizt reagierst, obwohl es vielleicht nicht mal einen ersichtlichen Grund dafür gibt. Vor allem Werte und Muster aus deiner Kindheit, insbesondere aus den ersten sieben Lebensjahren, sind im Unterbewusstsein gespeichert und formen dein Wesen, dein Gewissen und dein Sein. Und wer prägte diese ersten Lebensjahre besonders? Natürlich vor allem deine Eltern oder andere Autoritätspersonen. Die geben dir ihre eigenen Wertvorstellungen mit. Wenn du als Kind gegen die Werte deiner engsten Vertrauten verstoßen hast, bekamst du es auf gewisse Weise zu spüren. Und weil es ein Urtrieb des Menschen und vor allem des Kindes ist, dazuzugehören und Liebe und Zuneigung zu erfahren, hast du dich irgendwann an deren Werte angepasst. Seitdem deine Eltern oder andere Autoritätspersonen nicht mehr diese Vorbildrolle für dich haben, spielt dein inneres Gewissen für dich den Richter. Du versuchst unbewusst immer noch, diesen ursprünglichen Werten zu folgen.

*Da stellt sich doch die Frage, ob du die Werte deiner Eltern heute noch vertreten und nach ihnen leben willst, oder?*

*Gibt es Werte, die du in deiner Familie siehst, deren du dich entledigen willst oder es schon tust? Und könnte es sein, dass sich dadurch Konflikte in dir oder deiner Familie ergeben?*

Besonders in der Pubertät kommt es dazu, dass du dich in gewisser Weise ganz natürlich von deinen Eltern abnabelst und entfernst. Durch eine rebellische Phase nimmst du Abstand, hinterfragst die Werte deiner Eltern und wirfst viele davon über Bord. Nicht selten führt das zu Konflikten, und das ist gut so! Es ist sicher für niemanden einfach, aber eine gesunde Pubertät wirft Fragen in dir auf, die dich dazu bringen, deine eigenen Werte und Vorstellungen zu entwickeln. Du hinterfragst und gehst deinen eigenen Weg. Nicht selten kommst du auch zu eigenen Erkenntnissen darüber, dass manche der ursprünglich vermittelten Werte doch gar nicht so verkehrt für dein Leben sind. Aber diese Erfahrung muss erst mal gemacht werden!

Bei Menschen mit Neurodermitis ist es nicht selten der Fall, dass es diese emotionale Pubertät gar nicht richtig gab. Damit meine ich die Rebellion. Auch die Pille kann hier einen wichtigen Entwicklungsschritt unterbrechen.

*Wie war deine Pubertät? Hast du schon einmal überlegt, inwiefern dein Weltbild mit dem deiner Eltern übereinstimmt?*

Als Kind nimmst du erst mal alles für wahr, was dir deine Eltern mitgeben. In der Phase des Erwachsenwerdens ist es dir erlaubt, etwas anders zu sehen. Bist du bereit, erwachsen zu werden und dich abzunabeln? Vor allem bei Akne liegen diesbezüglich oft Wut und Ärger vergraben. Die Entzündung und ein Konflikt mit deinen Eltern stehen dir sozusagen *ins Gesicht geschrieben.* Jeder Pickel ist ein kleiner Wutausbruch. Möglicherweise hast du deine Wut nie wirklich rausgelassen.

## Wann lohnt es sich, im Unterbewusstsein zu arbeiten?

Solange es dir gut geht und du nicht unter Symptomen, Krankheiten oder Emotionen leidest, würde ich dir empfehlen, dass du dein Unterbewusstsein erst mal nicht berührst. Wieso auch? Aufrütteln, was möglicherweise verarbeitet ist, wollen wir nicht. Es geht nicht darum, in alten Wunden zu kramen, sie neu aufzumachen und wieder darunter zu leiden, was war. Auch hier gilt wieder, die Balance darin zu finden, wann es vonnöten ist, sich mit dem Unterbewusstsein auseinanderzusetzen. Aber keine Angst, dein Unterbewusstsein schützt dich. Wenn du mit aller Kraft versuchst, an etwas heranzukommen, wofür du nicht bereit bist, wird dein Unterbewusstsein blockieren. Alles kommt zur rechten Zeit.

Geht es dir allerdings ähnlich, wie es mir erging, und ein Symptom oder eine Emotion ist so präsent an der Oberfläche und übernimmt die Kontrolle über dich, dann nichts wie los! Zögere nicht, das Problem steht direkt vor dir und will vom Unterbewusstsein ins Bewusstsein hochgeholt werden, damit es endlich gehen kann.

## Glaubenssätze

Letztendlich zielt die Arbeit mit dem Unterbewusstsein wieder einmal auf das Verändern deiner Glaubenssätze ab. Du trägst vielleicht den Glaubenssatz in dir, dass du nicht gut genug, nicht schön genug, schlau genug oder witzig genug seist. Dein Bewusstsein kann dir zwar helfen, mit positiven oder logischen Gedanken gegenzusteuern. Aber wenn dieser Glaubenssatz tief in dir verankert ist und du ihn möglicherweise auch bei mindestens einem Elternteil siehst, hast du ihn wohl schon von klein auf übernommen. Zum Beispiel durch die sogenannten Spiegelneuronen.

Wenn ein Mensch jemanden bei einer Aktivität beobachtet, dann sind die Spiegelneuronen dafür verantwortlich, dass im Gehirn des Beobachters die gleichen Zellen aktiv sind wie bei dem, der eigentlich aktiv ist. Babys und Kinder beobachten natürlich sehr genau, wie ihre Eltern oder Bezugspersonen sich fühlen, verhalten und sprechen; und sie erleben das in einer inneren Simulation. Um dich von alten Programmierungen im Unterbewusstsein zu trennen, bedarf es besonderer Techniken, die ich gleich erklären werde.

## Bedürfnisse

Zunächst ist es allerdings wichtig zu verstehen, dass im Unterbewusstsein auch deine Bedürfnisse liegen. Unterdrückte Bedürfnisse sind ebenfalls unterdrückte Energien, die sich irgendwie einen Weg ins Außen suchen.

Nicht zu vergessen, dass im Unterbewusstsein, ähnlich wie es bei mir der Fall war, auch Urängste gespeichert sind, die nichts mit deinen Eltern direkt zu tun haben müssen. Oft liegen hier Gefühle, die nicht richtig verarbeitet sind, teilweise traumatische Erlebnisse oder alte Verletzungen. Prägungen, die deinen Charakter geformt und dich zu der Person gemacht haben, die du heute bist.

Du wirst diese Erlebnisse nie löschen können, allerdings ist es möglich, damit emotional abzuschließen und loszulassen, was dir nicht mehr dienlich ist.

## Das Unbewusste

Das Unbewusste liegt ebenfalls im Unterbewusstsein. Vor allem im Traum kommst du damit in Berührung, aber auch eine gute Unterbewusstseins-Session kann aufdecken, was in deinem Unbewusstsein steckt. Letztendlich liegen dort deine Triebe. Es sind Lebens-, Art- und Selbsterhaltungstriebe. Aber auch das Bedürfnis nach Liebe und Geborgenheit, Sexualität und Aggression. Im Traum tauchen diese Triebe oft in Form von Symbolen auf und schaffen teilweise auch ein Gleichgewicht zur Realität. Als Beispiel: Wenn du in der realen Welt deine Sexualität nicht ausleben kannst, träumst du eventuell davon, oder es tauchen Symbole auf, die dafür stehen.

Auch die allerfrühesten Erinnerungen an deine Geburt und sogar die Zeit als Embryo im Mutterleib sind hier gespeichert. Es gibt viele Menschen, die sogar Erinnerungen an frühere Leben in sich tragen. Je tiefer es ins Unbewusste geht, umso bildhafter ist es. Wogegen das Unterbewusstsein noch ganz gut mit Worten zu beschreiben ist, wirkt das Unbewusste oft skurril. Wie ein Traum.

## Was sind emotionale Blockaden?

Erfahrungen sind in deinem Unterbewusstsein gespeichert, und dein Bewusstsein handelt und denkt nach ihnen. Emotionale Blockaden sind dann ebendiese Gefühle, die auch im Unterbewusstsein sitzen und dir nicht dienlich für ein Leben in Leichtigkeit sind. Diese Emotionen lassen dich an alten Denk- und Verhaltensmustern festhalten, ohne dass du bewusst Kontrolle darüber hast. Letztendlich versetzen sie dich innerlich immer in deine Vergangenheit zurück.

Was meiner Meinung nach zu emotionalen Blockaden führt, ist Verdrängung. Jedes Individuum entscheidet selbst, welcher Gedanke, welches Gefühl oder welche Erfahrung bedrohlich ist. Verdrängung sorgt dafür, dass Gefühle runtergeschluckt oder weggeschoben werden. Aber jedes Gefühl ist Energie. Lässt du diese Energie nicht aus dir heraus, wo soll sie dann hin? Irgendwo setzt sie sich in deinem Körper fest. Je mehr Gefühle dazukommen, umso mehr füllt sich das metaphorische Fass, bis es irgendwann überläuft. Dieses überlaufende Fass zeigt sich zum Beispiel körperlich in einem

Zusammenbruch, in chronischer Müdigkeit, in einer Erkrankung (auf der Haut) oder in einer emotionalen Überforderung. Achtung, nicht nur negative Energien können zu emotionalen Blockaden werden. Es können auch Eigenschaften, Wünsche oder Bedürfnisse sein, die du nicht auslebst.

Natürlich kann nicht immer alles bewusst erlebt werden. Wenn du dich jeden Tag von Neuem bewusst daran erinnern müsstest, wie Autofahren oder Zähneputzen geht, würdest du daran viel Energie verlieren. Demnach ist das Unterbewusstsein schon eine feine Sache, die Erlerntes abspeichert und zur Gewohnheit macht. Dann handelst du quasi automatisch, ohne nachzudenken.

Aber nicht alle Gewohnheiten sind gut für dich. Und als wär das nicht genug, kostet es dich auch noch jede Menge Kraft, schlechte Emotionen und Erfahrungen zu verdrängen. Denk an das, was im Kapitel »Allergien als Symbol« gesagt wird! Dieser innere Druck sucht sich irgendwo ein Ventil, um ins Bewusstsein zu steigen.

Merke dir: *Ein verdrängtes Gefühl kann nur verschwinden, indem es durch dein Bewusstsein geht. In die andere Richtung gibt es keinen Ausweg.*

## Innerliche Belastungen erkennen

Woran erkennst du, was dich innerlich noch belastet? Zum einen sind es die Botschaften deines Körpers, die einen Hinweis auf den Ursprung deines Themas geben. Zum anderen gibt es noch ein weiteres Tor zum Unterbewusstsein, das du regelmäßig durchschreitest. Das passiert in der sogenannten REM-Phase im Schlaf (REM steht für *rapid eye movement* [»schnelle Augenbewegung«]). In dieser Phase träumst du, und deine Augen bewegen sich unter dem

Augenlid schnell hin und her. Bei einer guten Unterbewusstseins-Session erreicht man diese Augenbewegung übrigens auch. Das ist dann oft ein Zeichen dafür, dass du etwas Verdrängtes verarbeitest. Wissenschaftlich ist noch nicht ganz geklärt, was genau in dieser Phase alles passiert. Es wird unter anderem davon ausgegangen, dass eine Informationsverarbeitung, Lernprozesse und Stressbewältigung ablaufen. Außerdem ist es der einzige Zeitpunkt in deinem Leben, wo der Teil im Gehirn, der für Logik und Rationalität zuständig ist, ausgeschaltet ist. In dieser Phase nimmt das Unter- und Unbewusste also die Führung. Wie schon erwähnt, arbeiten diese Gehirnbereiche mit Symbolen.

Nur weil du dich nicht an deine Träume erinnern kannst, heißt das noch lange nicht, dass du nicht träumst! Bis auf wenige Ausnahmen (Schlafentzug) hat diese Phasen im Schlaf jeder. Legst du deinen Fokus auf das Thema des Unterbewusstseins und interessierst dich dafür immer mehr oder fängst du an zu meditieren, wirst du dich sicher auch immer mehr an deine Träume erinnern können.

Eine gute Traumdeutung kann dir auch wunderbare Einblicke in deine tiefsten Blockaden und Wünsche geben. Letztendlich zeigt sich deine emotionale Blockade wohl vor allem als Krankheit auf der Haut, und die Informationen dazu kannst du diesem Buch entnehmen. Verdrängte Energie hat ihren Weg an die »Oberfläche« gefunden und zeigt sich in deinem Körper als Symptom.

Nimmst du deine Verantwortung an, dir die Ursachen deiner verdrängten Gefühle bewusst zu machen? Wenn du diesen Weg gehst, nimmt es dir die Hilflosigkeit und gibt dir neue Macht über deinen Seinszustand.

Deute deine Symptome und vergleiche sie mit deinen Erfahrungen in der Vergangenheit. Welche Schlüsselmomente fallen dir dazu ein? Lass diese Gefühle durch Meditation oder eine Unterbewusstseins-Session aufsteigen und somit gehen. Lass daraufhin unbedingt eine neue Handlung folgen. Du brauchst Veränderungen im Leben!

## Was kannst du nun tun?

Ich habe am eigenen Körper erlebt, welche Auswirkung mein Unterbewusstsein auf mich hat. Jahre später erst bin ich auf die Arbeit von Dr. Joe Dispenza, Neurologe, gestoßen. Seine Arbeit bestätigte meine eigenen Erfahrungen. Er selbst wurde mit 23 Jahren von einem Auto angefahren, sodass er schwer an der Wirbelsäule verletzt wurde und Ärzte ihm keine Aussicht auf Heilung geben konnten. Wahrscheinlicher war es, dass er sein weiteres Leben im Rollstuhl sitzen müsste. Er hat sich zehn Wochen Zeit genommen, um mit Meditation die Selbstheilungskraft seines Körpers zu stärken. Er selbst versprach sich, wenn er es schaffen würde, seine Wirbelsäule zu heilen, sein Leben lang diese Methode zu erforschen und das Wissen darum in die Welt zu tragen. Und wie du es wohl schon vermutest, hat Dr. Joe Dispenza es geschafft, seine Wirbelsäule zu heilen, und erzählt den Menschen vom Zusammenhang zwischen Gedanken, Gefühlen, Energie und Körper.

Neben seinen Erfahrungen gibt es allerdings viele weitere Beweise, die aufzeigen, dass die Struktur des Gehirns veränderbar ist. Durch Gehirntraining können alte neurologische Verbindungen getrennt und neu verbunden werden. Ein weiterer Wissenschaftler auf diesem Gebiet ist der bereits erwähnte Dr. Bruce Lipton. Er beschäftigt sich mit Epigenetik (das griechische Wort *epí* bedeutet wörtlich »darauf, daneben, bei, [dar]über«). In der Epigenetik wird erforscht, wie viel Kontrolle der Mensch *über* die Gene hat. Das Ergebnis lautet: Wir sind keine Opfer unserer Gene, obwohl davon bis vor ein paar Jahrzehnten ausgegangen wurde. Neue Forschungen der Epigenetik machen klar, dass deine veränderten Reaktionen auf die Umwelt das Schicksal deiner Zellen verändern. Zellentwicklung ist nicht von Genen, sondern vom Umfeld abhängig, in dem sich die Zellen befinden. Das bedeutet: Wenn eine Zelle krank wird, liegt das am Umfeld. Und letztendlich bist *du* das Umfeld deiner Zellen.

Wieso dann also Medizin verabreichen, wenn man das Umfeld verändern kann? Das Umfeld in diesem Fall bist du mit deinen Gedanken und Gefühlen. Und du weißt ja mittlerweile, dass viele deiner Gedanken unbewusst sind. In deinen ersten sechs Lebensjahren warst du im sogenannten Theta-Gehirnwellen-Zustand, was bedeutet: Du warst in einem hypnotischen Zustand, in dem du fundamentale Überzeugungen deines Umfelds aufgenommen hast, und die wurden in deinem Unterbewusstsein abgespeichert. Aber keine Sorge, an diesen Glaubenssätzen kann man was machen.

Um diese tiefen Glaubenssätze zu verändern, ist es entscheidend zu verstehen, wie dein Unterbewusstsein lernt. Dein Verstand lernt zum Beispiel durchs Lesen. Wenn du dieses Buch hier liest, hat dein Verstand zwar gelernt, aber verändert hat sich nicht sofort etwas in deinem Körper. Dein Unterbewusstsein verändert sich und eignet sich neue Gewohnheiten durch Wiederholung an.

## Gewohnheiten verändern

Um emotionale Blockaden zu lösen und Gewohnheiten zu verändern, ist es wichtig, den Kreislauf aus Gedanken und Gefühlen zu durchbrechen.

Stell dir vor, du fühlst dich schuldig und denkst regelmäßig: »Es liegt an mir.« Das ist dir wahrscheinlich nicht mal mehr bewusst.

Du entschuldigst dich schon automatisch für alles Mögliche und hast dir mittlerweile sogar ein Umfeld erschaffen, das dir dieses Schuldgefühl immer wieder bestätigt. Mittlerweile haben sich sogar schon deine Zellen daran gewöhnt, »Schuld-Chemikalien« zu produzieren. Die Rezeptoren an deinen Zellen haben sich ebenfalls schon an diese spezielle chemische Verbindung angepasst. Das Schuldgefühl ist für dich zur Normalität geworden.

Damit dein Körper dieses Schuldgefühl auch wirklich immer wieder besonders wahrnimmt, braucht es immer größere Reize. Immer wieder nimmst du die Schuld auf dich. Vielleicht hat dich eine gute Freundin schon mal darauf hingewiesen, dass du aufhören sollst, dich immer für alles zu entschuldigen. Dann willst du dein Verhalten ein für alle Mal ändern. Erst fühlt es sich gut an, aber deine Zellen vermissen ihren gewohnten Molekül-Cocktail. Du gehst gegen eine unterbewusste Programmierung an. Dein Körper ist regelrecht süchtig nach seinen gewohnten Emotionen geworden. Deine Zellen senden sogar Botschaften ans Gehirn, die sich in deinem Kopf wie folgt anhören: »Fang morgen damit an, heute bist du zu müde!« Oder: »Das fühlt sich nicht richtig an!« Dein Körper und dein Gehirn wollen Energie sparen und lieber den üblichen Weg gehen. Und irgendwann vergisst du dein ursprüngliches Ziel.

Egal, um welche Gewohnheit es geht, es kann zwischen 30 und 60 Tagen dauern, um sie nachhaltig zu verändern. *In dieser Zeit solltest du niemals deine vertrauten Gefühle als Feedback für deine Veränderungsversuche nehmen.*

Damit meine ich, dass Zweifel kommen werden, ob du alles richtig machst, oder ob du überhaupt *das Richtige* machst. Das sind allerdings nur deine ursprünglichen Programme, die dich überhaupt erst in die Misere geführt haben. Um etwas zu verändern, darfst du anfangen, Gedanken und Gefühlen nicht mehr zu trauen, die nicht zu deinem Ziel passen. Wenn du dir also wünschst, eine gesunde Haut zu haben, dann überleg dir, wie ein Mensch mit gesunder Haut denkt und fühlt. Sprich vielleicht mal mit einer Freundin, die gute Haut hat, und frag sie, wie oft sie sich Gedanken um die Haut macht.

Es gibt immer mehr Studien dazu. Schon ein Artikel im *Journal of Neurophysiology* aus dem Jahr 1992 beschreibt einen Versuch mit Teilnehmern, die in drei Gruppen geteilt sind.

Gruppe 1 soll vier Wochen fünfmal pro Woche eine Stunde einen Finger in der linken Hand trainieren. Dazu kontrahieren sie und entspannen sie im Wechsel den jeweiligen Fingermuskel. Gruppe 2 macht dasselbe, aber ohne den Finger körperlich zu bewegen. Sie gehen den Ablauf genauso oft und lange wie Gruppe 1 mental durch. Gruppe 3 übt nicht.

Nach vier Wochen vergleicht man die Entwicklung der Fingermuskeln der Gruppen. Ohne große Überraschung konnte bei Gruppe 3 keine erhöhte Fingermuskulatur gemessen werden. Gruppe 1 hat durch das Training 30 Prozent erhöhte Fingermuskeln bekommen. Und Gruppe 2 hat ganze 22 Prozent stärkere Fingermuskeln bekommen, obwohl sie nur mental geübt haben. Es wurde demnach ein messbarer physischer Effekt erzeugt, obwohl es bei Gruppe 2 kein physisches Training gab.

## Dein Geist beeinflusst deinen Körper!

Einmal mehr sei deshalb daran erinnert, dass der Geist auf solche und ähnliche Weise den Körper beeinflusst. Um Veränderungen zu bewirken, kannst du also ins Unterbewusstsein vordringen und strategisch umprogrammieren. Es gilt:

- Mach dir erst mal bewusst, welche Denk- und Gefühlsmuster du loslassen willst, und schreib es auf.
- Entscheide dich für neue Denk- und Gefühlsmuster, und verfasse eine ausführliche Beschreibung deines neuen Zustands.
- Konditioniere deinen Körper mit neuen Denk- und Gefühlsmustern.

### Übung: Das Unterbewusstsein umprogrammieren

1. Nimm dir jeden Tag 20 Minuten bei kleineren Veränderungen und 60 bis neunzig Minuten bei größeren Veränderungen Zeit, in der du dich von der Welt abkapselst und dich mental umprogrammierst.
2. Du hast dir aufgeschrieben, wie dein neues Ich handelt. Schreib dir vielleicht einen ganz normalen Tag auf, wie dein Wunsch-Ich morgens aufsteht, den Tag über denkt und fühlt. Schreib dir ganz genau auf, wie du dich in deiner Haut fühlst.
3. Du bist dir klar darüber, wie dein neues Ich sich fühlt, wie es handelt, denkt und lebt. Nun nimmst du dir jeden Tag für mindestens 20 Minuten ohne Ablenkungsmöglichkeiten Zeit, dir das Leben als neues Ich zu visualisieren. Wenn du möchtest, machst du eine Meditationsmelodie in der Frequenz 432 oder 528 Hertz an – die du beispielsweise über die Suchmaschine im Internet findest –, setzt dich hin und schließt die Augen.
4. Konzentriere dich die ersten zwei Minuten auf deine Atmung und komme somit im Hier und Jetzt an. Du zentrierst dich. Wenn deine Gedanken woandershin wandern,

werde dir dessen bewusst, und lenke deine Aufmerksamkeit wieder auf deine Atmung.

5. Du weißt mittlerweile, was du erschaffen willst und was dein Ziel ist. Dieses Ziel stellst du dir mindestens 30 Tage jeden Tag vor. Aber genau genommen geht es nicht darum, dir etwas »vor-zustellen«, denn dann stellst du es dir wortwörtlich nur vor dich. Du darfst dich komplett hineinfühlen, dich in deinen Wunschzustand hineinspüren. Unterrichte deinen Körper darin, welche Emotionen er fühlen soll und welchen Zustand er jetzt schon erleben soll. Fühle dich so, als hättest du dein Ziel bereits erreicht.

Mithilfe des Geistes kannst du in dein Unterbewusstsein eintauchen und Einfluss auf deinen Körper haben. Wenn Bewusstsein und Unterbewusstsein zusammenarbeiten, bist du in deiner absoluten Schöpferkraft. Für den Fall, dass dir diese Übung am Anfang schwerfällt, habe ich eine Meditation für dich entwickelt. Gewohnheiten neu programmieren ist die eine Seite der Unterbewusstseinsarbeit. Es gibt aber auch noch eine andere. Und die hat mit dem Loslassen zu tun.

**Meditation – Unterbewusstsein umprogrammieren**
www.zauberhaut.coach/links/buch-meditationen/

## Emotionale Blockaden loslassen

Damit du nachhaltig emotionale Blockaden lösen kannst, möchte ich dir nicht nur eine Meditation an die Hand geben, mit der du arbeiten kannst, sondern auch kurz erklären, wie das Loslassen von Emotionen funktioniert.

Wenn du ein lang anhaltendes Symptom oder negatives Gefühl hast, das scheinbar automatisch immer wieder auftritt, dann kannst du es zwar im Moment lindern, indem du zum Beispiel aufkommende Wut mit der passenden Pranayama-Übung »wegatmest«, oder du beruhigst deine Haut mit einer Creme. Aber es gilt, diesen emotionalen Teufelskreislauf zwischen Auslöser und Emotion langfristig zu durchbrechen. Dafür darfst du den Ursprung finden. Damit Unkraut nicht immer wieder nachwächst, zieht man ja auch die Wurzel heraus. Und deine emotionale Wurzel liegt wahrscheinlich schon weit zurück.

Zuerst gab es also einen Auslöser, der in dir ein Gefühl hervorgerufen hat. Dieses Gefühl wurde nie vollständig losgelassen oder ausgelebt. Ein lang anhaltendes niedrig schwingendes Gefühl, das in dir festsitzt, wird irgendwann zu einem Symptom. Das bedeutet also: Auch wenn du ein Symptom loslassen willst, darfst du auf die Suche nach einem Gefühl gehen, das fest in dir verankert ist. Ebenso ist bei einem Symptom wie Neurodermitis, Akne oder Schuppenflechte bis zu einem Jahr vor dem ersten Auftreten des Symptoms ein emotionaler Auslöser vorhanden gewesen. Um den ausfindig zu machen, musst du allerdings in deine Vergangenheit reisen. Eine Zeitmaschine kann ich dir leider nicht anbieten. Aber es geht auch viel einfacher!

*Du selbst bist eine Zeitmaschine!* Denn du trägst deine eigene Zeitlinie, und somit auch deine Vergangenheit, in dir. Während deines Lebens haben sich mehrere Persönlichkeitsanteile gebildet, die dich im Großen und Ganzen zu der Person machen, die du bist. Unter anderem gibt es den Anteil des inneren Kindes in dir, das zum Beispiel eine Neurodermitis entwickelt hat. Oder es gibt den Teenager-Anteil in dir, der zum Beispiel unter Akne litt. Durch gezielte Meditationen, die dich in dein Unterbewusstsein führen, kannst du mit diesen inneren Anteilen in Kontakt treten und erst einmal herausfinden, welches Gefühl kein gesundes Ventil hat und sich als Symptom manifestierte. Du kannst dann herausfinden, welcher Konflikt sich über ein Organ auszudrücken versucht.

Letztendlich ist jedes Symptom auf eine Energie zurückzuführen, die zum Stehen gekommen ist. Emotionen sind Energie in Bewegung. Wenn ein Gefühl nicht fließen kann, sondern »stecken« bleibt, kommt es zu einer emotionalen Blockade. Dieser innere Druck kann zu den verschiedensten Symptomen und Krankheiten führen. Wenn du durch die Meditation eine Verbindung zu deinem inneren Anteil bekommen hast, kannst du dir aber endlich selbst helfen, dieses Gefühl zum Fließen zu bringen. Indem du es fühlst! Nachdem du gespürt hast, welcher innerer Konflikt in dir vorherrscht, wie zum Beispiel Wut, Trauer oder Angst, findest du in der Meditation heraus, welche Absicht dein Gefühl damals verfolgte – oder auch welches Bedürfnis nicht befriedigt wurde. Das kann zum Beispiel das Bedürfnis nach Nähe, Geborgenheit, Verständnis oder Harmonie sein.

Jedes deiner Gefühle hatte einmal eine Berechtigung, und auch jedes deiner Bedürfnisse ist richtig. Schon allein durch das Fühlen des verdrängten Gefühls kann sich innerer Druck endlich lösen und ein ursprüngliches Bedürfnis gestillt werden. Manchmal ist das Problem damit dann auch tief im Unterbewusstsein gelöst, und du spürst eine sofortige Erleichterung.

Es kann aber auch sein, dass dir in der Meditation klar wird, was du nun in deinem Leben verändern darfst, um dein inneres Bedürfnis zu stillen. Mit dieser neuen Strategie kann das Symptom dann auch langfristig gehen.

### Noch mal zusammengefasst

- Du verbindest dich mit dem ursprünglichen inneren Anteil.
- Durch die Verbindung erspürst du die angestaute Emotion in dir, die bisher keinen Weg gefunden hat zu fließen, sondern in dir feststeckt.
- In der Meditation findest du heraus, welche Absicht hinter dem Gefühl steht oder welches Bedürfnis du hast.
- Du findest heraus, was dein ursprüngliches Ziel war, und entdeckst eine Möglichkeit, dein inneres Bedürfnis zu stillen.
- Du löst somit die innere emotionale Blockade, indem du das verdrängte Gefühl fühlst. Damit löst sich ein innerer Konflikt.
- Du nimmst neue Erkenntnisse mit in den Alltag und weißt nun, was deine Seele braucht.

### Woher weißt du, welcher ursprüngliche innere Anteil verantwortlich ist?

Frage dich, seit wann du dein Symptom hast. Wenn dir das selbst nicht bewusst ist, geh, wenn möglich, in den Austausch mit deinen Eltern, und finde heraus, seit wann dein Körper schon mit diesem Symptom auf sich aufmerksam macht. Oftmals ist kurz vorher etwas im Leben passiert, was für dich emotional aufwühlend war. Wenn du beispielsweise herausfindest, dass du deine Neurodermitis seit dem zweiten Lebensjahr hast, geh in der Meditation mit diesem inneren Anteil in Kontakt. Du kannst die Verbindung zu deinem inneren Anteil, der zwei Jahre alt ist, stärker machen, indem du dir vor der Meditation Fotos aus der Zeit anschaust oder an dein altes Kinderzimmer denkst.

Keine Sorge, du musst vor der Meditation nicht genau wissen, was dein Konflikt damals war; und du musst auch keine exakten Erinnerungen an die Zeit damals haben. In dir ist alles abgespeichert, vor allem die besonders emotionalen Momente, die dir widerfahren sind. Auch wenn du dich an sie nicht bewusst erinnern kannst, in der Meditation wirst du die Möglichkeit haben, diese vergangenen Anteile zu finden. Allein die Intention, mit der du in eine Meditation gehst, reicht dafür aus.

Hast du ein Symptom schon seit der Geburt, ist es sogar möglich, mit dem Ziel in die Meditation zu gehen, deine Geburt noch mal zu erleben oder in die Zeit im Mutterleib hineinzuspüren. Selbst in der Zeit als Embryo hast du schon viel mehr mitbekommen, als du wahrscheinlich denkst. Bereits vor deiner Geburt hattest du Wahrnehmungen und Empfindungen, die sehr einprägsam gewesen sein können. Schon ab der siebten Woche beispielsweise reagiert die Haut des Embryos auf Reize. Ab der zwölften Woche nimmt er Gefühle der Mutter wahr. Vor allem für die Gefühle der Mutter ist das Baby sehr empfänglich. Sprich also gern auch mal mit deiner Mama über ihre Zeit der Schwangerschaft. Was sie damals beschäftigte oder wie sie sich fühlte, kann möglicherweise Auswirkungen auf dich gehabt haben. Aber keine Sorge, der Mensch ist ein Wunder. Es gibt ein Enzym in der Plazenta, das Cortisol im Blut bis zu einem bestimmten Grad abfängt und somit das Baby vor Stress schützt. Kurze Phasen von Stress oder Sorgen während einer Schwangerschaft sind ja sowieso völlig normal, und diese werden keinem Baby schaden. Dafür ist gesorgt. Mit der Arbeit im Unterbewusstsein kannst du aber sogar in diese Zeit zurückgehen, wenn du vermutest, dass der Ursprung deiner emotionalen Blockaden da liegt.

## Meditation zum Loslassen

- Emotionen kannst du nicht mit Logik lösen, sondern nur, indem du Emotionen zulässt und sie mit neuen Emotionen transformierst.
- Loslassen funktioniert übers Fühlen. Gefühle müssen gefühlt werden, um gehen zu können. Nachdem losgelassen wird, entscheidest du dich für ein neues Gefühl und ersetzt damit das negative Gefühl. Wenn du die Arbeit mit inneren Anteilen erleben willst, dann fang heute noch an. Ich habe eine Loslassen-Meditation für dich vorbereitet.

**Meditation – emotionale Blockaden lösen**
www.zauberhaut.coach/links/buch-meditationen/

### Übung: Die Zauberhaut-Loslassen-Technik

*Vor der Meditation*

1. Werde dir klar darüber, welches Verhalten oder Gefühl du loslassen willst. Fang mit einer Sache an und wiederhole die Meditation lieber, bevor du verschiedene Themen gleichzeitig bearbeitest.

*Beispiel: Du willst dein Hautproblem loslassen.*

2. Finde heraus, seit wann du dieses Verhalten oder dein Symptom hast. Wann ist es das erste Mal aufgetreten? Manchmal hilft es, Kinderfotos aus dieser Zeit heraus-

zusuchen und sich vor der Meditation darauf zu konzentrieren.

*Beispiel: Der Hautausschlag ist das erste Mal aufgetreten, als du zwei Jahre alt warst. In der Zeit ist dein Geschwisterchen auf die Welt gekommen.*

*Während der Meditation*

3. Verbinde dich in der Meditation mit diesem jüngeren Anteil in dir, der das erste Mal dieses Gefühl oder Symptom bekommen hat. Vielleicht weißt du ganz genau, wann dieser Zeitpunkt war. Aber du musst dich auch nicht klar daran erinnern. Lass einfach intuitiv Bilder entstehen, die durch meine Worte in der Meditation ausgelöst werden. Oft kommen Bilder und Gefühle dann ganz automatisch aus deinem Unterbewusstsein hoch. Falls du dich in der Meditation blockiert fühlst, kannst du an einen Ort oder an eine konkrete Situation denken, die du mit diesem vergangenen Anteil verbindest.

*Beispiel: Du kennst Kinderfotos davon, wie du das erste Mal dein Geschwisterchen im Krankenhaus besucht hast, und verbindest dich in der Meditation mit diesem Bild.*

4. Beobachte in der Meditation dein jüngeres Ich in dieser Situation von außen. Fühl dabei in dich hinein, was du spürst, welch alte Emotionen du spürst, und lass sie einen Moment lang zu.

*Beispiel: Du siehst vor deinem inneren Auge, wie du deine Eltern und das neue Familienmitglied das erste Mal zusammen siehst, und spürst dabei Eifersucht aufsteigen. Kurz darauf fühlst du dich schuldig und schämst dich.*

5. Lokalisiere das Gefühl in deinem Körper, das wahrscheinlich zu einer Hautreaktion geführt hat. Wo spürst du es? Da hat es wohl auch dein jüngeres Ich damals gefühlt, da hast du es abgespeichert.

*Beispiel: Jetzt, wo du das Gefühl mal so richtig aufsteigen lässt, fühlst du ein leichtes Druckgefühl im Hals, der Magen dreht sich, Tränen rollen über deine Wangen und deine Haut fängt ein wenig an zu kribbeln. Du beobachtest alle Reaktionen und lässt sie laufen.*

6. Stell dir vor, du könntest dieses Gefühl aus dem Körperbereich deines jüngeren Ichs ziehen, und schau dir an, wie dieses Gefühl aussehen würde, wenn es eine Form hätte. Was fällt dir intuitiv dazu ein?

*Beispiel: Vor deinem inneren Auge gehst du zu deinem jüngeren Ich und nimmst es in den Arm. Du weißt genau, wie es sich damals gefühlt hat, und verbindest dich dadurch mit diesem inneren Anteil. Die vielen Gefühle haben sich in deinem Körper abgesetzt, da du damals keine Chance hattest, sie auszuleben. Also stellst du dir vor, wie du die Gefühle von der Hautoberfläche oder aus dem Herzen deines jüngeren Ichs ziehst. Durch das Herausziehen be-*

*kommt das Gefühl eine Form. Beispielsweise sieht es aus wie eine schwarze Masse oder grauer Nebel.*

7. Was könntest du machen, um diese Gefühle (zum Beispiel in Form von schwarzer Masse) loszulassen? Dadurch, dass das Gefühl auf einmal eine Form hat, wird es greifbarer für dich. Nutz all deine Kreativität, und stell dir vor, was du mit dem negativen Gefühl machst, um es loszuwerden.

*Beispiel: Du hast dein jüngeres Ich von dem Gefühl befreit und lässt es nun in den Himmel aufsteigen. Deine Eltern kommen dir in der Meditation zu Hilfe und nehmen dir einen Teil deiner Last ab.*

8. Frage dich nun, was dein jüngeres Ich damals für ein gutes Gefühl gebraucht hätte. Nach welchem positiven Gefühl sehnte es sich? Was für ein Bedürfnis wurde damals nicht gestillt?

*Beispiel: Dadurch, dass du dich so intensiv mit deinem inneren Anteil verbunden hast, weißt du nun ganz klar, was dein Bedürfnis damals war. Du hast dich nach Liebe und Sicherheit gesehnt.*

9. Du übernimmst nun die Selbstverantwortung. In der Meditation gibst du jetzt deinem jüngeren Ich dieses positive Gefühl und kümmerst dich darum, dass das innere Bedürfnis gestillt wird.

*Beispiel: Mithilfe deiner Eltern schickst du deinem inneren Kind das ersehnte positive Gefühl. Das Gefühl hat eine schöne Farbe und umhüllt dein jüngeres Ich. Weil du dich selbst auf dieses gute Gefühl konzentrierst, spürst du es nun auch in deinem Körper. Du entscheidest dich für das neue Gefühl und verbindest es mit dem jüngeren Anteil.*

Stell dir vor, wie das neue Gefühl in den Körperteil hineinfließt, wo du noch am Anfang das schlechte Gefühl hattest. Schau, wie sich dein jüngeres Ich verändert.

*Beispiel: Wo vorher noch ein Druckgefühl war oder Traurigkeit geflossen ist, wird es nun friedlich in dir. Du beruhigst dich von innen heraus, weil ein innerer Anteil in dir nun geheilt ist. Du kannst dein inneres Kind jetzt glücklich vor deinem inneren Auge sehen.*

## Häufige Fragen zur »Zauberhaut-Loslassen-Technik«

*Was ist, wenn ich denke, dass ich es nicht gut genug mache?*

Wichtig bei dieser Übung ist, dass du deinen Bewertungen nicht glaubst. Bewerten tut dein Verstand. Lass ihn reden und konzentrier dich weiter auf deine Meditation.

*Wird die Meditation zu sehr von meinen Gedanken gelenkt?*

Dein Bewusstsein wird immer Teil deiner Schöpferkraft sein. Es ist Übungssache, die Intuition stärker sprechen zu lassen, sodass in dieser Meditation Symbole plötzlich auftauchen. Es ist auch total okay, ganz bewusst Bilder in dieser Meditation zu erschaffen. Es gibt kein Richtig und kein Falsch. Weil du immer dein eigener Schöpfer bist. Selbst wenn du konkret in eine Situation hineingehst und dir alles mit dem Verstand ausdenkst, kann das dabei helfen, an die Quelle der emotionalen Blockade zu kommen. Das Allerwichtigste ist aber, dass du Gefühle zulässt, wenn sie kommen wollen. Durch intuitiv auftauchende Bilder oder eben mit dem Verstand hergestellte Bilder kommen oft unterdrückte Gefühle in dir hoch. Ob intuitiv oder bewusst – beide Wege haben eine Berechtigung. Hauptsache, du fühlst!

*Ich kann keine Bilder bei der Meditation sehen. Was tun?*

Wenn du keine Bilder in Meditationen siehst, kann das bedeuten, dass du an diese Bilder zu hohe Erwartungen hast. Die Bilder tauchen nicht vor deinem inneren Auge auf wie auf einer Kinoleinwand. Es ist vielleicht eher so zu verstehen, dass du eine Vorstellung davon hast. So als wenn ich dir von einem roten Ballon erzähle. Du hast ein inneres Bild von einem roten Ballon, oder? So ungefähr reichen die Bilder aus.

Hinzu kommt, dass deine Konzentration entscheidet, wie deutlich und klar die Bilder werden. Manchmal ist es einfach kein guter Moment zu meditieren. Außerdem wird es immer Menschen geben, die visueller sind als andere. Dafür ist jemand anders vielleicht kinästhetischer und *fühlt* Worte viel mehr, die in der Meditation gesprochen werden. Jeder erlebt Wahrnehmung anders.

*Ich weiß nicht, ob es funktioniert hat.*

Eine Wirkung spürt man immer. Im Bestfall solltest du dich danach erleichtert fühlen. Wenn du dich zu unsicher dabei fühlst oder die Gefühle zu überwältigend werden, dann empfehle ich dir, dich dabei begleiten zu lassen.

Ich habe selbst Hunderte Sessions gegeben, Menschen ins Unterbewusstsein geführt und dort alte Muster mit ihnen umprogrammiert.

Vielen Menschen hilft es natürlich, beim Lösen von Ängsten und Blockaden jemanden an ihrer Seite zu wissen. Erinnere dich an meine Geschichte und der Geburt, an diese tiefen Ängste wäre ich allein wohl nicht herangekommen. Mit der richtigen energetischen Begleitung kann der negative Gefühlsschlack aufsteigen und gehen. Schau dich gerne bei meinen Zauberhaut-Coaches und -Programmen um.

## Der Umgang mit Stress

Ein Mensch, der es liebt, im Rampenlicht zu stehen, geht auf die Bühne und erlebt gleiche Stresssymptome wie ein Mensch mit Lampenfieber. Die inneren Abläufe im Körper sind in beiden Fällen zu Beginn gleich. Der einzige Unterschied ist, wie diese Menschen den Stress und die Situation bewerten und was dann daraus entsteht. Bei dem einen wird es dann ein erfolgreicher Auftritt mit puren Glücksgefühlen, und beim anderen endet vielleicht alles in einem Nervenzusammenbruch hinter der Bühne.

Deine Bewertung entscheidet über dein Befinden. Stress ist an sich erst mal nicht gefährlich, sondern von deinem Körper eine clevere Einrichtung, um mit Herausforderungen klarzukommen und dich an Situationen anzupassen.

Problematisch wird es natürlich, wenn Stress chronisch wird und dazu führt, dass dein Schlaf-wach-Rhythmus gestört ist, du deine Ernährung dadurch ungesund gestaltest, wenig Bewegung hast und sogar einen regelmäßigen Rausch brauchst, um abzuschalten. Wenn du aus eigener Kraft keine Erholungsphasen erschaffen kannst, wird es auf Dauer ungesund. Stress wird nicht chronisch, wenn du ihn ableiten kannst. Das heißt, es gilt nicht, *gegen* Stress anzukämpfen, sondern *mit* Stress umgehen zu lernen!

Um mit Stress umgehen zu können, musst du ein paar Dinge über deinen stetigen Begleiter erfahren. Es gibt unterschiedliche Arten von Stress: Eu- und Disstress.

Eustress ist sozusagen positiver Stress (vom altgriechischen *eũ* für »wohl, gut, schön, reich«). In diesem Fall beanspruchen gewisse Stressoren zwar den Organismus, haben allerdings eine positive Auswirkung. Du bist durch den Eustress aufmerksamer und leistungsfähiger.

Dass Stress positiv für dich wird, hängt mit deiner Motivation zusammen, eine Aufgabe bewältigen zu wollen. Achtung, auch Eustress kann Energie kosten!

Disstress dagegen ist der negative Stress (vom altgriechischen *dýs-* für »miss-, un-«). Der entsteht häufig, wenn du dauerhaft unter Druck und Anspannung bist, ohne diesen Stress körperlich oder psychisch kompensieren zu können. Daraufhin nimmt deine Leistungsfähigkeit ab, und du fühlst dich bedroht und überfordert. Beide Stressarten hast du ganz sicher schon erlebt. Egal, ob positiver oder negativer Stress, beides raubt dir auf Dauer Kraft.

## Wenn Stress krank macht

Dein Blut ist Nahrung für 50 Billionen Zellen. Deine Gedanken beeinflussen dein Gehirn, und dein Gehirn beeinflusst deine Körperchemie und deine Zellen. Durch Liebe gibst du deinen Zellen die

Botschaft, in Harmonie zu sein, wogegen negative Gedanken und lang anhaltende Angst und Stress deinen Zellen Energie rauben.

Ursprünglich hatte Stress den Sinn, in einer Notsituation Energie zu mobilisieren, um zum Beispiel vor einem Raubtier flüchten zu können und zu überleben. Stress zu haben ist eigentlich nur für eine kurze Dauer gedacht und hat einen enormen Energieverlust zur Folge. Die Energie, die bei Stress verbraucht wird, geht immer auf Kosten der Gesundheit, und das hat dein intelligentes System aus Körper, Geist und Seele so nicht geplant. Dein alltäglicher Stress ist lang anhaltend und kann dich chronisch krank machen. Dieser Stress kommt zum Beispiel durch eine ungeliebte Arbeit, die du frustriert aushältst oder für die du dich verbiegen musst. Druck in der Beziehung, Familie oder am Arbeitsplatz kann zu chronischem Stress führen. Auch Leistungsdruck, den du dir selbst machst oder der dir von außen gemacht wird, kann dich stressen. In diesen Fällen wird dann sehr viel Energie im Körper aufgebracht, um den Stress aufrechtzuerhalten, der dich durch die vermeintliche Notsituation tragen muss. Dadurch ist irgendwann nicht mehr genug Energie für andere Abläufe übrig. Vielleicht wird dann das Immunsystem krank, die Haut juckt, oder du bist dauerhaft erschöpft und müde. Außerdem ist Stress die Ursache für die meisten bekannten Zivilisationskrankheiten.

Aber was genau passiert denn bei Stress im Körper? Letztendlich ist Stress gekennzeichnet durch Anspannung und Widerstand gegen äußere Stimuli, die sogenannten Stressoren.

Fakt ist, dass es eine sinnliche Wahrnehmung geben muss, die einen stressauslösenden Reiz aufnimmt. Die Sinne sind uns allen bekannt, und die Haut ist bei dir eins der erhöhten Sinnesorgane, die dann eben auch schneller von gewissen Reizen gestresst ist. Deswegen kann auch ein kratziges Material von einem Pullover die Haut oder zu scharfes Essen die Schleimhaut im Mund stressen.

Und jetzt wird es aber noch mal richtig spannend: *Dein Körper bewertet, was ihn stresst.* Du mit deinen Emotionen entscheidest dich also, ob dein Auftritt auf der Bühne zum Glücksmoment oder zur Panikattacke wird. Jeder Stress wird über die Nerven weitergeleitet und an eine reizverarbeitende Region des Körpers geschickt.

Daraufhin werden Stresshormone (Adrenalin, Serotonin und bei Langzeitstress auch Neuropeptide) ausgeschüttet. Dein Körper passt sich an die Stressfaktoren an. Es gibt enorm viele Stressoren. Zu den natürlichen kommen leider immer mehr künstliche stressauslösende Reize hinzu. Und je länger diese Faktoren anhalten, umso mehr gewöhnst du dich an sie und bekommst sie bewusst vielleicht gar nicht mehr mit.

Vor allem in urbanen Gebieten bist du Reizen ausgesetzt, die zu unbewusstem Dauerstress werden. Grund dafür können Stressoren sein wie Lärm, Abgase, Strahlung, Elektrosmog, toxische Substanzen wie Weichmacher, Zigarettenrauch, Alkohol, belastetes Trinkwasser, Pestizide oder auch eine vitalstoffarme Ernährung.

Jeder Mensch geht anders mit Stress um. Es gibt Leute, die sind sensibler und nehmen viel mehr Reize ungefiltert auf als andere. Aber es gibt ein paar typische Reaktionen auf Stress, die du sicher auch schon erlebt hast. Stress kann zu Traurigkeit, Angst, Hilflosigkeit, Gereiztheit und Aggression führen. Es kann zu Verwirrungen, Vergesslichkeit und Konzentrationsschwierigkeiten kommen.

Auch der Körper zeigt Stresssymptome wie Schwitzen, Übelkeit, Engegefühle, Verspannungen, Schlafstörungen, Bluthochdruck, Magen-Darm- oder Hautprobleme. Die Liste ist ewig lang.

Stress wird schädigend, wenn du keine eigenen Möglichkeiten mehr hast, dich an den Stress anzupassen. Fehlende Stressbewältigungsmethoden und Ruhephasen sorgen dann dafür, dass dein Stoffwechsel und Heilungsverläufe beeinträchtigt werden. Das Immunsystem reagiert nun schneller auf Infektionen, es kann zu Zellmutationen oder anderen Krankheiten kommen.

*Merke dir:* Je länger und stärker eine Belastungsphase anhält, umso länger brauchst du, dich davon zu erholen. Deine Belastungen addieren sich immer weiter auf, wenn du keine Zeit hast, Stress zu verarbeiten oder abzuleiten. Stell dir vor, du bist wie ein Akku, der nach einer stressigen Phase nur noch 50 Prozent Energie übrig hat, und du nimmst dir nur zwei Tage Pause, die deinen Akku gerade mal auf 60 Prozent aufladen. Dann stürzt du dich weiter in deine Verpflichtungen. Wenn du das monatelang oder jahrelang machst, dann nimmt dein Akku Schaden daran. Er kann sich nie komplett bis zu 100 Prozent aufladen, und mit jeder weiteren Belastungsphase reduziert sich seine Kapazität schneller runter, vielleicht auf 30 Prozent. Du brauchst immer mehr Zeit, um den Akku wieder komplett aufzutanken. Wenn du immer unerholt in die nächste Belastungsphase übergehst, schaukelt sich dein Kreislauf hoch, und du bist chronisch gestresst.

Wenn du dich hier gerade ertappt fühlst, wundert es dich dann noch, dass deine Haut trocken, entzündet oder gereizt ist?

Bist du schon länger mit deinem Hautproblem belastet, schätze ich mal, dass du auch schon mindestens genauso lange unter Stress stehst. Natürlich steckt man mit einer Krankheit in einem Kreislauf aus Stress. Stress macht die Hautprobleme schlimmer, und die Hautprobleme stressen noch mal extra. Aber in diesem Kreislauf kannst du ein Element selbstständig rausnehmen: Stress.

*Die Lösung für dich könnte sein, dass du nicht* mehr *machen musst, sondern* weniger! *Gib deinem Körper Zeit zu heilen.*

## Der größte Stressfaktor für deine Haut

Wissenschaftlich ist es nachgewiesen, dass Stresshormone außerhalb der Zellen eine unwirtliche Umgebung schaffen. Ähnlich wie es Dr. Bruce Lipton sagte, dass eine ungesunde Umgebung für deine Zellen die Zellen krank macht. Das bedeutet kurz gesagt: Stresshormone verändern deine Zellen, sodass es letztendlich zur Krankheit führt. Das Problem ist wie gesagt, dass bestimmte Belastungen für dich zur Normalität geworden sind. Das führte dazu, dass du in einem Ungleichgewicht gelandet bist. Deine Krankheit zeigt dir diese Disbalance auf. Der größte Stressfaktor für dich sind alte Verhaltensweisen, die zu unbewussten Programmen geworden sind. Wenn Stress für dich zum Normalzustand geworden ist, dann ist es eine Gewohnheit oder krass ausgedrückt eine Stresssucht. Unbewusst will dein Körper diesen Zustand aufrechterhalten. Genauso wie der gewohnte Griff zum Smartphone werden auch biochemische Reaktion deines Körpers zur Gewohnheit.

Diese Gewohnheit an Stress baut sich nach und nach auf. Zu Beginn arbeitest du auch in deiner Freizeit, vernachlässigst Familie und Freunde, kannst dich immer schlechter konzentrieren, bekommst häufiger Kopf- und Magenschmerzen oder Hautbeschwerden, Erschöpfungsgefühle und Ängste.

Kritisch wird es, wenn diese Stresssucht so weit geht, dass sich diese Symptome verschlimmern und du deine Freizeit gar nicht mehr genießen kannst und du Schweißausbrüche, Herzrasen oder Atemnot bekommst.

Wenn du arbeitest ohne Unterlass, Aufputschmittel brauchst, um dich wach zu fühlen, wenig Schlaf bekommst und sogar Nervenzusammenbrüche hast, sind das schon extreme Alarmzeichen für eine Stresssucht.

Aber ich habe auch hier wieder die gute Nachricht für dich: *Jedes Programm, auch Zellen und Gene, können umprogrammiert werden.* Denn alles ist Energie, und wohin du deine Aufmerksamkeit richtest, da fließt Energie hin.

Letztendlich ist alles Energie, denn alles besteht aus Atomen. Und dass selbst das kleinste Atom, das erforscht wurde, Schwingung ist, weißt du längst. Ich kann es aber nicht oft genug sagen, weil es so essenziell ist und wir es immer wieder aus dem Blick verlieren.

Du bist Energie und ich auch, und sogar dieses Buch ist Energie. In diesen Seiten steckt ebenfalls Energie drin. Alles um dich herum ist reine Energie. Du bist also Teil eines großen Energiefelds. Dass Masse und Energie äquivalente Größen sind, bestätigt übrigens auch Albert Einsteins Relativitätstheorie …

Erinnere dich immer wieder: Deine Gefühle sind Energie mit unterschiedlichen Schwingungen, die deine Zellen beeinflussen. Du bist letztendlich das Umfeld deiner Zellen und bestimmst, in welcher Schwingung deine Zellen leben. Du hast dich wahrscheinlich an eine stressige Energie gewöhnt und es zu einem unbewussten Programm gemacht, kranke Haut zu haben.

Aber keine Sorge, ich verrate dir jetzt, wie du diesen größten aller Stressfaktoren auflösen kannst:

- *Deinen Schöpfermodus anerkennen und ein neues Ich entwickeln:* Wie wir es im Kapitel »Dein Unterbewusstsein – eine Abkürzung« zusammen gelernt haben, kannst du dir ein neues Ich erschaffen. Richte deine Energie *nicht gegen deine Krankheit*, sondern *auf deine Gesundheit*. Denn worauf dein Gewahrsein gerichtet ist, das wird zur Realität! Du weißt wahrscheinlich sehr genau, was du willst – gesund sein, ein Leben in Freiheit, Frieden und Leichtigkeit. Wie oft am Tag richtest du denn deine Aufmerksamkeit auf Dinge, die dir diese hochschwingenden Gefühle geben? Dein Kampf gegen dich und deine Krankheit darf hier und jetzt enden, indem du deine Energie nun in energiegebende und gesundheitsfördernde Maßnahmen steckst.

- *Bewusste Selbstwahrnehmung:* Durch die Lektüre dieses Buches bist du schon mittendrin in der Selbstreflexion. Du wirst dich oft erkannt und Erkenntnisse gesammelt haben. Nun geht es darum, ein neues Verhalten zu planen. Schreib einen *Ist*-Zustand auf, und beschreibe in ein paar Sätzen, was du bis hierhin erschaffen hast. Wie geht es dir körperlich und emotional, an welchem Punkt deines Lebens stehst du, wie wohnst du und mit welchen Menschen umgibst du dich? All das ist deine Schöpfung.
- *Einen neuen Geist erschaffen:* Du darfst bis zu einem gewissen Punkt deinen Verstand verlieren. Zumindest den Teil, der dich in ungesunde Gewohnheiten geführt hat. Also jeder Gedanke, der dir Angst bereitet, dich kleinmacht oder dich stresst, wird von nun an nicht mehr ernst genommen. Glaub dir nicht alles, was du denkst. Glaub dir nie wieder, dass du nicht gut genug bist. Frag dich vielmehr, wer du sein willst! Und begib dich in ein Umfeld, das gesund denkt und fühlt. Hör zum Beispiel regelmäßig in den Zauberhaut Podcast rein und lies dieses Buch rauf und runter, um deinen Geist an gesunde Gedanken zu gewöhnen.
- *Löse die Identität mit deiner Krankheit:* Probleme können nicht gelöst werden innerhalb der Emotionen, die du lösen willst. Bleibst du in deinen gewohnten Gedanken und Gefühlen stecken, wird auch dein Körper weiterhin dein übliches Programm abspielen. Sei dir bewusst, dass jegliches Analysieren nur deinen Stress steigern wird. Das typische Gedankenchaos kommt nur daher, dass du versuchst, etwas zu kontrollieren und festzuhal-

ten. Tendierst du dazu, lerne, in der Meditation diese Gedanken an dir vorbeiziehen zu lassen. Beobachte sie, aber identifiziere dich nicht mit ihnen. Alte Programme und Gedanken werde immer wieder in deinem Leben aufploppen. Je weniger Glauben du ihnen schenkst, umso schneller gehen sie wieder. Um dein neues Ich zu definieren, schreib dir auf, wer du ohne deine Krankheit bist! Wie handelst du, wie bewegst du dich, was ziehst du an, was hast du für Hobbys, was machst du beruflich und mit welchen Menschen umgibst du dich?

### Übung: Den Stressfaktor eliminieren

1. Schreib deinen *Ist*-Zustand auf. Finde heraus, was dich in deine Stressroutine gebracht hat.
2. Was tust du, mit wem hast du zu tun, wenn Stress in dir aufkommt?
3. Schreibe dir deinen *Soll*-Zustand auf. Definiere dein neues Ich: Wer bist du, wenn du entspannt bist? Wie handelst du und wie fühlst du dich, wenn du dich vom Stress nicht mehr mitziehen lässt?

Dein vergangenes Ich war wahrscheinlich extrem gestresst. Egal, wovon und wieso, du kannst dich jeden Moment dagegen entscheiden, gestresst du sein. Mach dir bewusst, dass Stress nur deine Energie verbraucht, die du zum Heilen brauchst. Je mehr Stress du dir machst, umso mehr identifizierst du dich mit chemischen Stresshormonen. Arbeitest du gegen deine Krankheit oder entscheidest du dich, gesund zu sein?

# Alltagstipps für mehr Entspannung

Stressbewältigung könnte zu einem neuen Hobby für dich werden. Denn selbst wenn du dein neues Ich erschaffst und deinen Schöpfermodus nutzt, um gesund zu sein, wird dein Leben dir immer wieder Herausforderungen schenken. Um denen entspannt gegenübertreten zu können, hilft es, deine Resilienz zu fördern. Resilienz beschreibt, wie widerstandsfähig du gegen Stress oder Krisen bist (vom lateinischen Verb *resilire* für »zurückspringen, abprallen«). Wenn du eine starke Resilienz hast, dann bewältigst du Stress, ohne Schaden davonzutragen. Stressbewältigung kann man trainieren wie einen Muskel. Dazu gehört natürlich auch zu wissen, wann es Zeit für Pausen ist. Wie es das Wort »Entspannung« ja schon zeigt, steht es dafür, »ent-«, also »von etwas weg«, zu gehen. Stress, Angst und Zweifel sorgen für Spannung. Bei der Entspannung entfernst du dich davon. Um dich zu entspannen, hilft es zu wissen, wer oder was dich gerade anspannen lässt! Und ich möchte dir an dieser Stelle wieder eine Abkürzung zeigen, indem ich dir einen der wohl wichtigsten Gründe aufzeige, der sicher auch dich anspannen lässt.

Für mich war zum Beispiel die Abiturzeit eine der stressigsten Zeiten, an die ich mich erinnere, was nur bedingt mit dem Abitur zu tun hatte. Es kamen zu dieser Zeit einige Stressoren in meinem Leben zusammen. Ich erinnere mich gut, wie ich einen Tag in der Schule überstanden habe, abends zu Hause ankam und dann das große Kratzen anfing. Kratzen war für mich eine Möglichkeit, Spannung abzulassen. Eine sehr selbstzerstörerische Methode, die mit Selbstvorwürfen, Schmerzen und noch mehr Stress endete.

Ich war damals gefangen in einem Kreislauf aus Stress, und das hatte mit einem grundlegenden Problem zu tun. Ich war ständig angespannt. Denn ich arbeitete auf etwas hin. Ich wartete auf meine Erlösung in der Zukunft.

Ich habe immer geglaubt, in der Zukunft werde alles besser. Ich fühlte mich nie erfüllt im Moment und es gab immer etwas, was ich noch zu erledigen hatte. Und mit jeder weiteren Erledigung, die ich vorhatte, hoffte ich, dass diese alles besser machen würde. Ich bin hin und her geschwankt zwischen der Hoffnung auf Besserung meiner Situation und der Angst davor, dass ich nie Leichtigkeit erfahren würde. Ich lebte damals auf der Oberfläche des Daseins, denn ich war ständig im Wartemodus. Die Zeit beherrschte meinen Zustand. Mein Glück sah ich nur in der Zukunft. Aber es gibt keine Zukunft! Es gibt einzig und allein das Hier und Jetzt. Und im Hier und Jetzt erschaffe ich meine Zukunft. Warte ich, dann werde ich auch in der Zukunft warten.

Es ist ein kollektives Problem, dass die Bindung zum Moment gestört ist. Wir nutzen den Moment oft nur, um voranzukommen. Der Moment wird entwertet, weil wir denken, das wahrhaftige Glück warte in der Zukunft auf uns. Was der grundlegende Gedanke ist, den wir mit dieser Haltung dem Leben gegenüber aussenden, ist: »Ich will dich so nicht!«

Kinder und Tiere können in dieser Hinsicht unser Vorbild sein, denn sie leben im Moment. Sie sind bewusst verbunden mit dem Hier und Jetzt, und das macht diese Lebewesen so anziehend.

Glaub mir, ich weiß genau, wie schrecklich sich ein Moment anfühlen kann. Ich weiß genau, wie es ist, wenn man sich nichts sehnlicher wünscht, als dass der Moment vorbei ist. Aber wenn deine Haut dir solche Sorgen und Schmerzen bereitet, dass du es kaum aushältst, ist es das absolute Alarmzeichen deines Körpers anzuhalten. Hör auf, weiter und weiter zu gehen. Es ist jetzt der Moment gekommen, stehen zu bleiben und dir Zeit zu nehmen, um zu heilen.

In diesen schlimmen Phasen ist es besonders wichtig, aus den üblichen Routinen auszubrechen, die dich ja genau in diese missliche Lage gebracht haben.

Deine Haut, die Oberfläche, bricht auf, weil du tiefer schauen darfst. Als Unterstützung zu allen Tipps und Hinweisen, die ich in diesem Buch geben kann, ist es wichtig, die Schönheit im Moment zu finden. Und wenn sich im Moment nichts schön anfühlt, dann lenke deine Aufmerksamkeit, so gut es geht, weg von dem Leid. Vielleicht gibt es einen Menschen, der für dich da ist. Möglicherweise gibt es einen Film, der es schafft, dir ein Lächeln ins Gesicht zu zaubern. Und letztendlich erschaffe dir mithilfe deiner Schöpferkraft, deinen Gedanken und Gefühlen einen Moment des Friedens. Visualisiere und fühle, dass auch im Hier und Jetzt Liebe sein kann. *Jede friedliche Minute erschafft einen friedvollen Moment und somit auch eine friedvolle Zukunft.*

Was dir ansonsten zu mehr Entspannung verhelfen kann, ist das Folgende.

## Das Klopfen der Thymusdrüse

Der Begriff »Thymus« ist latinisiert und kommt aus dem Altgriechischen: *Thýmos* bedeutet »Brustdrüse«, aber auch »Lebenskraft, Seele, Gefühl, Sensibilität«. Die Thymusdrüse liegt etwa sieben Zentimeter unterhalb deiner Halsgrube, genau in der Mitte der Brust hinter dem Brustbein.

Eine sofortige positive Wirkung auf deine Stimmung erreichst du durch das Klopfen dieser Stelle. Denk mal kurz an Tarzan, der sich wild auf die Brust trommelte. So energisch musst du es nicht machen. Es reicht, bei aufrechter Körperhaltung mindestens eine halbe Minute diese Stelle zu klopfen, falls möglich, dabei leicht zu summen. Das aktiviert die Drüse und sorgt für ein gesteigertes Glücksgefühl sowie spürbar mehr Entspannung.

## Harmonisierende Frequenzen

Wie du mittlerweile weißt, ist alles Schwingung, und deine »Vibrationen« beeinflussen Zellen, Stimmung und vieles mehr. Fällt es dir gerade schwer, in einer guten energetischen Schwingung zu sein, kann dich die richtige Musik unterstützen. Natürlich kann Gute-Laune-Musik zum Tanzen anregen und helfen. Aber ich will dir heute von zwei besonderen Frequenzen erzählen. Diese bestimmten Schwingungen haben einen gewissen Einfluss auf dich, dein Gehirn und sogar deine Haut:

- Die Grundstimmung von 528 Hertz, der »Miracle Tone«, soll bei der Reparatur der DNA helfen und der natürliche Ton unseres Planeten sein. Man findet beispielsweise YouTube-Dateien mit dieser Frequenz.
- Die Frequenz 432 Hertz, der Kammerton A, hat einen heilenden Effekt auf den Körper. Viele Meisterstücke, zum Beispiel von Mozart, Bach und Beethoven, basieren auf dieser Schwingung, und alle anderen Noten stehen in Relation dazu.

Dr. Masaru Emoto hat in sehr bekannten Experimenten normales Wasser unter anderem mit bestimmten Frequenzen bespielt und danach eingefroren. Er fotografierte dann die Kristalle und erkannte je nachdem, mit welcher Frequenz das Wasser bespielt wurde, unterschiedliche strukturelle Veränderungen darin. Bei der Musik von Mozart ergaben sich wunderschön harmonische kristalline Muster im Wasser.

Er experimentierte auch mit Frequenzen anderer Musik, welche die Struktur des Wassers regelrecht zerstörten. Dein Körper besteht über 70 Prozent aus Wasser. Unterstütze ihn also mit der richtigen Schwingung!

## Gedankenstopp

Wenn du im Gedankenchaos feststeckst, kann ein »Stopp« helfen, dieses Gedankenkarussell anzuhalten. Du kannst dir ein visuelles Stopp-Zeichen denken und gleichzeitig »Stopp« zu dir sagen. Oder aber du streichst dir in Gedanken das dazugehörige Bild, was dir in den Kopf kam, mit einem roten Strich durch. Mit dieser Technik kannst du deinen Gedanken Grenzen setzen.

Was dir dabei noch mehr helfen wird, ist, dich zu bewegen. Verlasse den Raum oder Ort, an dem du in dieses Gedankenchaos gekommen bist. Wenn möglich, geh zum Beispiel eine Runde um den Block oder in den Wald. Manchmal hilft es auch schon, auf der Stelle zu hüpfen, sich auszuschütteln oder die Hände unter fließendes Wasser zu halten. Wasser leitet und bringt Energie zum Fließen.

## Waldbaden

»Shinrin Yoku« heißt aus dem Japanischen übersetzt »Eintauchen in den Wald«. Es beruht auf einer jahrzehntelangen Tradition in Japan. Bei der Waldmedizin, die man in Japan übrigens auch studieren kann, geht es um das Eintauchen in die faszinierende Welt des Waldes. In dem fortschrittlichen asiatischen Land ist es eine anerkannte Therapieform, in den Wald zu gehen, denn der Wald hat unfassbar heilsame Wirkung auf den Menschen.

Das Waldbaden bedeutet, einfach achtsam und bewusst in den Wald zu gehen und ihn mit allen Sinnen aufzunehmen. Es geht darum, die Farben der Blätter zu betrachten, die Licht- und Schattenspiele zu bestaunen, das Rascheln der Baumkronen zu hören und den Duft der ätherischen Öle einzuatmen. Das Erfühlen von Baumrinde und jegliche andere achtsame Begegnung fördert einen ruhigen Geist.

Auch schon kurze Besuche im Wald lassen das Herz messbar ruhiger schlagen, den Blutdruck sinken und die Muskeln entspannen. Das Immunsystem wird aktiv, die Abwehr gestärkt. Waldbaden fördert deine Resilienz und Intuition. Schon 20 Minuten reichen aus, um dein Stresshormon Cortisol zu senken. Am allerbesten wäre es, wenn du mindestens einen Tag in der Woche für mindestens zwei Stunden ohne Ablenkung (Smartphone, Musik) in den Wald gingest. Aber auch schon kurze Spaziergänge durch den Stadtpark helfen dir dabei, dich der Natur zu nähern. Somit kommst du auch deiner inneren Natur und deinem natürlichen Rhythmus wieder näher. In manchen Nadelwäldern schwirren so viele antibiotisch wirkende Duftstoffe herum, dass diese Luft dort nahezu keimfrei ist. Atme den Wald in dich hinein, und du wirst einen sofortigen Effekt verspüren!

## Lachen

Ja, ich weiß schon, in stressigen Lebensphasen ist dir nicht zum Lachen zumute. Aber schon allein ein Lächeln kann dir helfen! Beim Stress neigst du dazu, deine Gesichtsmuskeln zu verkrampfen. Wogegen beim Lächeln etwas Faszinierendes passiert: Ein Muskel trifft auf einen Nerv in der Wange. Und daraufhin wird ein Signal an dein Gehirn gesendet. Du hast mithilfe deiner Mimik Einfluss auf deine Stimmung genommen. Ist es nicht faszinierend, wie schnell du Einfluss auf deine Gefühlswelt nehmen kannst?!

Bist du im Büro und es ist dir unangenehm, ohne Grund vor dich hin zu lächeln, verschwinde aufs stille Örtchen und nimm dir eine Minute Zeit.

Zu Beginn kommst du dir komisch vor, weil du ja etwas anderes fühlst, als du mit der Grimasse des Lächelns ausdrückst. Aber du trickst dein Gehirn aus, denn es denkt jetzt, dass du glücklich bist, und schüttet Glückshormone aus. Der Effekt ist, dass deine Laune besser wird, dein Körper weniger angespannt und dein Geist klarer ist.

Probiere es genau jetzt! Bitte lächeln!

## Lifehack – Entscheidungen treffen

Wer sich entscheiden kann, ist zufriedener. Okay, allerdings fällt es immer mehr Menschen schwer, Entscheidungen zu treffen. Woran kann das liegen? Und welche Entscheidung ist wohl die beste, um sich in nur wenigen Sekunden zu entspannen? – Ich will dir kurz einen Überblick geben.

Barry Schwartz ist Psychologe und befasst sich seit Langem mit der Forschung rund um das Thema »Entscheidungen«. Er fand heraus, dass es einen großen Irrglauben gibt: nämlich den, dass die Vielzahl an Wahlmöglichkeiten frei macht. So ist das aber nicht. Es ist sogar gegenteilig: Eine große Auswahl macht unzufrieden und lähmt uns.

Du wirst täglich mit einem großen Angebot an Produkten bombardiert, die dir dein Leben einfacher machen. Je nachdem, welchen Beruf du ausübst, steht dir die ganze Welt offen, und du könntest von überall aus arbeiten. Du kannst überall leben, du kannst den ganzen Tag zu jeder Zeit mit deinem Smartphone in Kontakt mit anderen Menschen treten, Nachrichten beantworten, obwohl du gerade beim Essen bist. Du kannst jeden Abend Tausende von Filmen schauen und kannst dich kaum für einen entscheiden. Diese große Auswahlmöglichkeit hat zwei Effekte:

- Sie lähmt dich, statt dich zu befreien.
- Mit der Auswahl an Möglichkeiten wächst auch die Erwartung an Perfektion. Sie kann dich unzufrieden machen, weil du dich mit jeder Entscheidung auch gegen etwas anderes entscheidest. Das ist beispielsweise in der Onlinepartnersuche ein häufig auftretendes Problem: Wer sich unter 100 Möglichkeiten für eine entschieden hat, weiß, dass er damit 99 andere verpasst.

Eine Lösung, die ich für mich gefunden habe, ist der Minimalismus in jeder Lebenslage. *Weniger ist mehr!* Es geht nicht nur darum, seinen Kleiderschrank auszusortieren, bis wirklich nur das Nötigste übrig bleibt. Es macht frei, in jeglicher Lebenslage die Auswahl zu limitieren. Nur eine Stunde am Tag am Smartphone zu arbeiten, beim Onlineshoppen einen Wecker von 20 Minuten zu stellen oder bei nicht so greifbaren Dingen auf die Intuition zu hören.

Wenn ich mich schwer entscheiden kann und schon im Gedankenchaos feststecke, dann versuche ich, mich an mein erstes Bauchgefühl zu erinnern. Wie war mein intuitives erstes Gefühl, bevor mein Verstand angefangen hat zu rattern? In Studien ist belegt, dass das Bauchgefühl sehr viel intelligenter ist, als wir vermuten, und dass es auch mit dem Gehirn verbunden ist, wurde ja schon gesagt.

Falls du glaubst, dass du dich nicht gut entscheiden kannst, dann verrate ich dir jetzt mal was: *Die Wissenschaft behauptet, dass du an einem Tag bis zu 20 000 Entscheidungen triffst!*

Es ist, wie immer, Übungssache. Ähnlich wie mit dem Gedankenstopp kannst du dich auch für ein Gefühl entscheiden. *Lass deine Gefühle nicht herrschen, sondern beherrsche deine Gefühle.* Lenke sie! Die Entscheidung, die sofort durchatmen lässt, ist die Entscheidung für Vertrauen. Dein Hirn fühlt sich gut, wenn ultimativ unumkehrbare Entscheidungen getroffen sind. Hast du dich entschieden, ist es sinnvoll, einen Haken hinter die Sache zu machen und sie nicht mehr zu hinterfragen. Schaffst du es in Gefühlslagen wie Zweifel, Ängsten und Unsicherheiten, innerlich »Stopp« zu sagen und dich fürs Vertrauen zu entscheiden, schwingst du sofort in einer entspannten Energie. Denk dran: Was du denkst und fühlst, zieht in dein Leben, was mit dieser Schwingung auf einer Frequenz liegt.

Und merke dir: Für jede Situation, die du *nicht* veränderst, *entscheidest* du dich *für* diese Situation.

## Pranayama

Prana ist nach hinduistischer Auffassung »Lebens-« oder »kosmische Energie« (wörtlich »Lebensodem«), und *ayama* bedeutet so viel wie »Dehnung, Erweiterung«. Das Vehikel des Bewusstseins ist der Atem. Willst du nicht auch deine Lebensenergie beherrschen und ausdehnen können? Dann nutze deine Atmung. Pranayama ist nämlich die Lehre der Atmung und eine der wichtigsten Säulen des Yoga.

Denkt man an Yoga, kommen einem Bilder von Körperübungen, die nach Stretching aussehen, in den Kopf. Allerdings ist »Yoga« ein Begriff für eine Lebensweise, die aus acht Bereichen besteht, unter anderem aus den Asana (Körperübungen), Meditation und Atemübungen. Dein Körper weiß, wie atmen geht, und du machst dir wahrscheinlich wenig Gedanken darüber, wie du richtig atmest. Dabei können bestimmte Atemtechniken den Körper positiv beeinflussen. Beim Stress atmest du automatisch flacher und auch schneller. Wenn du aber tief und langsam durchatmest, versorgst du den Körper besser mit Sauerstoff. Probiere es auch mal aus, in stressigen Momenten »bis in den Bauch« zu atmen.

**Übung: Atmung (4-6-8-Methode)**

1. Durch die Nase einatmen und langsam bis vier zählen.
2. Luft anhalten und bis sechs zählen.
3. Ausatmen und langsam bis acht zählen.
4. Luft anhalten und bis sechs zählen.
5. Fünfmal wiederholen.

# DIE VIELFALT DER SEELE

Ich wache heute unter Palmen auf, denn ich bin in Indien. Schon zwei Wochen mache ich hier eine Yogalehrer-Ausbildung. Wieder einmal haben die Straßenhunde auf der anderen Seite des Flusses, an dem unser Camp liegt, so einen Lärm die Nacht über gemacht, dass ich kaum schlafen konnte. Ich krieche langsam aus meinem Moskitonetz, das mein Bett wie ein Zelt umhüllt, und gehe ins Bad. Schon kurz nachdem ich geduscht habe, bin ich genauso verschwitzt wie vorher. Das Klima hier ist drückend warm. Einen Vorteil hat das Ganze allerdings: Meine Muskeln, Bänder und Sehnen sind extrem flexibel, was mir bei den Yogaübungen zugutekommt.

Nach unserem ersten Yogaunterricht an diesem Tag bin ich allerdings wütend. Der Lehrer hat uns absolut bis ans Limit der Belastbarkeit gefordert, und ich fühle mich einfach nicht gut genug. Ich zweifle an mir und daran, ob ich das alles packe. Es ist nicht selten der Fall, dass irgendwer im Unterricht einen Gefühlsausbruch hat. Hier wird geweint, gelacht und sich geärgert. Yoga spült alle möglichen Emotionen hervor. Bei mir ist es dieses Mal eben Ärger. Ich habe gelernt, dass das Ziel der Asana ist, sich aus der Mitte seines Selbst heraus auszudehnen. Das Gewahrsein soll bis in jegliche Spitzen des Körpers und auch bis zur Haut aktiviert werden. Nun ja, heute ist aus meiner Mitte heraus auf jeden Fall die Emotion Wut hervorgetreten.

Zum Glück haben wir nun eine Meditationsstunde. Da muss ich nichts leisten, sondern darf einfach sein. Was mir zu diesem Zeitpunkt noch nicht klar ist: Ich werde in der nächsten Stunde eine Erkenntnis haben, die mich meiner Seele ein großes Stückchen näher bringt. Ich setze mich in den Schneidersitz und schließe die Augen. Nach einigen Atemübungen, die unser Lehrer anleitet, beginnt er plötzlich, eine Geschichte zu erzählen:

Es war einmal ein reicher König, der hatte vier Frauen.

Es war seine vierte Frau, die er am meisten liebte. Sie war eine wahre Schönheit, und er war stolz darauf, sie an seiner Seite zu wissen. Um sich mit ihr zu schmücken, schenkte er ihr die wertvollsten Roben und den teuersten Schmuck. Sie bekam nur die erlesensten Delikatessen zu essen und war immer gut versorgt. Seine vierte Frau sollte nur das Beste vom Besten bekommen.

Der König liebte aber auch seine dritte Frau sehr. Auch sie war wunderschön. Es war ihm sehr wichtig, mit ihr vor den angrenzenden Königreichen prahlen zu können. Allerdings hatte der König bei seiner dritten Frau immer etwas Angst, dass sie eines Tages zu jemand anderem gehen würde. Deswegen musste er sie besonders festhalten und immer mal wieder um sie kämpfen.

Auch seine zweite Frau war liebenswert. In ihr sah er eine Vertraute, die immer freundlich, rücksichtsvoll und geduldig mit ihm war. Gab es mal Probleme oder Herausforderungen, konnte der König sich stets auf diese Frau verlassen. Sie war in schweren Zeiten immer für ihn da.

Die Beziehung zu seiner ersten Frau allerdings war zwiespältig. Der König erkannte in ihr zwar eine loyale Partnerin und wusste, dass sie einen großen Teil dazu beitrug, dass er sein Königreich führen konnte. Doch erwiderte der König die tiefe Liebe seiner ersten Frau nicht. Er widmete ihr selten seine Aufmerksamkeit oder vergaß sie sogar zeitweise ganz.

Eines Tages wurde der König schwer krank. Auf einmal wurde ihm bewusst, dass er nicht mehr viel Zeit hatte, und er begann, über sein Leben und sein Königreich nachzudenken. Dabei wurde ihm eines besonders schmerzhaft bewusst: Obwohl er im Leben so reich mit vier Frauen beschenkt war, würde er allein in den Tod gehen müssen.

Das konnte der König kaum ertragen. Also ließ er seine vierte Frau zu sich rufen und sprach zu ihr: »Meine Liebste, ich habe dich von all meinen Frauen am meisten geliebt, dir die teuersten Gewänder nähen lassen und dich mit dem besten Essen verpflegt. Ich werde bald sterben und hoffe, du wirst mir Gesellschaft leisten. Was sagst du, wirst du mich begleiten?«

»Auf gar keinen Fall!«, entgegnete ihm seine liebste Frau und verschwand wortlos. Ihre Antwort brach dem König das Herz.

Der König gab nicht auf und ließ seine dritte Frau rufen. Als sie an seinem Bett stand, sprach er: »Als ich dich das erste Mal gesehen habe, hast du mein Herz erobert. Ich war so stolz auf dich, dass ich immer wieder für dich gekämpft habe. Ich werde sterben und hoffe nun, dass du mir zum Dank folgen wirst. Was sagst du?«

»Das geht leider nicht!«, antwortete die dritte Frau. »Ich bin für das Leben gemacht und werde noch viele Herzen höher schlagen lassen und ganz sicher auch wieder heiraten!«

Das Herz des Königs schmerzte, aber er gab noch nicht auf.

Schließlich kam seine zweite Frau zu ihm, und er wandte sich hilflos an sie: »Mein ganzes Leben lang konnte ich mich an dich wenden, wenn ich Hilfe brauchte, und du warst immer da für mich. Ich sterbe und hoffe nun, dass ich auch jetzt auf deine Unterstützung bauen kann. Wirst du mir folgen?«

»Mein Liebster, es tut mir leid. Doch in diesem Fall kann ich dir leider nicht helfen! Ich werde dich aber bis zu deinem Grab begleiten!«, antwortete seine zweite Frau traurig.

Von seiner zweiten Frau diese Antwort zu hören ließ den König völlig verzweifeln. Er hatte nun keine Hoffnung mehr.

Plötzlich hörte er eine leise Stimme: »Ganz egal, wo du hingehst, ich werde dich immer begleiten.«

Der König traute seinen Ohren nicht, als er seine erste Frau erkannte. Während er sie betrachtete, fiel ihm auf, wie unterernährt und ausgelaugt sie aussah. So kurz vor seinem Tod wurde ihm einiges klar.

»Endlich erkenne ich, dass ich mich viel besser um dich hätte kümmern sollen. Nun ist es dafür zu spät!«

Der König starb, und nur seine erste Frau ging mit ihm in den Tod.

Wir alle können von dieser Allegorie etwas lernen und dadurch den Fehler vermeiden, den der König »gemacht« hat.

Die vierte Frau steht im übertragenen Sinne für den Körper. Du kannst ihn verschönern, hegen und pflegen. Aber letztendlich wirst du ihn zurücklassen, wenn du stirbst.

Die dritte Frau steht für Besitztum und Status. Nach deinem Tod wird dies auf andere übergehen.

Die zweite Frau steht für Familie und Freunde. Sie können die treusten Begleiter im Leben sein, doch in den Tod muss jeder allein gehen.

Aber die erste Frau gibt Hoffnung. Sie steht für die Seele. Oft wird sie vernachlässigt, weil das Ego nach Macht, Reichtum oder Vergnügen strebt. Letztendlich ist die Seele immer für dich da und folgt dir bedingungslos bis in den Tod.

# Die zauberhafte Seele

Ich habe in Indien viel über die Seele gelernt. Die yogische Philosophie untersucht schon seit über 2000 Jahren die Natur des Seins. Mithilfe des yogischen Lebensstils will man mit wenig Aufregung und Sorge den Belastungen des Lebens gegenübertreten. Der indische Yogalehrer B. K. S. Iyengar sagte, dass Yoga wie Musik zu verstehen sei. Denn es sind der Rhythmus des Körpers, die Melodie des Geistes und die Harmonie der Seele, die die Symphonie des Lebens erschaffen. Ich spreche immer davon, Körper, Geist und Seele in Einklang zu bringen. Yogis erklären es ähnlich und meinen, dass Körper, Geist und Seele miteinander verwoben sind und es um die Kommunikation vom Inneren zum Äußeren und vom Äußeren zum Inneren geht. Eine körperliche Stabilität führt zu einer emotionalen Stabilität, die wiederum zu einer intellektuellen Klarheit und Weisheit führt. Das Ziel von Yoga ist es letztendlich, durch diese Schritte die unsterbliche Seele zu enthüllen und die Natur und Seele zu fusionieren. Der Körper ist laut den Yogis das Kind der Seele. Die Seele nennt sich »Purusha« und ist die immerwährende Wirklichkeit.

Viele Menschen denken bei Yoga an den »herabschauenden Hund« oder Dehnungsübungen. Dabei besteht Yoga aus acht Elementen:

1. ethische Disziplin (Yama),
2. innere ethische Regeln (Niyama),
3. Stellungen (Asana),
4. Beherrschung der Atmung (Pranayama),
5. Kontrolle und Abwenden der Sinne (Pratyahara),
6. Konzentration (Dharana),
7. Meditation (Dhyana),
8. glückseliger Zustand der Versenkung (Samadhi).

Alle acht Blütenblätter ergeben eine Lotusblüte. Es gilt also, neben der Übungspraxis des Körpers vor allem Kontrolle über sein Handeln zu haben (Yama), sich selbst zu reinigen (Niyama), die Sinne des Geistes einzusetzen (Pratyahara) und das Bewusstsein von Schwankungen zu befreien (Dharana). Mithilfe der Asanas soll eine dynamische Ausdehnung entstehen. Diese Dehnung soll Raum zwischen der Haut und der darunterliegenden Gewebeschicht schaffen. B. K. S. Iyengar bezeichnete die Haut interessanterweise als Gehirn des Körpers und sagte, wer die Haut dehne, dehne auch die Nervenenden und somit könnten Giftstoffe besser ausgeleitet werden. Es geht darum, die Asana so lange zu machen, bis der Körper in die Asana passt. Das Ziel dabei ist, seine eigene Energie über die Extremitäten hinauswachsen zu lassen. Außerdem haben die Asanas den Zweck, das Gehirn zu entspannen, weil der Geist sich auf den Körper konzentriert. Erst danach ist Meditation sinnvoll.

Das wohl höchste Ziel und der Heilige Gral im Yoga ist das Erreichen von Samadhi. Gelangt man in diesen Zustand, vereinigen sich das individuelle Ich und das göttliche Selbst. »Finde die Göttlichkeit in dir, und du findest auch deine Seele«, sagte B. K. S. Iyengar. In Indien glaubt man außerdem fest an die Wiedergeburt und macht dabei keinen Unterschied, ob die Seele als Mensch oder Tier wiedergeboren wird.

Indigene Völker glauben dagegen, dass die Seele aus mehreren Anteilen besteht: Erstens ist da die Vitalseele, die mit einzelnen Körperteilen verbunden und sterblich ist. Dann gibt es die Ich-Seele, die der Wachzustand und das Selbstbewusstsein und ebenfalls sterblich ist. Als Drittes gibt es die Außenseele, die außerhalb des Menschen ist und ihn mit der Umwelt verbindet. Und dann gibt es die Freiseele, die den Körper verlässt, sobald der Mensch schläft, und die nach dem Tod zur Totenseele wird, um als solche im Diesseits oder Jenseits zu bleiben.

Auch Platon hat sich Gedanken um die Seele gemacht. Er vertrat die Ansicht, dass es mehrere Seelenanteile gibt. Er teilte sie in drei Arten ein: den vernunftbegabten Anteil, der seinen Sitz im Gehirn hat, den triebhaften Anteil im Unterleib und den »muthaften« Anteil in der Brust. Auch er glaubte daran, dass die Seele unsterblich ist. Sein Kollege Aristoteles ging sogar davon aus, dass ein Körper nur durch die Seele belebt wird und den Organismus zusammenhält und damit fest an ihn gebunden ist. Er lokalisierte den Sitz der Seele im Herzen und glaubte, dass die die Seele mit dem Tod des Körpers zugrunde gehe.

In China nimmt man seit dem 8. Jahrhundert v. Chr. an, dass es die P'o-Seele (Körperseele) gibt. Diese ist der dunkle Anteil der Seele, der dem weiblichen Yin-Prinzip und der Erde zugeordnet ist. Dann gibt es noch die Hun-Seele (Hauchseele), die dem hellen Yang-Prinzip und dem Himmel zugeordnet ist. Der Ahnenkult der Chinesen ist darauf zurückzuführen, dass sie daran glauben, eine Seele habe auch nach dem Tod noch Bedürfnisse – weswegen sie den Ahnen Opfergaben bringen, um deren Seele weiterhin ernähren zu können. Zum Dank werden sie von verstorbenen Seelen beschützt.

Eine besonders interessante Auffassung der Seele hatten die alten Ägypter. Diese glaubten daran, dass auch der Leichnam weiterhin beseelt und handlungsfähig ist. Deswegen war die Mumifizierung hier von zentraler Bedeutung.

Ich denke, dass die Seele so vielseitig ist wie der Mensch selbst. Es gibt verschiedene Ansichten darüber, und auch ich habe eine Vorstellung von der Seele. Ich stelle mir ihre Herkunft ungefähr wie folgt vor.

Die Seele ist wie ein Tropfen. Der Tropfen löst sich irgendwann aus der Wolke und fällt hinab ins Meer. Wolke und Meer sind das Große und Ganze. Der Tropfen ist Teil davon. Nur für eine bestimmte Zeit ist er ein individueller Tropfen. Zur rechten Zeit steigt der Tropfen wieder hoch auf in die Wolkendecke. Anders als zuvor.

Werden wir geboren, löst sich die Seele wie der Tropfen vom Höheren ab. Die Seele ist immer verbunden mit der Quelle, aber der menschliche Verstand vergisst irgendwann die eigene Herkunft seiner Seele. Dann wohnt die Seele eine Zeit lang in einem Körper und erlebt sich durch den Körper. Es gibt Menschen, die widmen ihrer Seele mehr Aufmerksamkeit und haben daher auch mehr Verbindung zur höheren Kraft. Andere Menschen vergessen oder leugnen ihre Seele.

Wenn man stirbt, geht jede Seele wieder zurück ins große Meer und wird wieder Teil vom höheren Selbst. Ungelöste Konflikte, Aufgaben oder Schmerzen kann eine Seele aus einem Leben mitnehmen. Wenn sie noch viel zu tun oder zu erfahren hat, steigt sie wieder auf und sucht sich ein nächstes Leben, um weiterzuüben und Erfahrungen zu sammeln. Denn nur als Mensch in der materiellen Welt gibt es Polarität, verschiedenste Gefühle, Gut und Böse. Nur in einer unperfekten Welt hat die Seele die Chance, sich ihrer eigenen Vollkommenheit überhaupt bewusst zu werden. Erst im Vergleich mit anderen kann man sich selbst erkennen. Vielleicht ist die große Aufgabe eines Menschen, sich im Leben an seine ursprüngliche Herkunft zu erinnern und seine eigene Seele (Göttlichkeit) zu erkennen.

## Das Wunder der Meditation

Einer der Gründe, wieso der Mensch seine eigene Seele vergisst und vernachlässigt, ist die Identifikation mit der Materie. Es ist ein Trugschluss, ja fast schon eine Illusion, dass nur das, was im Außen liegt, die Wahrheit ist. Alles, was wir sehen, anfassen, schmecken, hören und riechen können, ist nur die Oberfläche einer zugrunde liegenden Intelligenz. Diese unsichtbare Intelligenz, zu der auch deine Seele gehört, ist feinstofflich. In achtsamen Momenten kannst du diese höhere Kraft spüren. Aber gibt es diese Momente der Achtsamkeit in deinem Alltag?

Oft entsteht nämlich ein Ungleichgewicht, weil der Blick nach außen bedeutsamer und wichtiger genommen wird als der Blick nach innen. Ich will damit nicht sagen, dass deine Seele *in* dir sitzt. Sie ist vielmehr in dir, um dich herum und irgendwie auch überall. Aber um die Frequenz deiner Seele zu hören und zu spüren, darfst du deinen Fokus umlenken. Und was dich auf jeden Fall ablenkt von deiner Seele, sind all die verlockenden Reize im Außen.

Deine Seele spricht jeden Tag zu dir, und das tut sie mittels deiner Gefühle. In der lauten und schnellen Welt, in der du lebst, mit vielen To-dos und Reizen, kann es sein, dass dir deine Gefühle oft nur hinderlich vorkommen und du sie wegdrückst oder ignorierst. Wenn deine Seele längere Zeit überhört und missachtet wird, dann entstehen körperliche Symptome. Irgendwie muss sie ja auf sich aufmerksam machen, und über die Botschaften dieser Symptome haben wir ja schon gesprochen. Damit es erst gar nicht dazu kommt, dass du deine Seele überhörst, hilft es, Achtsamkeit zu erlernen. Meditation ist wohl der beste Weg, achtsamer mit sich zu werden.

Ich bin quasi mit Meditation aufgewachsen. Schon als Kind nutzte ich diese Technik, teilweise ohne es zu wissen. Wahrscheinlich warst auch du als Kind sehr viel achtsamer als heute. Kinder haben einen völlig natürlichen Zugang zum Moment. Ich denke, es war ganz einfach ein Riesenglück, dass ich so früh Techniken und Methoden gelernt habe, mit meiner Seele in Verbindung zu gehen. Seitdem begleiten mich mein Leben lang immer wieder neue Achtsamkeitsübungen, Unterbewusstseinstechniken und Meditationen. Was nicht heißt, dass ich seit über 15 Jahren jeden Tag vorbildlich auf meinem Meditationskissen sitze.

Auch ich hatte eine Zeit im Leben, da war ich kaum fähig zu fühlen, weil ich taub war von Eindrücken und Aufgaben. Ich bin von Termin zu Termin gehetzt, und dazu zählten auch Treffen mit Freunden oder der Familie. Für jeden und alles hatte ich Zeit, nur für mich und meine Gefühle nicht. Ich rannte und rannte und vergaß fast zu atmen. Aber Meditation hat eine sofortige positive Auswirkung auf Körper, Geist und Seele. Deswegen ist es egal, wie lange du deine Seele vernachlässigt hast, sie wird es dir nicht übel nehmen. Sobald du Achtsamkeit in dein Leben integrierst, wird es einen sofortigen Effekt auf dich haben. Vielleicht spürst du ihn nicht direkt, aber der Effekt ist da.

Möglicherweise hast du auch schon mal probiert zu meditieren, bist aber nicht dabei geblieben. Und ich glaube, ich weiß, was dich noch davon abhält. Entweder ist es die Unwissenheit über die wundersame Wirkung von Meditation auf deine Hautgesundheit, oder es liegt an sehr vielen Mythen und Missverständnissen rund um das Thema.

Ich möchte dir gern nahelegen, wie leicht Meditieren ist. Denn es darf leicht sein! Der Kampf darf ein Ende haben, und die Lösung darf in dir liegen!

Du musst nicht *noch* mehr machen und leisten, um besser zu sein. Versuch es doch mal damit, dich zurückzulehnen und deinem Körper einfach Zeit zum Heilen zu geben. Weniger ist manchmal einfach mehr!

## Wieso ist Meditieren gesund?

Achtsamkeitsübungen und Meditation sind schon lange keine unerforschten esoterischen Angelegenheiten mehr. Meditation nimmt Einfluss auf die Gehirnwellen, die in verschiedenen Frequenzen schwingen können.

Im Tiefschlaf schwingt unser Gehirn zum Beispiel auf der Frequenz der Delta-Wellen, der geringsten aller Gehirnfrequenzen. Bei der Entspannung herrschen die Alpha-Wellen im Gehirn vor. Diese Frequenz ist wichtig für die Regenerierung und zur Aktivierung der Selbstheilungskräfte. Tatsächlich kann diese Frequenz relativ leicht mithilfe von Meditation oder Entspannungsmusik hergestellt werden. Zwischen Alpha- und Delta-Wellen, also zwischen Schlaf und Entspannung, gibt es noch ein weiteres spannendes Feld: die Theta-Wellen. Wenn das Gehirn bei 3,5 bis 7,5 Hertz schwingt, ist der Zugang zum Unterbewusstsein geöffnet. Du erinnerst dich vielleicht noch daran, dass wir als Kind bis zum sechsten Lebensjahr in diesem Gehirnwellenzustand leben. Im Unterbewusstsein liegen verborgene Gefühle, aber auch dein wahres Potenzial und deine eigene Wahrheit.

Ob zur Entspannung oder Selbstfindung: Meditation gehört zum Alltag vieler erfolgreicher Menschen dazu. Sogar die Wissenschaft bestätigt Veränderungen des Gehirns beim regelmäßigen Praktizieren von Achtsamkeitstechniken. Die Universität für Medizin in Massachusetts hat herausgefunden, dass auch schon bei Meditationsanfängern die Amygdala schrumpft. Was bedeutet, dass das Stressniveau sinkt. Die Amygdala ist quasi das Angstzentrum des Gehirns. Neurowissenschaftler der Harvard-Universität haben ebenfalls herausgefunden, dass es schon nach kurzer Zeit der Achtsamkeitstechniken eine höhere Kortexdicke in wichtigen Hirnarealen gibt. Zum Beispiel im Hippocampus, der unter anderem fürs Lernen, Gedächtnis und für die emotionale Regulation verantwortlich ist. In Gehirnen von Meditierenden konnte eine ungewöhnlich starke Aktivität in der linken Seite des präfrontalen Kortex gemessen werden. Je stärker der linke Bereich ausgeprägt ist, desto positivere Gefühle hat der Mensch. Eine starke Aktivität in der rechten Seite kann hingegen auf Depressionen hinweisen.

Regelmäßiges Meditieren verbessert auch Gehirnbereiche, welche die Selbstheilungskräfte des Körpers fördern. Meditation sorgt also für strukturelle Veränderungen im Gehirn, und das sind ausschließlich positive Veränderungen! Das bedeutet auch, dass Meditation viel mehr ist als nur eine Entspannungsmethode, die im Moment hilft, sondern die beste Resilienz gegenüber Stress und Krankheit überhaupt bewirkt.

## Meditationsmythen

### Die perfekte Meditation

Einen hohen Anspruch an dich selbst zu haben, ist nichts Verkehrtes. Dich gesund, glücklich und zufrieden zu fühlen, sollte immer dein Ziel im Leben sein. Allerdings kann Perfektionismus dich daran hindern, überhaupt diese innere Zufriedenheit zu erreichen. Eventuell hindert er dich sogar daran, mit einer neuen Sache anzufangen, weil du Angst hast zu scheitern. Möglicherweise demotivieren dich deine zu hoch gesetzten Ziele.

Und auch bei deiner Meditationspraxis darfst du deine Anforderungen direkt schon mal runterschrauben. Es gibt nicht »die perfekte Meditation«. Du musst auch nicht direkt nach dem Aufstehen eine Stunde im Lotussitz verharren, ohne dich zu bewegen.

Überleg doch mal, was das ursprüngliche Ziel einer Meditation ist. Entspannung, Ausgleich, Resilienz, Ruhe und Frieden, oder? Genau mit diesem Ziel kannst du abgleichen, ob deine Meditation wirksam ist. Wenn nicht, darfst du lockerer werden.

Es hilft Meditationsanfängern, sich am Tag fünf bis zehn Minuten Zeit zu nehmen. Die Uhrzeit ist dabei egal, obwohl es für viele Menschen hilfreich ist, eine gewisse Routine zu haben. Zum Beispiel immer zu meditieren, nachdem sie die Zähne geputzt haben oder bevor sie zu Bett gehen. Durch eine feste Tageszeit für deine Meditationsgewohnheit kann sich die Routine besser entwickeln.

Na klar kann dein Ziel sein, eine Stunde am Tag zu meditieren, aber wenn du es von Anfang an versuchst, kann das schnell zu einer Demotivierung führen.

### Bei der Meditation geht es darum, keine Gedanken zu haben

Wohl eines der größten Trugschlüsse überhaupt ist die Behauptung, dass eine gute Meditation darin besteht, keine Gedanken mehr zu haben. Es kann sein, dass ein gedankenloser Zustand möglich ist, ich habe es allerdings bisher nicht erreicht oder ich weiß nichts mehr davon. Meditation ist vielmehr eine Möglichkeit, zur Ruhe zu kommen und seinen Gedanken überhaupt mal Aufmerksamkeit zu schenken.

Im Prinzip geht es in vielen Meditationen darum, die eigenen Gefühle und Gedanken zu beobachten. Wer es schafft, diese höhere Position einzunehmen, schafft es, sich loszulösen von seinen eigenen Gedanken. Im Alltag beherrschen sie dich wahrscheinlich. Aber in einem Moment der konzentrierten Meditation, in dem du deine Gedanken betrachtest, bist du deinen Gedanken nicht mehr ausgeliefert. Du identifizierst dich nicht mehr mit ihnen, und das ist ein elementarer Schritt hin zu deiner Seele.

Während du deine Gedanken beobachtest, kann es sein, dass du kurz von der eigentlichen Meditation abkommst. Das ist aber vollkommen normal. Es geht dann darum, einmal durchzuatmen, sich an das Ziel der Meditation zu erinnern und weiterzumachen.

### Nach einem stressigen Tag zur Ruhe kommen

Du hattest einen langen und stressigen Tag, der Kopf brummt, und du bist innerlich noch völlig aufgedreht. Dann erhoffst du dir, durch Meditation wieder in die Entspannung zu kommen. Das kann klappen. Allerdings braucht eine hohe Energie ab und an ein anderes Ventil als das stille Sitzen.

In der Yogapraxis ist es die normale Reihenfolge, dass es erst eine körperliche Auslastung gibt und danach die Meditation (Savasana). Bist du nicht in der körperlichen Verfassung, Sport zu machen, oder fühlst du dich schon beim Lesen davon gestresst, empfehle ich dir, Bewegungsmeditationen zu machen.

Die Gehmeditation zum Beispiel ist *sehr* einfach: Du läufst langsam durch die Wohnung, den Garten oder durch den Wald und atmest mit jedem Schritt ein und dem nächsten Schritt aus …

## Meditationstechniken

Es gibt viele Wege zu meditieren, aber grundsätzlich kann man diese Arten in zwei Gruppen teilen. Einmal gibt es aktive und dann passive Meditationen.

Passive Meditationen sind solche, in denen du achtsam deine Gedanken beobachtest und deinen Fokus auf deine Atmung legst. Du versuchst, möglichst nichts zu tun, außer zu beobachten und zu atmen. Passiv bedeutet auch, in Stille zu meditieren, ohne Hintergrundmusik. Wenn Geräusche auftauchen, geht es dann darum, diese wahrzunehmen, um sie daraufhin wieder gehen zu lassen. In der Passivität lässt du deinen Körper und das Umfeld so, wie es ist, und gibst dich dem natürlichen Fluss deiner Atmung hin.

Zu aktiven Meditationen gehören dagegen alle, in denen du ins Handeln kommst. Indem du dich zum Beispiel bewegst oder eine Gebetskette in der Hand hältst und bei jedem Atemzug eine Kugel weiter greifst. Aktiv ist ebenfalls das Denken, Sprechen oder Singen von Mantren. Auch mit offenen Augen kann meditiert werden, indem du zum Beispiel in eine Flamme schaust oder bewusst irgendwo achtsam entlangläufst. Die Bodyscan-Meditation ist ebenfalls eine aktive Art zu meditieren. Hierbei wanderst du mit deiner Aufmerksamkeit deinen Körper entlang und nimmst einfach mal wahr, wie er sich anfühlt. Geführte Meditationen, Traumreisen, Hypnosen oder Fantasiereisen zählen gleichfalls zur aktiven Meditation.

Eine weitere Art der aktiven Meditation ist Pranayama. Die Atmung ist eines der zentralsten Mittel der Achtsamkeitsübung und viel mehr noch die Erinnerung daran, dass du verbunden bist mit einer unendlichen Intelligenz. In der Spiritualität hat der Atem eine wirklich besondere Bedeutung.

Sogar in der Bibel heißt es, dass Gott der Erde seinen Odem eingehaucht und somit den Menschen zu einem lebendigen Seelenwesen gemacht hat. Auch wenn wir uns kurz die psychosomatische Bedeutung des Atems anschauen, wird noch mal einiges klar. Der Atem bewahrt dich davor, dich komplett von der Welt abzugrenzen. Denn er ist es, der dich immer die Verbindung zwischen deinem Selbst und dem Außen spüren lässt. Jedes Lebewesen atmet die gleiche Luft. Durch deine Atemorgane nimmst du immer Kontakt zum Außen auf, ohne dass du wirklich entscheiden kannst, was du einatmest. Im Gegensatz zur Haut, wo wir sehr wohl entscheiden können, wen oder was wir berühren. Auch Asthma geht oft einher mit Hautproblemen wie zum Beispiel Neurodermitis. Deswegen finde ich es sehr wichtig, dich über Pranayama aufzuklären, um die Quelle des Lebens wieder vollkommen in dich aufnehmen zu können.

Wie gesagt ist Pranayama eine Säule des Yoga und meint mit »Prana« die Lebenskraft. Das gezielte Einsetzen dieser Lebenskraft hat eine sofortige Wirkung auf den Energiekörper. Pranayama ist die Ausdehnung und Beherrschung des Atems und damit auch eine Vergrößerung deiner Lebensenergie.

Mit Atmung wird Energie erzeugt, und atmest du achtsam, nimmst du bewusst das Geschenk des Lebens an.

Die vier Ebenen der Atmung haben jeweils auch eine energetische Bedeutung, die du gezielt in deiner Meditationspraxis einsetzen kannst:

1. *Einatmen:* Ein langes, tiefes und dynamisches Einatmen erzeugt Kraft. Durch ein gleichmäßiges Einatmen sicherst du dir mithilfe der Lunge neue Energie.
2. *Anhalten nach der Einatmung:* Durch das Anhalten des Atems nach der Einatmung kann Energie absorbiert werden und in den Blutkreislauf gelangen. Somit ordnet und strukturiert sich deine Kraft neu.
3. *Ausatmen:* Mit jeder Ausatmung lässt du Giftstoffe aus deinem Körper gehen. Aber auch emotional ist die Ausatmung eine loslassende Energie.

4. *Anhalten nach der Ausatmung:* Das Halten nach der Ausatmung ist wahrscheinlich am ungewöhnlichsten für dich. Allerdings wirkt diese Ebene der Atmung stressreduzierend.

Egal bei welcher Art von Meditation, Atmung spielt meistens eine große Rolle. Berechtigterweise! Denn wenn du deine Aufmerksamkeit auf deine Atmung lenkst, dann kann dein Fokus endlich weg vom Außen gehen. Gleichzeitig verbindest du dich aber in vollem Vertrauen mit deiner Umwelt und machst dich damit frei. Der Atem beherrscht den Geist und ist der Schlüssel zur letztendlichen Befreiung von Stress.

Ich kann jetzt lange über das Wunder der Meditation reden, aber das Erleben ist dann doch viel wichtiger. Also fang doch direkt heute mit der Pranayama-Übung »Nadi Shodhana Pranayama« auf Seite 105 und 106 an.

## Dünnhäutig sein – Hochsensibilität

Ich dachte lange Zeit, jeder nimmt die Welt wahr, so wie ich es tue. Es hat lange gedauert, bis ich erfuhr, dass es nicht so ist und ich zu den hochsensiblen Menschen gehöre. Falls du dir noch nicht sicher bist, ob du auch dazugehörst, lies dir folgende Geschichte durch. Wenn du die inneren Abläufe und Dialoge so oder so ähnlich kennst, wirst du sehr wahrscheinlich ebenfalls zu den feinfühligen Wesen dieser Welt gehören.

Ich sitze vor dem großen Maskenspiegel, mein Platz ist schon vollständig eingerichtet und ich warte auf die Hauptdarstellerin, die ich schminken darf. Ich fühle mich heute nicht wohl. Über Nacht sind meine Augenlider rot und meine Akne schlimmer geworden. Mit viel

Make-up konnte ich vom Schlimmsten ablenken, weiß aber, dass es keine Lösung ist und die Unebenheiten auf meiner Haut weiterhin zu sehen sind. Ich seufze. Ach, was gäbe ich dafür, irgendwann komplett ohne Make-up in den Spiegel zu schauen und mich gesund und schön zu fühlen. Hoffentlich sieht die Hauptdarstellerin, die ich hier Marina nenne, mit ihrer wunderschönen zarten Haut nicht, wie entzündet die Pickel um meinen Mund herum sind, und findet mich dann eklig.

Ich verstelle die Beleuchtung am Maskenspiegel ein bisschen, sodass sie wärmeres Licht abgibt. Sofort fühle ich mich wohler. Ich spüre es heute sehr deutlich: Ich bin gestresst und überfordert mit Studium, Freunden, Familie, Nebenjobs und dem Leben an sich. Wie soll ein Mensch so viele Dinge unter einen Hut bekommen? Da reicht mir heute schon das grelle Licht im Raum, und ich bin gereizt. Meine Haut zeigt es mir deutlich an, und könnte sie sprechen, würde sie sagen: »Lydia, du bist jetzt schon zu lange weit über deine Grenzen hinausgeschossen!«

Sobald ich in den Spiegel blicke, sehe ich, dass ich zu viel mache. Und das Blöde ist: Andere Menschen sehen auch, dass was schiefläuft. Ich bin heute labil und sensibel. Sensibel für jegliche Reize. Ich höre, wie meine Kolleginnen dabei sind, ihre Plätze mit vielen bunten Lidschattenpaletten, Lippenstiften, Farbtöpfen, Puderquasten, Pinseln und anderen Schminkutensilien vorzubereiten. Das Klappern und Rascheln macht mich nervös. Ich spüre im Raum eine unterkühlte Energie. Es herrschen einige Konflikte zwischen den Kollegen, die für mich körperlich fast spürbar sind. Blicke, die ausgetauscht werden, Getuschel und Gekicher. Das Arbeitsklima ist ein echtes Mistwetter.

Mit meiner Aufmerksamkeit bahne ich mir einen Weg zwischen den Geräuschen und dem Getümmel und höre schlurfende Schritte, die den Flur entlanggehen. Kurz darauf kommt der Chef in den Raum. Zur Begrüßung gibt er nur ein grummeliges Geräusch von sich. Dann kommt er neben mich und zeigt mir etwas auf seinem Smartphone. Seine Bildschirmhelligkeit ist viel zu stark, sodass es mir in den Augen sticht. Ich habe schon lange den Blaulichtfilter auf meinem Smartphone eingestellt und verstehe gar nicht, wie andere Menschen ohne leben können.

»Na, meine Kleine? Wie läuft's? Schau mal, ich hab dir mal ein paar Bilder von einer alten Arbeit von mir rausgesucht.«

Wir tauschen uns über bestimmte Materialien für Masken aus, und während ich mit ihm spreche, denke ich gleichzeitig darüber nach, ob er wohl meine schlechte Haut bemerkt. Was er wohl darüber denkt? Gleichzeitig empfinde ich es in diesem Raum auf einmal noch unangenehmer hell als vorhin und sehe, dass eine andere Maskenkollegin noch mehr Licht angemacht hat. Wie viel Licht braucht man denn noch?

Mein Chef erzählt angeregt weiter, und ich schau mich zwischendurch im Spiegel an, um zu überprüfen, ob meine Haut noch okay aussieht. Diese zwanghafte Scham und die damit einhergehende Kontrolle über meine Haut muss ich wirklich bald ablegen! Das stresst mich innerlich so sehr! Ich versuche, ihm neben meinen inneren Monologen mit einem Ohr weiterhin zuzuhören. Ich rieche, dass sich gerade jemand im Raum ein schreckliches Parfum aufgetragen hat. Wozu?, frage ich mich, jeden Augenblick wird es hier drin sowieso überall nach Haarspray riechen. Ich denke kurz darüber nach, wie die vielen Chemikalien heute noch in meine Lungen fließen, und muss mich direkt räuspern. Gerüche, Geschmäcker, Gespräche – wie soll ein Mensch das alles gleichzeitig händeln?, frage ich mich. Bin ich unnormal, und die anderen kriegen diese vielen Reize gar nicht mit?

Der Chef redet immer noch mit mir, und ich versuche, ihn höflich anzulächeln. Er soll nicht den Eindruck haben, dass ich in Gedanken völlig mit mir selbst und gleichzeitig mit Tausenden Eindrücken beschäftigt bin.

Ich schreibe mir nebenbei ein paar Tipps für meine Diplomarbeit auf, die mir grad vom Chef zugetragen werden. Er gibt sich so eine Mühe, dass es mir schon fast leidtut. Wenn jemand viel für mich macht, habe ich immer das Gefühl, viel zurückgeben zu müssen. Es nervt mich manchmal, dass ich so viel fühlen kann. Mit Dankbarkeit verbinde ich Schuld. Ich weiß, dass es Quatsch ist, fühle es aber dennoch! Ich höre noch, wie er sagt, dass er fest an mich glaubt und dass ich das schon schaffen würde mit meiner Prüfung. Seine Aufmunterung rührt mich, weil ich solchen Zuspruch grad wirklich gebrauchen kann. Ich zweifle derzeit sehr stark an mir. Vor ihm tue ich aber betont lässig und meine, dass ich das schon packen werde.

»Gibt Schlimmeres!« Ich frag mich manchmal, ob ich eine gute Schauspielerin abgeben würde?

Ich versuche, mich wieder aufs Hier und Jetzt zu besinnen, meine Darstellerin müsste jeden Augenblick kommen. Sie ist schon zwei Minuten zu spät. Letztendlich fällt ihr Zuspätkommen auf mich zurück und erhöht unser beider Stresslevel vor der Vorstellung. Ich atme einmal tief durch und versuche, nicht wütend zu werden. Allerdings fällt es mir immer schwerer, ruhig zu bleiben, weil der Raum langsam mit Reizen überflutet wird.

Nach und nach füllt sich der Raum mit Darsteller/innen, Balletttänzer/innen und Sänger/innen. Das Gerede wird lauter, die Gerüche werden unterschiedlicher, die Energien vermischen sich. Haarspray wird gesprüht, Pinsel werden geschwungen und Locken gedreht. Mein Chef hat jetzt sein Handy weggepackt und muss ebenfalls zu seinem Maskenplatz. Der zweite Hauptdarsteller setzt sich nämlich gerade und wartet darauf, von ihm verwandelt zu werden. Durch seine Anwesenheit wird es direkt wärmer im Raum. Er hat gute Laune heute, das spüre ich sofort. Mit einem flotten Spruch auf den Lippen bringt er mich direkt zum Lachen. Seine fröhliche Art ist ansteckend für mich. Ich frage ihn, wo Marina bleibt. Er ist im Stück und auch im wahren Leben mit ihr verheiratet.

Ich rechne gerade aus, wie viel Zeit mir bleibt, bis das Stück beginnt, da kommt Marina in den Raum gerannt.

»Oh Mann, Lydia! Es tut mir *sooo* leid.«

»Kein Problem!«

Sie ist noch völlig unter Strom und setzt sich ganz hibbelig auf meinen Stuhl. Ich spüre, dass sie umhüllt ist mit einer Energie aus Sorge. Sie schaut zu ihrem Mann. Dieser lächelt ihr aufmunternd zu. Ohne zu sprechen, wird viel gesagt. Ich fühle mich, als hätte ich ein intimes Gespräch belauscht, dabei hat niemand geredet. Ich beginne, Marinas Haare festzustecken. Meine Handgriffe sind mittlerweile automatisiert. Ich bin komplett fokussiert darauf, dass jeder Handgriff sitzt, denn viel Zeit bleibt mir nicht.

»Meinst du, wir schaffen es rechtzeitig?«, fragt Marina mich besorgt.

Ich beruhige sie, obwohl ich weiß, dass es jetzt wirklich eine Meisterleistung meinerseits braucht, damit sie trotz der knappen Zeit mit dem Endergebnis zufrieden sein wird.

»Na, klar! Wir sind doch Profis!«, höre ich mich selbst sagen, und es klang erstaunlich beruhigend.

Ich merke, wie sich Marinas Haltung entspannt. Ich spüre, dass sie innerlich unsicher und gestresst ist, sie versucht, es zu verbergen, aber ich sehe es an den kleinsten Regungen in ihrem Gesicht.

»Lehn dich mal an!«, sage ich ihr und richte die Kopflehne für sie ein. Ich habe oft die Erfahrung gemacht, wie ich den Stress der Darsteller vor ihren Auftritten am besten abfangen kann. Eine Atmosphäre von Entspannung schaffen und bloß keine eigene Regung von Unsicherheit zeigen.

Marina lehnt sich in den gemütlichen Stuhl hinein und schließt die Augen. Nun kann ich in Ruhe meine Arbeit machen. Alles muss mit dem ersten Strich sitzen. Für eine Korrektur bleibt keine Zeit mehr, und es würde Marinas Stimmung kippen lassen.

Ich bin froh, dass sie die Augen geschlossen hält, denn wenn ich bei einem Darsteller so nah am Gesicht arbeite, verunsichert es mich, beobachtet zu werden. Ich sehe, wie sich ihre Augen minimal unter dem Lid bewegen, und vermute, dass sie innerlich ihren Text durchgeht. Also verzichte ich heute auf Small Talk, um sie nicht zu stören.

Je näher ich einem Menschen beim Schminken und Frisieren komme, umso mehr spüre ich, was er fühlt. Manchmal ist es leicht für mich, mich davon abzugrenzen, aber an Tagen wie heute fällt es mir schwer, bei mir zu bleiben. Nun setze ich ihre blonde Perücke mit Wasserwelle auf. Es braucht echtes Fingerspitzengefühl, damit die Perücke festsitzt, trotzdem keine der Haarnadeln unangenehm an Marinas Kopf drückt und keine der Nadeln zu sehen ist. Zack und fertig. Nun noch schnell das Mikro befestigen, und dann haben wir es rechtzeitig geschafft. Sie verabschiedet sich liebevoll von mir: »Bis gleich, hinter der Bühne!«, und wirft mir dabei einen Luftkuss zu, bevor sie den Raum mit wehendem Bademantel verlässt.

Ich lasse mich auf den Maskenstuhl plumpsen und atme erst mal tief durch. Der Abend hat gerade angefangen, und ich bin schon völlig erschöpft.

»Du bist aber sensibel!« Als ich diesen Satz zum ersten Mal hörte, fühlte ich mich beleidigt. Ich fühlte mich ertappt und nahm mir sehr zu Herzen, dass ich wohl zu weinerlich und schwach für diese laute Welt bin. Erst viele Jahre später habe ich erkannt, was an dieser Aussage wirklich dran ist, und erfuhr mehr über die sogenannte Hochsensibilität. Dann hat es noch mal lange Zeit gedauert, bis ich in dieser Fähigkeit auch Stärken fand. Heute weiß ich, welch enorme Kraft darin liegt, hochsensibel zu sein. Auch meine Hautprobleme hingen eng damit zusammen.

Sensibel zu sein hat natürlich nichts damit zu tun, schwach zu sein. Tatsächlich ist Hochsensibilität noch nicht lange erforscht. Erst 1990 wurde der Begriff »Highly Sensitive Person« von der US-amerikanischen Psychologin Elaine N. Aron geprägt. Auch Begriffe wie »hochsensitiv«, »hypersensibel« oder »überempfindlich« meinen letztendlich das gleiche Phänomen.

Nach und nach bekommt die »Sensibilität« in der Psychologie mehr Aufmerksamkeit. Ich schätze, dass es noch einige Zeit braucht, bis dieses Persönlichkeitsmerkmal auch als solches anerkannt wird. Aber bis zu diesem Entwicklungsschritt der Wissenschaft will ich gar nicht warten. Und vielleicht erlebst auch du durch diese Zeilen einen Aha-Momente und erkennst, dass du zu den hochsensiblen Personen gehörst. Ich wünsche mir für dich, dass du heute noch aufatmen und erkennen kannst, dass nichts falsch an dir und deiner Wahrnehmung ist.

Es wird mittlerweile davon gesprochen, dass 30 Prozent der Weltbevölkerung hochsensibel ist. Ich bin mir sicher, die Zahl wird noch anwachsen. Vielleicht sorgt auch die zunehmende Reizüberflutung an Informationen und Eindrücken, aber auch die Belastung durch Schadstoffe in Wasser, Erde und Luft dafür, dass immer mehr Menschen sensibel werden *müssen*! Wer sollte sonst die Welt retten als Leute, die eine ganz besondere Wahrnehmung haben? Solche Meschen, die spüren, dass was in eine falsche Richtung läuft, sind wichtig. Auch im Tierreich gibt es in jedem Rudel Artgenossen, die mit einer besonderen Feinfühligkeit ausgestattet sind. Diese Tiere haben eine wichtige Rolle in jenen Gruppen, denn sie können Gefahren früher spüren als alle anderen.

Schon im Kapitel »Die Landkarte ist nicht die Landschaft« sprach ich von Filtern der Wahrnehmung. Jeder sieht die Welt durch seine eigenen Filter. Man könnte sagen, dass diese Filter bei sensiblen Menschen etwas durchlässiger sind als bei anderen.

Und wenn du eine sensible Haut hast, bin ich mir ziemlich sicher, dass auch du zu diesen 30 Prozent der sensiblen Bevölkerung dazugehörst. Ich vermute schon lange, dass es eine starke Verbindung zwischen Hautproblemen und Sensibilität gibt. Tatsächlich konnte Dr. med. Peter Liffler im Jahr 2019 erstmals einen Zusammenhang zwischen sensorischer Verarbeitungssensitivität und Erkrankungen des atopischen Formenkreises (Neurodermitis, Asthma bronchiale, Heuschnupfen und Hausstaubmilbenallergien) nachweisen.

## Was ist Sensibilität?

Die gute Nachricht lautet: Sensibilität ist keine psychische oder körperliche Erkrankung, sondern vielmehr ein Persönlichkeitsmerkmal. Im Gehirn von hochsensiblen Menschen werden Sinne anders verarbeitet als bei nicht hochsensiblen Menschen. Reize, die auf uns alle einprasseln, werden von Menschen unterschiedlich stark wahrgenommen. Die sensorische Reizgrenze bei sensiblen Menschen ist allerdings besonders niedrig. Das bedeutet, dass die Sinneskanäle ständig offen sind und überdurchschnittlich viele Reize ungefiltert hindurchlassen. Wie du dir wahrscheinlich vorstellen kannst, braucht das Gehirn eines sensiblen Menschen dadurch auch mehr Zeit und Ruhe, um diese Reize zu verarbeiten. Ein Stadtbummel ist somit für sensible Menschen sehr energieraubend, weil sie schnell überreizt und überstimuliert sind. Ähnlich, wie ich es in meiner Geschichte in der Maske kurz beschrieben habe, spüren sensible Menschen oft die Emotionen von anderen Personen sehr deutlich. Vor allem, wenn man über seine Sensibilität nicht Bescheid weiß, kommt es dann oft dazu, dass man seine eigenen Gefühle nicht mehr von fremden unterscheiden kann.

Konfliktsituationen sind für sensible Menschen kaum zu ertragen und können sogar körperlich schmerzhaft werden.

Sensibilität hat aber auch gute Seiten. Menschen mit dieser Fähigkeit nehmen nämlich auch positive Eindrücke viel deutlicher wahr und können daher mehr Freude an kleinen Dingen und Reizen erleben. Sensible Menschen sind vor allem extrem empathisch und spüren, was ein Gegenüber braucht. Wenn sich der sensible Mensch dabei nicht selbst verliert, kann das eine sehr hilfreiche Eigenschaft sein.

Die Fähigkeit der Hochsensibilität ist meist angeboren und nicht zu verwechseln mit einer Empfindlichkeit, die erst im Laufe des Lebens auftreten kann. Eine Empfindlichkeit kann nach einem Schicksalsschlag oder bei besonders viel Stress auftreten. Empfindlich sind wir alle mal mehr oder weniger, und es ist eine sehr natürliche Schutzmaßnahme, die uns zeigt, dass wir kürzertreten sollten und eine Pause brauchen.

## Arten der Hochsensibilität

Man unterscheidet auch innerhalb der Hochsensibilität verschiedene Arten dieses Persönlichkeitsmerkmals, die allerdings nicht alle bei einer einzelnen Person auftreten müssen. Teilweise tritt eine der Richtungen besonders stark hervor:

- Bei der *sensorischen Hochsensibilität* sind vor allem die Sinne ausgeprägt. Das sind dann zum Beispiel Geräusche, Gerüche oder auch Lichtverhältnisse. Ich zum Beispiel bin nicht wirklich geruchsempfindlich, dagegen muss ich schon bei mittelstarkem Sonnenschein eine Sonnenbrille tragen, ansonsten tränen meine Augen stark. Auch das Arbeiten unter zu grellen

Lichtbedingungen, wie damals in der Maske, verursacht bei mir Unwohlsein und Kopfschmerzen.

- Bei der *emotionalen Hochsensibilität* sind die Empfindung für zwischenmenschliche Beziehungen besonders intensiv. Die Stimmungen von Menschen werden hierbei extrem wahrgenommen. Schon die kleinsten Hinweise durch Bewegung oder Mimik des Gegenübers kann der sensible Mensch direkt wahrnehmen und interpretieren. Meistens passt er sich dann der Situation so an, dass alle sich wohlfühlen und Harmonie herrscht. Schlechte Gefühle sind kaum auszuhalten für einen sensiblen Menschen mit dieser emotionalen Prägnanz. Teilweise kann man mit dieser Fähigkeit nicht unterscheiden, welches Gefühl das eigene oder das des Gegenübers ist.
- Bei der *kognitiven Hochsensibilität* können komplexe Zusammenhänge extrem gut verstanden werden. Das Verständnis für Logik führt oft zu einem sehr durchgeplanten und organisierten Charakter.
- In einem Buch von Rolf Sellin habe ich das erste Mal vom *»High Sensation Seeker«* gelesen, einer besonderen Form von Hochsensiblen. Diese Menschen brauchen immer wieder einen Kick und pendeln zwischen Rückzug und plötzlicher Risikobereitschaft hin und her. Der »High Sensation Seeker« schwankt zwischen Phasen, in denen er sehr sensibel ist, und dann wieder solchen, in denen Reize gar nicht stark genug sein können. Ich ordne mich hier selbst total ein und erkenne Parallelen zu Neurodermitikern, die ebenfalls zu Extremen neigen.
- Einen weiteren Persönlichkeitstyp, den *»Scanner«*, möchte ich an dieser Stelle auch erwähnen, selbst wenn er sonst in diesem Zusammenhang selten genannt wird. Ich denke, dass der »Scanner« eng mit dem »High Sensation Seeker« zusammenhängt. Schätzungsweise sind zehn Prozent der Bevölkerung mit einer

sogenannten »Scanner-Persönlichkeit« ausgestattet. Menschen mit diesem Merkmal sind extrem vielseitig interessiert und bekommen in ihrem Leben oft zu hören, dass sie sich doch endlich mal auf eine Sache festlegen sollen. Dabei kann sich ein »Scanner-Typ« nicht vorstellen, ein Leben lang ein und denselben Beruf auszuüben, nur einen Partner zu haben oder immer das gleiche Hobby ausüben zu müssen. Außerdem sind »Scanner« nicht nur vielseitig interessiert, sie verlieren auch schnell wieder das Interesse an diesen zunächst so spannenden Themenfeldern. Die tausend Ideen, die sie haben, wollen sie am liebsten sofort in die Tat umsetzen. Das können zum Beispiel neue Hobbys sein, die ausprobiert werden sollen, dann aber doch wieder nach kurzer Zeit links liegen gelassen werden. »Scanner« spezialisieren sich nicht gern, sondern sind lieber breit aufgestellt, was in einer Gesellschaft, in der Ausdauer, Leistung und Expertentum einen hohen Stellenwert haben, schwierig sein kann. Dieser Druck, sich an die Gesellschaft anzupassen, führt oft dazu, dass sich ein »Scanner-Typ« wohl oder übel irgendwann für ein Gebiet entscheidet und dann frustriert und gelangweilt ist. Eigentlichen will er viel mehr Dinge ausprobieren, ohne sie zu Ende führen zu müssen. Mal abgesehen davon, dass sich »Scanner-Persönlichkeit« wegen ihrer vermeintlichen Sprunghaftigkeit unzureichend fühlen, führt ihr vielseitiges Interesse oft zu Stress. Es bleibt nie genug Zeit, um dem dominanten Wissensdrang nachzukommen und gleichzeitig den Alltag zu bestreiten. Ein »Scanner« ist ein Multitalent, würde über sich selbst jedoch eher sagen, dass er alles, aber nichts richtig kann. Die Wahrheit ist, dass »Scanner« oft hochbegabt sind. Diese Eigenschaft wird aber oft nicht erkannt oder sogar als Oberflächlichkeit bezeichnet. Der Betroffene denkt dann, sich ändern zu müssen, und sucht sein ganzes Leben nach dem einen Ziel, was seinen Hunger nach Abwechslung stillt. Entscheidungen zu treffen fällt ihm aber schwer, und so pendelt der »Scanner« zwischen Selbstzweifeln und Begeisterung hin und her. Oft ist eine Hochsensibilität mit dieser Vielbegabung verbunden, was bedeutet, dass immer zwei Herzen in einer Brust schlagen. Das eine vermag zu viele Eindrücke nicht so schnell zu verarbeiten, und das andere kann von vielen verschiedenen Reizen gar nicht genug bekommen.

Generell kann man sagen, dass – egal, welcher Typ – hochsensible Menschen ein sehr tiefes Empfinden haben. Das intensive Erleben der Umwelt führt oft zu Stimmungsschwankungen, Selbstzweifeln und auch Perfektionismus. In einer Welt voller Chaos wünscht sich der sensible Mensch nichts sehnlicher als Harmonie, Frieden und das Gefühl, verstanden zu werden.

## Die Entwicklung der Hochsensibilität

Aber wie kommt es zu solch einem Konflikt zwischen innerer Gefühlswelt und der Außenwelt? Das große Missverständnis eines sensiblen Menschen beginnt fast immer in der Kindheit. Das Kind nimmt mehr Reize und Gefühle seiner Umwelt auf als andere Kinder und auch oft mehr als seine Eltern. Begegnet man ihm daraufhin nicht mit Verständnis oder bekommt es sogar zu hören, dass es sich zusammenreißen und doch nicht so empfindlich sein soll, zweifelt es an seiner eigenen Wahrnehmung. Das Kind fängt an, seine Hochsensibilität zu verdrängen, und misstraut seinen eigenen Gefühlen nach und nach immer mehr. Das führt dazu, dass es sich anpasst und die eigenen Körpergefühle irgendwann unterdrückt.

Kinder orientieren sich naturgemäß an ihrem Umfeld und wollen dazugehören. Dafür opfern sie in diesem Fall sozusagen die eigene Körperwahrnehmung und orientieren sich am Außen. Dadurch hat der Körper irgendwann nur noch die Chance, über Krankheitssymptome auf sich aufmerksam zu machen. Das führt wiederum dazu, dass er auch noch lästig wird und wehtut.

Oft resultiert daraus eine ungesunde Beziehung zum eigenen Körper. Menschen, die sich selbst nicht mehr richtig wahrnehmen, drohen ihren eigenen Standpunkt zu verlieren und sich an die Werte ihres Umfelds anzupassen.

## Grenzen setzen

Wenn die eigenen Gefühle auf solche Weise verdrängt werden und die eigene Körperwahrnehmung nicht erst genommen wird, misst man dem Außen zu viel Bedeutung zu. Die Überforderung der Außenreize steigt immer weiter an, und eigene Grenzen werden überschritten. Es ist nicht selten der Fall, dass sensible Menschen so viel über sich ergehen lassen, dass sie irgendwann von einem Moment auf den nächsten extrem trotzig und wütend werden. Vermeintlich aus heiterem Himmel geben sie plötzlich Kontra und sind genervt. Dabei sind die vorhergegangenen Signale nur überhört worden.

Und genau hier sehe ich starke Parallelen zu Menschen mit Hautproblemen. Unsere körperliche Grenze ist die Haut, sie hält uns zusammen. Emotional gesehen müssen Menschen allerdings auch Grenzen setzen, um sich mental zu schützen. Wenn die körperliche und mentale Grenze zwischen dem Innen und Außen aber immer durchlässiger ist, wird es gefährlich. Bei den meisten Hautproblemen ist die Haut zum Reißen dünn und brüchig. Und im wahrsten Sinne des Wortes ist die Haut der Spiegel der Seele.

Wahrscheinlich ist es auch in deinem Fall so, dass deine sensible Seele sich über »Dünnhäutigkeit« zeigt.

*Welche Grenzen gilt es zu ziehen?*

*Wo und wann darfst du Nein zu anderen und Ja zu dir selbst sagen?*

## Ein gesunder Umgang mit Sensibilität

Hochsensibilität kann definitiv zur Herausforderung werden und sich zu einer gereizten und dünnen Haut entwickeln. Das Problem liegt häufig darin, dass das Talent der Sensibilität nach außen gerichtet ist. Wenn sich deine Sensibilität ausschließlich nach außen richtet, weil du anderen helfen willst und du dich für sie einsetzen möchtest, dann passt du dich jederzeit an. Dann ist deine Sensibilität irgendwann störend, weil du im ständigen Kampf zwischen deiner eigenen Selbstwahrnehmung und der Anpassung im Außen bist.

Die Lösung dieser Situation ist es, das Talent der Sensibilität vor allem für dich selbst einzusetzen. Richtest du deine Fähigkeit nach innen und nimmst du deine eigene Wahrnehmung für wichtig, dann wirst du sehr genaue Signale bekommen. Du wirst auf einmal merken, wer oder was dir nicht guttut, und anfangen, Grenzen zu setzen. *Der Schlüssel für jeden sensiblen Menschen ist es, sich selbst zu zentrieren.* Du hast einfach ein unbewusstes Muster entwickelt und bist wahrscheinlich gewohnt, deine eigenen Bedürfnisse ganz nach hinten zu stellen.

Ich zum Beispiel hatte schon immer eine große Lust aufs Leben. Dieses vielseitige Interesse an allen möglichen Dingen und die große Aufnahmefähigkeit für Reize haben mich zwar schnell überfordert, aber mir auch gleichzeitig Spaß gemacht. Ich war und bin der typische »High Sensation Seeker« und pendelte zwischen Extremen hin und her. Mir fehlte die ausbalancierte Mitte, weil ich mich immer am Außen orientierte. Wenn ich dann mal Ruhe brauchte und mein Körper diese vielleicht sogar schmerzhaft einforderte, fühlte ich mich schwach. Und schwach wollte ich nie sein. Also habe ich einen falschen Ehrgeiz entwickelt und meine Grenzen meilenweit überschritten. Auf Kosten meiner Gesundheit.

Wenn ich so zurückschaue, stelle ich fest, dass ich zum Beispiel mein Abitur in der schlimmsten Phase meines Lebens gemacht habe. Meine Haut war in einem desaströsen Zustand. Der absolute Tiefpunkt meines gesundheitlichen Daseins. Jeder Morgen war eine Qual: aufstehen, duschen, anziehen. Jeder Schritt kostete Überwindung und war schmerzhaft.

Es gab unzählige Momente, in denen ich einfach nur unsichtbar sein wollte. Ich hielt von Tag zu Tag weiter durch, ohne zu merken, dass ich damit jeden Tag aufs Neue über meine Grenzen ging. Während ich meinem Bild von Normalität hinterherhetzte, schenkte ich meiner eigenen Seele keine Beachtung. Obwohl sie mir so klar und deutlich zeigte, dass ich anders bin, wollte ich sein wie alle.

Heute kann ich mir nicht mehr vorstellen, wie ich das alles damals aushalten konnte: den Stress und dann noch die aufgequollene, rissige und juckende Haut am gesamten Körper. Heute fühlt sich schon ein juckendes Augenlid schlimm an, und dann weiß ich direkt, dass mir meine Seele ein Signal gibt. Rückblickend war ich wohl sehr stark damals. Ich habe viel ausgehalten. Heute verzichte ich auf diese vermeintliche Stärke und nutze lieber eine andere Fähigkeit: meine Feinfühligkeit. *Meine Sensibilität ist meine Wahrheit, und diese nutze ich jetzt, um meine Grenzen zu spüren.*

Aber wie funktioniert denn nun Selbstzentrierung? Letztendlich zielt das ganze Buch darauf ab, dass du diese Zentrierung, Ausbalancierung oder die berühmte innere Mitte wiederfindest. Ich habe dir schon einige Wege mitgeteilt, zum Beispiel Meditationen und Achtsamkeitsübungen. Durch Meditation lernst du, deine Aufmerksamkeit vom Außen ins Innere zu lenken. Genau diese Fähigkeit musst du wahrscheinlich erst neu lernen, wenn du zu sehr aufs Außen fixiert warst.

Noch ein wichtiger Weg, dich selbst zu zentrieren, ist Abgrenzung. Versteh »Abgrenzung« bitte nicht falsch. Wenn du dazu tendierst, dich aus Angst vor dem Außen schützen zu wollen, machst du dich *zu*. Abgrenzung aus Angst vor der bösen Welt ist kontraproduktiv. Bei meiner Vorstellung vom »Grenzensetzen« musst du gar keine Mauern errichten, die dich schützen. Vielmehr geht es darum, deine eigenen Grenzen, die dir deine Seele vorgibt, überhaupt wahrzunehmen. Alles läuft auf deine Fähigkeit der Wahrnehmung hin. Eventuell kennst du deine eigenen Grenzen gar nicht mehr, weil du mit deiner Aufmerksamkeit überall bist, nur nicht bei dir selbst. Bisher übernimmt wohl deine Haut für dich diese Aufgabe und macht dich darauf aufmerksam, dass deine Grenzen überschritten sind. Dein innerer Wunsch nach Harmonie und Vollkommenheit treibt dich in eine falsche Richtung. Dein Ehrgeiz hat dich zu sehr nach außen geführt, aber da wirst du die Harmonie niemals erschaffen können. Du wirst die Welt im Außen niemals heilen und halten können, wenn du dich in ihr verlierst.

Aber deine eigene Seelenwelt kann ab heute mit jedem weiteren Tag wieder ganz werden. Du bist einer der feinfühligen Menschen, die einen sehr klaren Zugang zur eigenen Seele haben. Sie macht sich vielleicht bisher noch auf schmerzhafte Weise bemerkbar, allerdings will sie dir nur die Richtung weisen. Meiner Meinung nach sind es die sensiblen Seelen, die auf diese Welt gekommen sind, um etwas zu verändern. Fang an, dich selbst zu zentrieren, und deine Haut wird sich bedanken.

**Übung: Reize von außen nach innen lenken**

Man geht davon aus, dass dein Gehirn nur bis zu acht Reize wirklich bewusst wahrnehmen kann. Auch wenn du unbewusst viel mehr aufnimmst, kannst du diese bewussten Reize mit deiner Aufmerksamkeit lenken.

Wenn du gerade unterwegs bist und dich überfordert oder müde fühlst, zentriere dich folgendermaßen. Lenke ganz bewusst ein bis drei Reize von außen nach innen. Das heißt zum Beispiel, dass du beim Laufen deine eigenen Fußsohlen spürst oder deine Atmung beobachtest. Somit zentrierst du dich energetisch nach innen.

## Das zyklische Leben der Seele – finde deinen Rhythmus

Ich liege mitten auf einer weiten Wiese. Grashalme kitzeln meine Handinnenflächen. Sie sind etwas klamm, aber die Luft ist warm. Im Leben würde ich mich niemals nachts allein auf eine solche Wiese legen. Aber nun liege ich hier unter dem Sternenhimmel und atme tief ein. Ich rieche nichts. Aber es fühlt sich an, als wenn der Sauerstoff bis in meine Fingerspitzen und Zehen hineinströmt.

Ich höre eine seichte Melodie in der Ferne, als ob jemand sanft auf einer Harfe spielt. Ich dachte, dass ich allein bin. Normalerweise hätte ich Angst. Heute nicht. Denn ich bin vollkommen fasziniert. Mich fasziniert der Sternenhimmel. Noch nie zuvor habe ich so viele Sterne gesehen, und sie leuchten hell und klar. Ich sehe Sternzeichen und versuche, mich an einen Besuch im Planetarium zurückzuerinnern. Welche Sternkonstellationen sehe ich hier? Wo ist der Nordstern?

»Ist das so wichtig?«, flüstert mir eine Frauenstimme zu. Ganz nah an meinem linken Ohr, sodass ich das Hauchen ihres Atems spüren kann.

Angst habe ich immer noch nicht. Mitten in einer sternklaren Nacht, allein auf einer Wiese mit einer unbekannten Frau.

Ich drehe meinen Kopf langsam nach links und sehe eine sehr junge Frau neben mir liegen. Auch sie schaut freudestrahlend in den Himmel. Sie könnte fast noch ein Kind sein, aber ihre Stimme klingt erwachsen. Ihre Hände machen fragwürdige Bewegungen. Als ich genauer hinsehe, erkenne ich, dass dort ein Schmetterling herumflattert, und sie scheint mit ihm zu spielen.

»Was meinst du?«, frage ich verwundert.

»Ist es so wichtig, was du da oben siehst?«

Ohne zu hinterfragen, wieso sie meine Gedanken lesen kann, wird mir klar, dass es wirklich nicht wichtig ist.

»Genießen wir doch einfach den Anblick!«

Dieses Mädchen hat recht. Für einen Moment sind wir einfach zusammen und schauen hinauf.

Bis mein Kopf sich wieder einschaltet.

»Wo ist eigentlich der Mond?«, frage ich sie.

»Irgendwo da!«, sie zeigt mit ihrer blassen Hand in eine Richtung.

»Ich sehe nichts!«, sage ich.

Sie kichert und sagt: »Wir haben doch Neumond. Die kann man nur sehr selten sehen. Trotzdem ist sie da; und wenn du in dich gehst, spürst du sie auch!«

»Wen meinst du mit ›sie‹?«

»Die Mondin! Egal, in welcher Phase sie ist, sie hat immer eine ganz besondere Energie. Diese Energie ist ein Geschenk.«

»Der Mond ist eine Sie?«

»Natürlich!«

»Aha, und wieso bist du hier?«, frage ich verwundert.

»Wegen dir. Du suchst Antworten. Deswegen bin ich hier.«

Ich schaue mir das junge Mädchen noch mal genau an. Ganz schmal und blass in einem weißen Kleid, liegt sie neben mir auf der Wiese, und seine Augen leuchten eisblau. Der Schmetterling hat sich mittlerweile auf ihre ruhenden Hände abgesetzt.

Ich lasse mich drauf ein. Dieser Ort hat eine magische Wirkung auf mich, und es fühlt sich alles vertraut und sicher an.

»Was für ein Geschenk hat denn der Neumond?«

»Die Neumondin hat auf jeden Menschen einen anderen Einfluss. Jeden Monat ein neues Geschenk. Je nachdem, wo du im Leben stehst, wirst du sie anders wahrnehmen. Vor allem Frauen können sich vom Zyklus der Mondin einiges für ihren eigenen Zyklus abschauen.«

»Und woher weiß ich, welches Geschenk es ist, wenn es immer etwa anderes ist?«

»Spüren! Nimm dir Zeit, in dich zu gehen!«

»Kannst du mir denn nicht ein bisschen mehr verraten?«

Die junge Frau lächelt in den Himmel.

»Die Neumondin bringt die Energie des Neubeginns mit sich. Sie sendet Kraft aus, neue Wünsche und Ziele zu formulieren, und sendet dir das Bewusstsein für neue Ideen. Menschen, die sich neu ausrichten möchten, können das Geschenk der Neumondin annehmen, wenn sie wollen.«

»Wieso sollte das jemand nicht wollen?«

Sie kichert erneut.

»Wahrscheinlich, weil Menschen es gern besser wissen wollen. Sie wollen sich unabhängig fühlen. Und dabei vergessen sie, dass sie Teil des natürlichen Rhythmus sind.«

Das bringt mich zum Nachdenken. Ich schaue immer noch verträumt in den Himmel, da sehe ich plötzlich eine Sichel am Himmel. Der Mond wird nach und nach sichtbar.

»Ach, schau mal! Der Mond nimmt zu!«

Aber das Mädchen ist weg. Dafür kommt eine Gestalt auf mich zu, die in einen glitzernden Umhang gehüllt ist. Ein großer Vogel breitet über ihr die Flügel aus und landet direkt auf ihrer linken Schulter. Ihr Umhang sieht aus wie der Sternenhimmel mit vielen leuchtenden und blinkenden Punkten.

Als die Gestalt näher kommt, nimmt sie ihre Kapuze runter und ich kann eine hübsche Frau erkennen. Auf ihrer Schulter sitzt eine Eule.

Irgendwie strahlt diese Frau so viel Stolz und Ehrfurcht aus, dass ich mich aufsetzen muss.

»Die zunehmende Mondphase beginnt nun«, spricht sie.

»Wer bist du, und wo ist das Mädchen hin?«

»Sie ist immer da. Und auch ich war schon die ganze Zeit bei euch. Aber jeder hat seine eigene Zeit, nach vorn zu treten, mit all seiner Kraft.«

»Hat eure Kraft etwas mit dem Mond zu tun?« Langsam dämmert es mir.

Die Eule schüttelt ihr Gefieder und schließt dann gemütlich die Augen.

»Ja und nein. Du musst die richtigen Fragen stellen, um Antworten zu hören, die dich weiterbringen!«

»Was für eine Energie bringt der zunehmende Mond?«

»Die Phase, in der die Mondin immer und immer mehr zunimmt, ist magisch. Wie der Wind unter den Flügeln der Vögel. Er trägt sie nach oben, weiter voran, wenn sie diese Kraft nutzen. In dieser Zeit geht es darum, neu gesteckte Ziele in die Tat umzusetzen. Vielleicht spürst du in dieser Zeit einen Drang danach, deiner Kreativität freien Lauf zu lassen oder ein neues Projekt anzugehen.«

»Wow, klingt nach einer richtigen Erschaffensphase! Wieso kann diese Energie und Kraft nicht den ganzen Monat anhalten?«, frage ich, während ich dem Mond ... ähm ... der Mondin dabei zuschauen kann, wie sie voller und voller wird.

»Weil alles einen Rhythmus braucht, das ist ein Gesetz des Universums. Wer im Takt des Rhythmus lebt, kann langfristig viel natürlicher leben. Es gibt nichts Natürlicheres, als zyklisch zu sein. Wer sich dagegenstellt, verliert die Balance.«

»Wir haben gleich Vollmond! Was bedeutet der?« Ich schaue fasziniert auf den großen Lichtball am Himmel.

Ein starker Windhauch lässt mich den Blick vom Mond abwenden. Die Frau und die Eule sind verschwunden. Neben mir sitzt nun eine schwangere Frau. Sie streichelt sanft über ihren Bauch, und all ihre Bewegungen sind ganz langsam.

»Bist du der Vollmond?«, frage ich einfach direkt.

»Nein.« Sie lächelt und streift mir mit einer Hand liebevoll über die Wange wie eine Mutter ihrem ahnungslosen Kind.

»Wieso bist du schwanger?« Ich ärgere mich über diese blöde Frage.

»Jeder ist mindestens einmal im Monat schwanger!«

»Wie meinst du das denn?«

»Wir gehen immer wieder schwanger mit Ideen und neuen Projekten. Und die Mondin bringt zum Vorschein, was es loszulassen gilt und wann es gilt, Aufgaben loszulassen! Die Zeit um Vollmond unterstützt alle Loslass-Prozesse. Sie beleuchtet all das, was vorher in Dunkelheit gehüllt war. Loslassen befreit, und die Vollmondin reicht dir jeden Monat die Hände, um es dir abzunehmen!«

»Was abzunehmen?«

»Alte Gedanken, Gefühle, Wünsche, Streit oder Sorge. Was immer du schon lange Zeit mit dir trägst.«

»Wie nimmt sie mir denn diese Herausforderungen ab?«

»Sie nimmt dir nichts ab. Sie spült aber Gefühle an die Oberfläche.

Dann liegt es an dir, ob du dir Zeit nimmst, diese auch zu fühlen und loszulassen. Die Vollmondin sendet eine Energie aus, die dich vielleicht sogar träge macht, damit du auch wirklich in die Ruhe kommst. So viele Menschen sind trotzdem ruhelos und machen immer nur weiter und weiter. Dann schlafen sie schlecht und träumen wild. Verfluchen den Vollmond. Dabei sind sie es, die ihre Chancen nicht erkennen.«

»Wenn ich das also richtig verstanden habe, dann ist die Zeit um den Vollmond herum eine gute Zeit zum Loslassen?«

»Das hast du sehr gut erkannt!«

Ich schaue sehnsüchtig zum Vollmond hoch, weil ich *sie* schon kaum loslassen will. Sie ist so wunderschön! Und nach und nach sehe ich, dass ein Stück vom Mond fehlt. Und ich ahne, was nun wieder passiert.

Die schwangere Frau ist verschwunden. Direkt mir gegenüber sitzt nun eine alte Dame. Ihr faltiges Gesicht wird vom Mond angeleuchtet, und ihre zittrigen Hände greifen nach meinen. Ganz viel Wärme durchströmt meinen Körper. Ich habe keine einzige Frage an sie. Ein Blick in ihre eisblauen Augen lässt mich verstehen, dass sie bereit ist, vollständig loszulassen. Sie geht dem Ende zu. Dabei ist diese alte Dame so friedlich und ruhig. Wie oft habe ich im Leben, anstatt zu pausieren, lieber weitergemacht, geleistet und abgearbeitet?

Immer und immer wieder bin ich über meine Grenzen gegangen und habe mir keine Zeit gegeben, das Erlebte zu verarbeiten.

Diese alte Frau hat vollständig akzeptiert, dass sie langsam ist. Sie führt meine Hände ganz ruhig zu Boden.

Ich spüre die Erde unter mir. Die Frau atmet tief durch, und ich mache mit. Sofort habe ich das Gefühl, geerdet zu sein. Ich verstehe, dass diese Frau sich schon bald verwandeln wird. Wenn es Neumond ist, wird sie wieder die Kraft einer jungen dynamischen Frau haben. Im zunehmenden Mond lässt sie ihrer Magie freien Lauf und erschafft. Im Vollmond lässt sie los, und jetzt darf sie ruhen und Dinge zu Ende bringen.

Ich traue mich doch noch, eine letzte Frage zu stellen: »Wie ist dein Name? «

Sie Frau lächelt breit: »Luna.«

Ich öffne die Augen und liege in meinem Bett. Meine Seele scheint im Traum auf Reisen gegangen zu sein.

»Der Mond ist eine Erinnerung daran, dass es egal ist, in was für einer Phase ich mich befinde. Ich bin immer vollkommen.«

Ich gebe zu, es ist manchmal nicht so leicht, die gesunde Balance zwischen Aktivität und Passivität zu finden. Aber genau darin liegt meiner Meinung nach der Schlüssel zur Gesundheit. Vor allem der Verstand gaukelt uns gern mal vor, dass wir noch viel mehr zu tun haben und leisten müssten, als wir es eh schon tun. Und wenn wir dann Pause machen, sind wir so erschöpft, dass wir uns nur noch berieseln lassen. Dann haben wir ein schlechtes Gewissen und stürzen uns doch wieder in die Arbeit. Danach hat man das Gefühl, etwas geschafft zu haben. Ein gefährlicher Trugschluss.

Ich sprach schon über die erstrebenswerte »goldene Mitte«. Ich wette, wenn du dich in deinem Umfeld so umschaust, wirst du wohl kaum jemanden finden, der komplett in seiner Mitte ist. Um wieder in die goldene Mitte zu finden, hilft es deswegen, sich an Mutter Natur zu orientieren. Denn die Natur gibt uns einen ausbalancierten Rhythmus vor, nach dem es sich zu leben lohnt.

Da hätten wir einmal Tag und Nacht, den weiblichen Zyklus, die Mondphasen, aber auch die Jahreszeiten. Über Tag und Nacht muss ich nicht viel sagen. Es ist gesund, ausgiebig und tief in der Nacht zu schlafen, um genügend Energie für den Tag zu haben. Zum weiblichen Zyklus habe ich im Kapitel »Hormone und Pille«

schon mehr erzählt. Die Magie der Mondphasen ist in meiner kleinen Geschichte hoffentlich deutlich geworden.

## Im Rhythmus der Jahreszeiten ankommen

Das alles sind relativ kurzfristige Zyklen – auf einen Tag, eine Woche oder einen Monat gesehen. Aber betrachtet man ein ganzes Jahr, hat auch das einen eigenen Takt, auf den unsere Seele reagiert. Menschen neigen dazu, das gesamte Jahr über die gleiche Energie haben zu wollen. Im Sommer scheint das noch alles wunderbar zu funktionieren. Denn der Sommer steht auch in der Natur für Kraft und Energie. Schon im Herbst werden viele Menschen traurig, wenn die Nächte allmählich länger und die Tage kürzer werden. Auch emotional gesehen steht der Herbst fürs Loslassen, Verarbeiten und Zur-Ruhe-Kommen. Dann kommt der Winter, und je länger der andauert, wird es für viele schon ganz schön heikel mit der eigenen Laune. Und tatsächlich steht der Winter für die Energie des Schlafs, der Leblosigkeit und der Stille. Im Frühling ersteht die Energie des Erwachens und der Befruchtung wieder auf. Das zeigt sich in der Natur, aber auch in der Stimmung der Menschen.

Die Pflanzenwelt ist die sichtbar gewordene Seelenwelt der Erde. Aber ist es so gewollt, dass Menschen die Hälfte des Jahres schlechte Laune und wenig Energie haben? Nein, das ist natürlich so nicht vorgesehen. Eine gesunde und glückliche Seele kann in jeder Jahreszeit Energie schöpfen und das Leben genießen. Dafür darfst du etwas verstehen: Die Seele tritt im Sommer mehr in den Hintergrund und im Winter mehr zum Vorschein. Was meine ich damit? Natürlich ist deine Seele immer mit dir verbunden, zu jeder Zeit. Allerdings gibt es eben Zeiten, in denen ist der Schleier zwischen Seele und Körper dünner. So als wärst du deiner eigenen Seele näher. Im Sommer rückt die Seele etwas in den Hintergrund, weil die allgemeine Energie viel mehr nach außen gerichtet ist. Körper und Aktivität stehen dann im Fokus. Der Herbst ist dann eine Wendung und läutet die Zeit der Ruhe ein. Vielleicht spürst auch du es im Herbst, dass dein Verstand und der Körper länger brauchen. Das liegt daran, dass der Körper langsam an Energie verliert, damit die Seele hervortreten kann. Im Winter dann ist die Seele viel wacher als noch im Sommer, weil sich Geist und Körper zurückziehen. Der Winter ist die Zeit im Jahr, in der du zu dir selbst zurückfinden darfst. In der deine Gefühle und Wünsche deutlicher sind. Wenn du deiner Seele aber schon grundsätzlich recht wenig Aufmerksamkeit schenkst, sie gar vergessen hast oder verleugnest, dann kann es sein, dass ihre Traurigkeit im Winter besonders stark zu spüren ist. Im Frühling kommt es dann wieder zu einer Wandlung, vor allem für Seelen, die im Winter tatsächlich Kraft schöpfen durften. Dann fließen die Energie und Aufmerksamkeit wieder nach außen in den Körper und den Geist. Ähnlich ist es in der Natur, die Pflanzen erwachen und entwickeln wieder Blätter, Blüten und Früchte.

Am besten unterstützt du deine Seele und deine innere Natur, wenn du aufhörst, gegen den Jahreszeitenrhythmus anzukämpfen. Zwingst du dich im Winter zu Höchstleistungen und findest keine Ruhe, kann deine Seele nicht richtig wach werden. Es hilft oft schon, wenn du aufhörst, dich im Herbst und Winter für deine Müdigkeit zu verurteilen. Es ist vollkommen normal und auch so vorgesehen, dass du nun mehr schläfst und ruhst. Vor allem, wenn du vermehrt Hautprobleme im Winter hast und dir Druck machst, weiterhin zu funktionieren, ist es wichtig, die Schönheit in der Ruhe zu finden.

Du kannst deinen Körper dabei unterstützen, im Rhythmus der Jahreszeiten anzukommen, indem du saisonal isst, auch mal bei Kälte spazieren gehst und indem du dir mehr Schlaf erlaubst. Vor allem Meditation und Seelenarbeit sind im Winter besonders wirksam, weil deine Seele viel wacher ist und mit dir sehr klar kommuniziert. Lerne, wie die alte Frau zu sein in der Mondgeschichte. Letztendlich ist es wieder die Qualität der Weiblichkeit, die in den dunklen Jahreszeiten gelebt werden will. Im Sommer scheint bekanntlich viel länger die Sonne als im Winter, und die Energie der Sonne steht symbolisch auch für Männlichkeit. Der Mond, der im Winter viel länger am Himmel zu sehen ist als im Sommer, steht bekanntlich für die Weiblichkeit. (In anderen Sprachen spiegelt sich das auch im grammatischen Geschlecht wider: *Luna* ist feminin und *sol* maskulin.)

## Mondphasen und weiblicher Zyklus

Erkenne die Parallelen zwischen den Mondphasen und dem weiblichen Zyklus. Eine Mondphase dauert etwa 28 Tage an, genau so, wie es auch ein Menstruationszyklus macht. Eine natürliche Blutung der Frau pendelt sich oft genau so ein, dass sie entweder zum Neu- oder Vollmond kommt. Wenn die Frau ihren Eisprung zum Neumond und ihre Menstruation zum Vollmond hat, nennt man das »roter Zyklus«. Hier werden die kreativen Energien in der Zeit des zunehmenden Mondes freigesetzt. Frauen im roten Zyklus befinden sich oft in einer Lebensphase, in der sie sich innerlich entwickeln und auch die Ausdrucksform eher nach innen gerichtet ist.

Durchläuft die Frau ihren Eisprung zum Vollmond und die Menstruation zum Neumond, ist es ein »weißer Zyklus«. Somit trifft deine fruchtbare Energie mit dem Vollmond zusammen und entfacht vor allem die schöpferischen Energien. Frauen in diesem Zyklus sind in der Energie des Selbstausdrucks.

*Achtung:* Keins von alldem ist »besser« oder »schlechter«. Auch wenn du deine Periode nicht am Voll- oder Neumond hast, wird dein Körper schon einen guten dafür Grund haben. Es kann auch sein, dass er sich grad neu einpendelt.

## Mondrituale

Wenn du anfängst, achtsamer im Rhythmus der Natur zu sein, wirst du auch schon bald den Winter lieben lernen. Ein Weg, den Rhythmus wiederzufinden, ist das monatliche Arbeiten mit Mondritualen, wie ich sie beispielsweise auf meiner Website anbiete, vor allem in der dunkleren Jahreszeit.

Während des Neumonds und des Vollmonds kannst du dich wunderbar neu ausrichten und loslassen. Vielleicht gehörst du auch zu den Menschen, die bei Vollmond schlecht schlafen und wild träumen. Fängst du erst mal damit an, den Vollmond für ein Loslass-Ritual zu nutzen, wirst du schnell bemerken, dass du keine Probleme mehr haben wirst. Denn die Energie der Seele und des Unterbewusstseins sucht sich immer ihren Weg ins Außen. Und vor allem in der Nacht und im Traum ist das Tor zum Unterbewusstsein weit geöffnet. Wenn du allerdings bewusst in einem Ritual die in dir aufsteigenden Emotionen loslässt, ist es für deinen Körper sehr viel leichter und du schläfst viel entspannter.

# Chakren – die Organe der Seele

Wenn wir über die Seele sprechen, darf eins nicht fehlen, und das sind die »Organe der Seele«. Wenn du mal Yoga gemacht hast, bei einem traditionell chinesischen Mediziner warst oder mit Reiki in Berührung gekommen bist, wirst du dich schon mal um deine Seelenorgane, die Chakren, gekümmert haben. Letztendlich kommt das alte Wissen über die sieben unsichtbaren Energiewirbel aus den vedischen Schriften Indiens.

Das Wort »Chakra« entstammt der altindischen Sprache Sanskrit und bedeutet so viel wie »Rad« oder »Kreis«. Medial begabte Menschen, welche die Aura sehen können, beschreiben die Chakras nämlich als »Lotusblüten« in kreisender Bewegung. In den indischen Texten wird davon gesprochen, dass der Mensch bis zu 72 000 Nadis (Energiebahnen) im Körper hat, die an gewissen Punkten zusammenlaufen. Dort, wo sich die Energiebahnen treffen, liegen unsere Energiezentren: die Chakren. Die sieben Hauptchakren, auf die ich hier vor allem eingehen werde, befinden sich vom Steißbein an der Wirbelsäule entlang aufwärts bis zum Scheitel. Du kannst sie dir wie Trichter vorstellen, die an der Körperoberfläche nach vorn und hinten geöffnet sind.

Jedem Chakra entsprechen bestimmte geistig-körperliche Eigenschaften. Diese werden durch verschiedene Symbole (etwa Farben, mantrische Silben oder Formen) ausgedrückt. Die zugeordneten Elemente sind auch symbolisch-energetisch zu verstehen. So geht es beispielsweise bei der Erde nicht wörtlich und ausschließlich um Grund und Boden, sondern eher um deine Verbundenheit mit der Erde im Sinne von Standfestigkeit und Selbstvertrauen.

Ähnlich wie die physischen nehmen die Seelenorgane Energie in sich auf und geben Energie wieder ab. Anders als beispielsweise beim Darm sind es keine Lebensmittel, die aufgenommen und aufgespalten werden, sondern feinstoffliche Schwingungen und Energien. Die Chakren empfangen, transformieren und verteilen diese Energie im Energiesystem des Menschen. Jedes Chakra kümmert sich dabei um andere Körperbereiche. Du nimmst diese Energien dann letztendlich durch Gedanken, Gefühle oder andere Empfindungen wahr.

Damit deine Lebenskraft überall im Körper gut fließen kann, müssen diese Energiekanäle in einem guten Zustand sein. Dann fühlst du dich energiegeladen und gesund. Gewisse Umstände oder auch traumatische Erlebnisse können jedoch dafür sorgen, dass sich Energiekanäle verschließen. Im physischen Blutkreislauf kann es passieren, dass Äderchen verstopfen und somit nicht mehr alle Organe oder Zellen übers Blut mit den wichtigen Nährstoffen oder Sauerstoff versorgt werden können. Ähnlich ist es mit Energieblockaden in den Nadis. Diese können zur Folge haben, dass einzelne Chakren in Aufnahme und Abgabe der Energien gestört sind und somit ins Ungleichgewicht geraten.

Du kannst dir die Chakren auch wie Antennen vorstellen, die jeweils auf eine individuelle Frequenz eingestellt sind und somit unterschiedliche Schwingungen aufnehmen. Wenn an den Antennen etwas defekt ist, können bestimmte Frequenzen nur schwer empfangen oder auch wieder abgegeben werden.

Ich gehe jetzt gleich auf die sieben Hauptchakren ein und erkläre dir, für welche emotionalen und körperlichen Bereiche sie stehen. Denn die Arbeit mit den Chakren ist ein wunderbares Werkzeug für den Alltag, um dich immer wieder in die Balance zu bringen, dich zu erden oder negative Emotionen loszulassen. Wenn deine Chakren alle in einem ausgeglichenen Verhältnis zueinander stehen – ein Chakra kann verschlossen, aber auch *zu weit* geöffnet sein –, sind Körper, Geist und Seele in Einklang.

Ziel ist es, dir dank der Chakrenarbeit deiner Emotionen und Themen bewusster zu werden und eine Möglichkeit zu haben, mithilfe von Yogaübungen oder Chakra-Meditationen loszulassen, was dir nicht dienlich ist. Interessanterweise hängen die sieben Hauptchakren auch mit den sieben Organen des endokrinen Systems zusammen, das Hormone produziert und unterschiedliche Stoffwechselvorgänge und Organe reguliert. Die unteren Chakren stehen für die Grundbedürfnisse des Menschen. Die oberen sind mit deinen spirituellen und geistigen Aspekten verbunden. Das unterste oder Wurzelchakra (auf Sanskrit: Muladhara) ist nach unten geöffnet, wogegen das oberste oder Kronenchakra (Sahasrara) nach oben ausgerichtet ist. Die übrigen Energiewirbel zeigen wie gesagt nach vorn und hinten.

Es gibt auch weitere Chakren, auf die ich hier nicht ausführlich eingehen möchte. Allerdings finde ich die folgend genannten zwei Nebenchakren sehr interessant.

## Nebenchakren

### Die Handchakren

Die Hände stehen fürs Geben und Nehmen im Leben, und über ihre Berührung nehmen wir oft Kontakt zu anderen Menschen auf. Auch ein Austausch zwischen Gefühlen findet häufig über die Hände statt, positive sowie auch negative. Deine Hände können mit einem Auflegen oder Streicheln Trost und Ruhe übertragen. Aber auch Aggression kann mit einem Schlag oder Fausthieb über die Hände weitergegeben werden.

Die Handchakren sind über die Handfläche und die Finger verteilt und stehen in Verbindung mit dem Herzchakra. Deswegen funktioniert bei guten Heilarbeitern die Übertragung von heilsamer Energie übers Handauflegen. Gewisse Menschen spüren oder leiten über die Handchakren auch Energien, dafür braucht es aber ein ausgeglichenes Herzchakra.

Du kannst die Handchakren wunderbar durch kreative oder handwerkliche Arbeit sowie Musizieren, aber auch durchs Kochen aktivieren.

## Die Fußchakren

Die Füße stehen für deinen Stand im Leben. Bei einer Fußreflexzonenmassage kann dein kompletter Organismus und auch jedes Chakra angeregt werden. Sind deine Fußchakren ausgeglichen, fühlst du dich geborgen, sicher und geerdet. Die Fußchakren sind auf der Fußsohle abgebildet und direkt mit dem Wurzelchakra verbunden, das dir die Basis deiner Gesundheit schenkt.

Du kannst deine Fußchakren durch Massage aktivieren (lassen), aber auch durch die direkte Verbindung zur Erde. Das Barfußlaufen, vor allem in der Natur, kann deine Erdung sehr stark verbessern. Viele Pilger, die den Jakobsweg oder andere energetische Pfade gegangen sind, berichten von einer Art »treibenden« Kraft, die beim Laufen aus der Erde in die Füße fließt.

# Die sieben Hauptchakren

## Das Wurzelchakra – Muladhara

Ein blockiertes Wurzelchakra hat existenzielle Ängste, Orientierungslosigkeit und mangelndes Vertrauen zur Folge. Vielleicht kennst du das Gefühl des Gedankenchaos, das dich erst überfordert und dir dann Angst macht. Oder du bist grundsätzlich ein ängstlicher Mensch. Dann wirst du das lähmende und einengende Gefühl von Angst und Panik gut kennen.

Aber seien wir mal ehrlich, wir sind umgeben von Angst. Ich treffe selten Menschen, die Vertrauen haben. Dabei ist Urvertrauen der Schlüssel zur Gesundheit, und vor allem ist es unser natürlicher Zustand. Der Grund für Angst oder Misstrauen existiert oft nicht einmal. Die Vorstellung davon, dass etwas passieren könnte, reicht aus, um Angst zu haben. Versteh mich nicht falsch, das Gefühl von Angst ist immer Fakt. Wenn du Angst hast, hast du Angst. Daran ist nichts eingebildet. Allerdings gibt es wie gesagt oft keinen Grund für die Angst. Meistens sind es Gedanken oder sogar Katastrophengedanken, die Ängste auslösen. Warum auch immer du Angst hast, es ist extrem energieraubend. Weshalb ein blockiertes Wurzelchakra sich neben Angst und Panik auch in Antriebslosigkeit und lang anhaltender Erschöpfung ausdrückt. Fließt die sublime Energie der Erde nicht richtig durch dein Wurzelchakra, kann dein komplettes Energiesystem nicht richtig versorgt werden. Dann darfst du dich Mutter Erde wieder öffnen, um unendliche Energie und *Urvertrauen* in dich hineinfließen zu lassen.

Im Gegensatz dazu stehen Menschen mit einem aktiven Wurzelchakra mit beiden Beinen auf der Erde und mitten im Leben, sie sind meist sehr lebensbejahend und oft auch sehr erfolgreich. Diese Leute fühlen sich sicher und sind im Vertrauen. Angst kann natürlich auch mal auftreten, sie hat ja eigentlich die Funktion, uns vor Gefahren zu bewahren, sie wird aber gemeistert, da diese Menschen durch die Angst hindurchgehen, an Selbstvertrauen hinzugewinnen und weiterhin daran wachsen.

Das Wurzelchakra liegt am unteren Ende der Wirbelsäule zwischen After und Genitalien. Es ist dem Anus, Mastdarm, Dickdarm und den Nebennieren zugeordnet. Die Nebennieren spielen eine große Rolle für die Haut, da hier unter anderem Adrenalin, Noradrenalin und Cortisol produziert werden. Cortisol unterdrückt überschießende Reaktionen im Körper.

Das erste Chakra hat die Farbe Rot und ist dem Element Erde zugeordnet.

### Übung: Wurzelchakra

Um dich zu erden, trage rote Kleidung, laufe barfuß (wenn möglich, auch mal draußen auf einer Wiese oder durch Erde), iss Wurzelgemüse (Kartoffeln, Pastinaken, Karotten und so weiter) und praktiziere Waldbaden.

### Das Sakralchakra – Svadhisthana

Entschuldigst du dich ständig für alles, fehlt dir das Gefühl von Begeisterung, fühlst du dich in deiner Sexualität blockiert oder neigst du zu Suchtverhalten? Und das Schlimmste daran ist, dass du die Schuld dafür bei dir selbst suchst?

In diesem Fall kann dir die Arbeit mit dem Sakralchakra helfen. Denn letztendlich sitzt hier deine Schöpferkraft, die erschaffende Energie. Ist diese blockiert, kann das zu starken Schuldgefühlen, stagnierter Kreativität oder verschiedensten Problemen in der Sexualität führen. Andersherum können sich auch schlechte oder traumatisierende Erlebnisse mit Sexualpartnern in einer Blockade im zweiten Chakra manifestieren. Das daraus resultierende Schuldgefühl mag stark an dir nagen, und dann darfst du lernen zu vergeben.

Ist das Sakralchakra im Ungleichgewicht, kann es dann sogar zu einem generellen Problem mit dem Geben und Nehmen kommen. Weswegen die Folgen einer solchen Blockade auch in Übergewicht (du nimmst dir übermäßig viel) oder Magersucht (du willst nichts mehr aufnehmen) enden kann. Steckst du in diesem Kreislauf fest, sind Schuldgefühle wahrscheinlich an der Tagesordnung und sollten ein für alle Mal losgelassen werden. Immerhin hast du in jeder Situation nach bestem Wissen und Gewissen sowie im Rahmen deiner Möglichkeiten gehandelt.

Wenn du dich hier in einem oder mehreren Punkten wiedererkennst, geht es für dich darum, wieder mehr Freude in dein Leben zu lassen. Hör auf, dich an deinen Fehlern zu messen. Sie sind letztendlich eine Chance zur Verbesserung und dazu da, um zu lernen.

Ein ausgeglichenes Sakralchakra sorgt nicht nur für ein erfülltes Sexualleben. Diese schöpferische Energie wird ebenfalls gebraucht, um Projekte umzusetzen oder kreativer Arbeit nachzugehen. An dieser Stelle finde ich es wichtig zu sagen, dass dich ein aktives Sakralchakra dazu bringt, eine Priorität darin zu sehen, dass du dir Zeit für dich nimmst. Für die Hobbys und Tätigkeiten, die dir Freude bereiten, darfst du dir Zeit nehmen.

Das Sakralchakra liegt auf der Höhe des Kreuzbeins und versorgt unter anderem die Fortpflanzungsorgane mit Energie. Außerdem sind die Keimdrüsen (Eierstöcke, Prostata, Hoden) dem zweiten Chakra zugeordnet. Ein gestörtes Sakralchakra kann also auch zur Folge haben, dass es zu einer Hormondisbalance kommt. Weiterhin stehen Organe wie die Niere und Blase (Wasser) mit diesem Chakra in Verbindung.

Das zweite Chakra hat die Farbe Orange und ist dem Element Wasser zugeordnet.

### Übung: Sakralchakra

Schreib dir auf deine alltägliche To-do-Liste immer ganz oben eine Sache auf, die dir Freude macht.

## Das Solarplexuschakra – Manipura

Schämst du dich öfter, fühlst du dich schnell persönlich angegriffen und bist dann verärgert? Dann wird das dritte Chakra am Solarplexus (dem auch »Sonnengeflecht« genannten Geflecht aus Fasern und Knoten des vegetativen Nervensystems) für dich interessant sein.

Wenn du eine zu Entzündungen neigende Haut hast, dann ist die Arbeit mit dem Solarplexuschakra für dich wahrscheinlich essenziell. Denn der Umgang mit Wut (Element Feuer) ist oft ein großes Problem für sensible Menschen, zu denen du wahrscheinlich auch gehörst. Wer harmoniebedürftig ist und sich nicht traut, Nein zu sagen, geht oft über seine Grenzen und schluckt eigenen Ärger hinunter. Oft sitzt diese Wut dann im Magen, und es kommt nicht selten zu Magenproblemen, Sodbrennen oder Übelkeit. Ich erinnere mich noch daran, wie ich früher oft nach außen hin super entspannt getan habe, es aber oft in mir brodelte. Ich war wütend über Ungerechtigkeit, darüber, dass andere Menschen in meinen

Augen zu unsensibel sind, und dann war ich auch sauer auf meine eigene Haut. Meinen Ärger habe ich, weil ich Konflikte meiden wollte, mit mir selbst ausgemacht. Diese feurige Energie hat sich dann in verschiedensten Entzündungen in meinem Körper einen Weg ins Außen gesucht. Ein gesunder Umgang mit Wut ist also essenziell, und ein Weg in die richtige Richtung ist die Arbeit mit dem dritten Chakra. Wut, richtig eingesetzt, ist eine sehr starke und treibende Kraft.

Ein weiteres Gefühl, das in Zusammenhang mit dem Solarplexuschakra steht, ist Scham. Normalerweise ist das Gefühl von Scham dafür da, sich an eine Gruppe anzupassen. Es ist also ein sehr soziales Gefühl und verbunden mit dem Wunsch dazuzugehören. Das »Erröten«, eine Schamesröte im Gesicht zu haben, gehört dazu. Von der Natur ist das extra so angelegt, da sich der sich schämende Mensch mit der Signalfarbe Rot sichtbar macht und für jeden klar ist, dass er indirekt darum bittet, akzeptiert und von der Gruppe aufgenommen zu werden.

Spannend ist, dass nachweislich die Entzündungswerte im Körper ansteigen, wenn die Schamesröte in den Kopf steigt. Nun denke ich an die verschiedensten Hautprobleme, die oft mit einer Rötung einhergehen, und verstehe viel besser, wieso Betroffene ein ständiges Gefühl von Scham mit sich tragen. Menschen mit lang anhaltenden Rötungen sind vielfach besonders sozial, weil sie innerlich ständig die Sehnsucht tragen dazuzugehören. Wie bei allen Gefühlen wird es schwierig, wenn diese Scham zu lange anhält. In diesem Fall wird sie zu einer toxischen Scham. Um damit angemessen umzugehen, gibt es nur *einen* gesunden Weg: nämlich die Scham nach außen zu tragen, zum Beispiel indem man sich mitteilt oder die Arbeit mit dem dritten Chakra aufnimmt.

Neben Wut, Aggression und Scham kann sich ein unausgeglichenes Solarplexuschakra auch in einem übergeordneten Machtwillen oder der totalen Kraftlosigkeit äußern. In diesem Fall kannst du durch gut angeleitete Chakrenarbeit deine Energie in Willenskraft und Mut zur Selbstverwirklichung verwandeln.

Mit einem gereinigten und ausgeglichenen Solarplexuschakra erreichst du deine Ziele, egal, welche Widerstände sich dir in den Weg stellen. Denn auf einmal behältst du deine Kraft, deinen Willen und kannst aus deiner Mitter heraus klare Lösungswege finden. Das Solarplexuschakra ist sozusagen Vermittler zwischen Gefühl und Verstand, das Gefühle reflektiert und Gedanken in die richtige Richtung lenkt. Menschen, deren drittes Chakra ausgeglichen ist, wirken emotional sehr stabil, entscheidungsfreudig, intuitiv und verantwortungsbewusst.

Das Solarplexuschakra liegt oberhalb des Bauchnabels und unterhalb des Brustbeins. Die zugeordnete Drüse ist die Bauchspeicheldrüse, aber auch das Verdauungssystem mit Magen, Milz, Leber, Gallenblase und dem vegetativen Nervensystem.

Das dritte Chakra hat die Farbe Gelb und ist dem Element Feuer zugeordnet.

### Übung: Solarplexuschakra

Stell dich in die sogenannte Superheldenpose: Hände in die Hüfte gestemmt, dein Stand ist fest, die Schultern sind zurückgezogen, dein Kinn ist leicht erhöht. Dann atmest du fünf- bis zehnmal »in den Bauch« ein.

## Das Herzchakra – Anahata

Verschließt du dein Herz aus Angst vor Enttäuschungen und kannst du alte Verletzungen nicht loslassen? Fällt es dir schwer, Beziehungen zuzulassen, oder ist es das Gegenteil, und du kannst dich einfach nicht abgrenzen? Dann kann es sein, dass dein Herzchakra gereinigt und ausgeglichen werden darf.

Traurigkeit wird oft mit Schwäche verwechselt, dabei ist Weinen eines der besten Ventile, um Emotionen loszulassen. Bryan Denny, Wissenschaftler von der Rice University in den USA, hat untersucht, wie Menschen Emotionen regulieren und was mit unterdrückter Trauer im Körper passiert. Es wurden Menschen untersucht, die ihre Ehepartner verloren hatten. Diejenigen unter ihnen, die ihre Trauer nie herausließen, wiesen nachweislich höhere Entzündungswerte im Körper auf. Unterdrückte Gefühle sind also sogar messbar.

Auch das Herz kann tatsächlich aufgrund von Kummer erkranken, die Symptome eines »gebrochenen Herzens« verlaufen dann teilweise sogar wie bei einem wirklichen Herzinfarkt ab, obwohl gar keiner vorliegt. Zum sogenannten Broken-Heart-Syndrom muss es aber erst gar nicht kommen, wenn du lernst, mit Trauer und Traurigkeit umzugehen. Ein guter Weg ist die Arbeit mit dem Herzchakra. Und es lohnt sich, denn ist es erst mal blockiert, äußert es sich darin, gefühlskalt, lieblos oder unsensibel zu werden. Auch in diesem Fall kann die Liebe, die man sich selbst verwehrt, in Suchtverhalten umschlagen. Betroffene suchen nach einer Ersatzliebe, die einen nicht enttäuschen kann. Was ein schmerzendes Herz aber wirklich heilen kann, ist echte Liebe, Wärme und Geborgenheit. Die kannst du allerdings nur empfangen, wenn du dich dafür öffnest.

Ich habe außerdem schon erklärt, welch wichtige Rolle das Herzchakra für Heilung spielt. Es ist das Zentrum für heilsame

Energie und wird wohl auch das erste Chakra sein, das sich beim Menschen schon in der Embryophase ausbildet. Es umschließt uns komplett als Energiehülle im Mutterleib. Bist du bereit, die uns alle umgebende Liebe wieder in dein Leben zu lassen?

Wenn dein Herz offensteht, dann spürst du tief in dir das Gefühl der Verbindung. Du hast erfüllende zwischenmenschliche Beziehungen, Mitgefühl, ohne »Mit-Leid« zu haben, und übernimmst gern soziale Verantwortung. Du findest eine gute Balance darin, mitfühlend zu sein, kannst dich aber genauso gut abgrenzen (selbst zentrieren). Ist dein Herzchakra ausgeglichen, hast du einen Zugang zur intuitiven Weisheit.

Das vierte Chakra ist der Mittelpunkt deines Chakrensystems und verbindet die drei unteren physisch-emotionalen mit den drei oberen spirituell-geistigen Energiezentren.

Das Herzchakra liegt, wie der Name schon verrät, auf der Höhe des Herzens. Es ist neben dem Herzen aber auch mit dem oberen Rücken, Brustkorb, den Lungen und dem Blutkreislauf sowie der Haut verbunden. Folgen einer Disbalance im Herzchakra können also Blutdruckstörungen, Sucht-, Haut- und Lungenerkrankungen sein.

Das vierte Chakra hat die Farbe Grün und ist dem Element Luft zugeordnet.

### Übung: Herzchakra

Vor dem Einschlafen schreibst du in dein Tagebuch, wofür du heute dankbar bist. Du kannst es dir auch mit geschlossenen Augen visualisieren und mit einem Gefühl von Liebe und Dankbarkeit einschlafen.

## Das Halschakra – Vishuddha

Spürst du deine Bedürfnisse kaum und kannst ihnen nur schwer den richtigen Ausdruck verleihen? Dann wird es Zeit, dein Halschakra auszugleichen und somit deine innere Stimme zu finden. Der berühmt-berüchtigte »Kloß im Hals« kann eine spürbare Folge davon sein, dass deine Energie rund ums Halschakra nicht ausgeglichen ist. Es kann gut möglich sein, dass du dazu tendierst, deine eigene Meinung nicht auszudrücken. Wenn du deine eigenen Bedürfnisse hintanstellst und nicht nach ihnen lebst, dann versagst du dir deinen Selbstausdruck. Letztendlich belügst du dich und dein Umfeld, wenn du deine eigene Wahrheit nicht lebst. Ich habe früher auch erwartet, dass Menschen mich und meine Interessen doch wohl erkennen müssten. Ich wollte gesehen und anerkannt werden für das, was ich bin. Aber ich habe jahrelang niemandem gezeigt, wie ich wirklich bin.

Das Halschakra ist das Zentrum der Kommunikation, der Selbstbestimmung und auch der Unabhängigkeit. Wessen Halschakra ausgeglichen ist, der kann über Gedanken, Gefühle oder Erkenntnisse offen sprechen. Ist es blockiert, kommt es zu Verständigungsproblemen. Man kann seine eigene Meinung nicht mitteilen, weil man sie teilweise nicht einmal mehr selbst hört. Tatsächlich kann das sogar zu einer Sprachblockade oder der Unfähigkeit des aktiven Zuhörens führen.

Wenn du dein Halschakra wieder aktivierst und reinigst, kannst du dich anderen gegenüber ausdrücken, du hast keine Hemmungen mehr, deinen eigenen Bedürfnissen Ausdruck zu verleihen. Du wirst Menschen tiefgründiger begegnen können und auch fähig zur Diskussion sein. Im Hals liegt außerdem sehr viel Kreativität, wozu das Sprechen und Schreiben gehört, aber auch das Singen.

Das fünfte Chakra liegt auf der Höhe des Kehlkopfs. Es versorgt folgende Körperbereiche mit Energie: Hals, Nacken, Kieferbereich, Stimme, Luftröhre, Speiseröhre und auch die Arme. Es ist mit der Schilddrüse verbunden, die zum Beispiel den Stoffwechsel reguliert. Ein unausgeglichenes Halschakra kann dementsprechend zu Schilddrüsenerkrankungen, Nackenschmerzen, Sprachstörungen oder Halsproblemen führen.

Das fünfte Chakra hat die Farbe Hellblau und ist dem Element Äther (Weite, Raum) zugeordnet.

### Übung: Halschakra

Was hast du schon als Kind gern gemacht? Gemalt, gesungen, getanzt, dich verkleidet, geschrieben oder Ball gespielt? Suche dir eine kreative Ausdrucksform, für die du dir lange keine Zeit genommen hast, und leg los.

### Das Stirnchakra – Ajna

Vergleichst du dich oft mit anderen und empfindest du daraufhin schnell das Gefühl von Eifersucht oder Neid? Dann fang an, dich über das Stirnchakra oder »Dritte Auge« mit dem Großen und Ganzen zu verbinden. Erkenne, dass du Teil von allem bist.

Eine übertriebene Vorsicht ist ebenfalls ein häufiges Anzeichen für ein blockiertes Stirnchakra. Oft ist das Dritte Auge bei »Kopfmenschen« unausgeglichen. Wenn es dir wichtig ist, dass alles gut durchdacht, logisch und unter Kontrolle ist, dann wäre die Arbeit mit dem sechsten Chakra sicher hilfreich. Das Kontrollieren resultiert aus einer Unsicherheit heraus und führt zu einer Disharmonie im gesamten Energiesystem. Du wirst nie alles bis zum Schluss durchdenken und planen können. Diese Tendenz, alles zu »zerdenken«, hat zur Folge, dass der Körper reagiert. Typische Symptome sind dann Kopfschmerzen, Migräne, Konzentrationsschwäche, Dauerstress oder Erkrankungen der Sinnesorgane. Auch Albträume können eine Folge sein.

Ein verschlossenes Stirnchakra kann dazu führen, dass Ideen nicht in die Umsetzung kommen. Vielleicht sind jede Menge Einfälle da, aber irgendwie wird nie was draus.

Wie du vielleicht schon erkannt hast, sitzen im Stirnchakra der Geist, die Erkenntnis, der Wille und der Verstand. Ist das sechste Chakra im harmonischen Ausgleich, bist du fähig, deine Gedankenkraft für dich einzusetzen. Wenn die Energie im Dritten Auge richtig fließt, dann können auch Ideen in die Umsetzung kommen. Oft haben Menschen mit visuellen Berufen ein aktives Stirnchakra, zum Beispiel als Architekt, Ingenieur oder auch Designer.

Spirituell gesehen, hilft ein aktives Drittes Auge dabei, unausgesprochene Dinge wahrzunehmen, Visionen zu empfangen und teilweise auch hellsichtig zu sein. Diese Veranlagung liegt dann aber meistens schon sehr früh vor, und solche Fähigkeiten müssen oft genutzt werden, um stärker zu werden. Auch Wahrsager/innen haben ein ausgeprägtes Drittes Auge.

Das sechste Chakra, das auch mit dem sechsten Sinn in Verbindung gebracht werden kann, sitzt auf der Stirn zwischen den Augenbrauen. Es ist der Hirnanhangsdrüse (Hypophyse) zugeordnet, die als Zentrale für das gesamte endokrine System steht. Ansonsten versorgt das Stirnchakra Gesicht, Ohren, Augen, Nase, Nebenhöhlen, Kleinhirn und zentrales Nervensystem mit Energie.

Das sechste Chakra hat die Farbe Dunkelblau oder Indigo und ist keinem Element zugeordnet.

### Übung: Stirnchakra

Durchs Visualisieren aktivierst du dein Drittes Auge. Wenn du dir also deine Zukunft vorstellst oder dir bildhaft deine gesunde Haut vor dem inneren Auge anschaust, wird auch dein Drittes Auge geöffnet. Auch die Yogaübung »Haltung des Kindes«, bei der du kniest, die Hände nach vorn bringst und die Stirn den Boden berührt, bringt eine Verbindung zum sechsten Chakra.

### Das Kronenchakra – Sahasrara

Fühlst du dich einsam, kraftlos oder bist du erschöpft vom Leben? Dann könnte es sein, dass dein Kronenchakra, die Quelle zur universellen Energie, blockiert ist. Es kann sogar sein, dass du intelligent bist, eine tolle Familie hast und materiell sehr erfolgreich bist. Trotzdem fühlst du dich nicht erfüllt oder sogar orientierungslos. Wenn du schon lange nach einem Sinn oder nach Bedeutung forschst, hör auf, im Außen danach zu suchen.

Ist das Scheitelchakra nicht ausgeglichen, kommt es oft zu Sinnkrisen. Typische Symptome sind eine Quarter-Life- oder Midlife-Crisis, Depressionen oder Verwirrtheit. Auch Immunschwächen und chronische Krankheiten stehen häufig in Verbindung mit einem blockierten siebten Chakra. Letztendlich kann dein Kronenchakra dein System nicht richtig mit Energie versorgen, wenn du dich nicht als Teil von etwas Höherem siehst.

Die zugeordnete Drüse ist in diesem Fall die Zirbeldrüse (Epiphyse), die Einfluss auf viele Bereiche deines Körpers hat, zum Beispiel auf das Sehzentrum, den Herzrhythmus, die Hormonproduktion und vieles mehr. Man nennt die Zirbeldrüse auch »Sitz der Seele«.

Öffnest du dich für Spiritualität, das Universum oder das Göttliche, erkennst du, dass du Teil davon bist. Es geht nicht darum, jemanden oder etwas Höheres anzubeten, sondern in dich hineinzulassen, dass es kosmische Energie gibt und du dazugehörst. Deine Aufmerksamkeit bestimmt, wo die Energie hinfließt; und wenn du dir Zeit dafür nimmst, in dich zu gehen und diese Quelle der kosmischen Energie zu spüren, dann glaube mir, wirst du etwas Wichtiges erkennen. Du wirst eine Verbindung spüren und fühlen, dass du bereits alles in dir trägst, was du brauchst, um gesund und glücklich zu sein.

Das Kronenchakra befindet sich oberhalb deines Scheitels, also außerhalb des physischen Körpers, und ist nach oben hin offen. Durch eine Kronenchakra-Meditation kannst du dich wunderbar mit diesem Energiezentrum verbinden und es aktivieren.

Das siebte Chakra hat die Farbe Violett, Weiß oder Gold und ist keinem Element zugeordnet.

### Übung: Kronenchakra

Meditation ist wohl die beste Art, dein Kronenchakra zu aktivieren und immer wieder zu reinigen. Wenn du dich mit der nach oben gerichteten Kraft verbindest, stellst du über das Kronenchakra auch eine Verbindung mit der kosmischen Energie her.

# Leg los!

Ich vermute, du hast dich schon um deine physischen Organe gekümmert, deine Haut gepflegt und deinen Verstand gefüttert. Nun wird es Zeit, dass die Organe deiner Seele mal ein bisschen Detox erleben. Es braucht gar nicht viel. Feinstoffliche Energiezentren wie die Chakren können innerhalb kürzester Zeit gereinigt werden. Meiner Erfahrung nach braucht es allerdings eine Regelmäßigkeit, da der Alltag uns immer wieder zurück in alte Muster zieht. Meistens gibt es allerdings Tendenzen: Manche Themen betreffen dich öfter als andere. Eine regelmäßige Arbeit mit den Chakren ist ratsam, um nachhaltig eine Balance zu finden. Weil ich die Chakrenarbeit als eine wundervolle Möglichkeit sehe, blockierende Energien loszulassen, habe ich auch einen Chakren-Meditationskurs erschaffen. Hier gibt es für jedes Chakra eine Meditation, in der du das jeweilige Chakra reinigst und wieder neu ausrichtest. Somit löst du mithilfe deiner Energiezentren oft auch emotionale Themen und fühlst dich sogleich ausgeglichen. Ich bekomme ständig Nachrichten dazu, welch tolle Erfolge mithilfe dieser Meditationen passieren. Fast schon kleine Wunder. Bei Halsweh wird die Meditation zum Halschakra angewendet und wirkt sofort. Bei Magenschmerzen nutzen viele regelmäßig die Solarplexuschakra-Meditation oder bei der Erkältung die Meditation fürs Dritte Auge. Es ist einfach ein wundervolles Werkzeug, um die eigenen Seelenorgane zu pflegen, damit sie wiederum deinen Körper und Geist mit Energie versorgen können.

Möchtest du deine Chakren aktivieren und reinigen, um alte Blockaden aufzulösen? Am Ende des Buches gebe ich dir noch mal eine Zusammenfassung für den schnellen Überblick, und über den QR-Code findest du etwas »Anschauungsmaterial«.

**Infos zum Chakren-Meditationskurs**

www.zauberhaut.coach/links/chakren-meditationskurs/

# ZUM SCHLUSS: DU DARFST GESUND SEIN

Ich weiß, wie schmerzhaft Hautprobleme sein können und dass es an manchen Tagen nicht leicht ist, positiv damit umzugehen. Aber darum geht es auch gar nicht. Ich will dir hier auf keinen Fall etwas schönreden. Meine Intention ist es, dir mit diesem Buch eine neue Sichtweise auf das Thema »Haut« zu geben und dir neue Lösungswege zu bieten.

Du darfst einfach verstehen, dass Körper, Geist und Seele die drei wichtigsten Komponenten sind, die es in eine Balance zu bringen gilt. Und jede dieser Säulen beeinflusst die anderen zwei. Aber sei mal ehrlich: Um welche der drei Säulen hast du dich in den letzten Jahren am meisten gekümmert? War deine Aufmerksamkeit sehr viel darauf gerichtet, was im Außen passiert? Wie oft hast du dir wirklich Zeit für dich, deine Bedürfnisse und Wünsche genommen?

Beantwortest du dir diese Fragen ehrlich, dann weißt du, dass spätestens jetzt die Zeit für eine Veränderung gekommen ist. *Deine Seele ruft nach dir.*

Du bist nicht dein Körper, du bist auch nicht dein Name, deine Vergangenheit, dein Beruf oder deine Haut. Du bist so viel mehr als dieses Oberflächliche. Im Kern bist du pure Energie, und woher diese Energie ursprünglich stammt, hast du vermutlich vergessen.

Diese Energie kommt von einer kosmischen Quelle, der auch deine Seele entsprungen ist. Deine Seele wollte als Mensch in dieser Welt inkarnieren und ganz bestimmte Erfahrungen machen. Diese Erfahrung, welche auch immer es sei, kann sie nur als Mensch machen. Eine Seele kann keine körperliche Nähe spüren ohne Körper, sie kann keinen Lachanfall bekommen oder um jemanden trauern, weil er ihr fehlt. Eine Seele kann nicht gestreichelt werden oder Liebeskummer erleben. Sie kann auch nicht erfahren, wie es ist, sich von einer schlechten Phase aufzurichten und sich für eine neue Richtung zu entscheiden. Sie kann in der kosmischen Quelle nicht lernen, zu vergeben, Kinder zu gebären und aufzuziehen. Sie kann keine Fehler machen und daraus lernen oder ein verdammt leckeres Stück Kuchen essen. Eine Seele kann ohne einen Körper auch keinen Beitrag für die Umwelt leisten und einen Unterschied machen in der Welt. Sie braucht eine Stimme, um diese für etwas einzusetzen. Sie braucht ein Herz, das für etwas oder jemanden schlagen kann, und Hände, um ein Buch schreiben oder ein Baby in den Armen halten zu können.

Die Frage ist nur, ob du deinen Körper ausbeutest oder durch ihn das Leben lebst, das dir Freude bereitet.

Glaub mir, deine Seele hat sich genau dieses Leben ausgesucht mit allen Eigenschaften, deiner Familie und deinem Umfeld. Alle Umstände haben dich dazu gebracht, auf die Suche zu gehen. Du suchst nach Heilung, Gesundheit und Antworten. Und weil du Krankheit erlebt hast, wirst du letztendlich Gesundheit schätzen können. Du wirst deinen Körper zu würdigen wissen und dich um den Tempel deiner Seele kümmern.

Wenn sich deine Haut jetzt noch krank anfühlt, zeigt sie dir mit diesem Symptom, dass etwas in dir geheilt werden will. Genauer gesagt, ist der Heilungsprozess schon mitten im Gange. *Krank wird ein Mensch meistens nur, weil er nicht mehr in Frieden mit sich und dem*

*Leben ist.* Also sendet dein Körper dir Botschaften, um einen neuen Weg einzuschlagen, der dir mehr Harmonie bringt. Diese Botschaften können viele Formen annehmen, manchmal wird dein Körper besonders deutlich. Aber stoß die Zeichen deiner Haut nicht weiter von dir weg. Hör auf, sie zu bekämpfen. Nimm sie erst mal an, schau hin, und fang an, sie mithilfe dieses Buches zu deuten. Dann findest du heraus, dass deine Haut eine wirklich gute Freundin sein kann. Und sie wird auch weiterhin eine ehrliche Begleiterin sein.

In schweren Tagen und in den größten Prüfungen liegen deine größten Chancen für eine Veränderung. Möglicherweise ist es die Ernährung, die du anpassen darfst, damit es deinem Darm besser geht. Oder du darfst dein Leben auch von falschen Freunden oder missgünstigen Menschen »entgiften«. Sehr wahrscheinlich sind es deine eigenen Gedanken, die zu beherrschen und zu lenken du lernen darfst. Der Hirnforscher Gerald Hüther hat mal gesagt, dass das Gehirn immer versuchen wird, Probleme zu finden. Hör also auf, deinen Gedanken zu glauben, dass du immer und immer wieder Probleme lösen musst.

Damit du letztendlich wieder die frischen und energievollen Gefühle in dir spüren kannst, darfst du anfangen, ruhig zu werden im Kopf. Gefühle von Liebe, Geborgenheit und Heilung sind Schwingungen, die dich immer umgeben. Richtest du deinen Fokus darauf, wirst du sie empfangen können. Für diese Energien musst du gar nicht viel leisten. Du darfst vielmehr lernen loszulassen. Fang an, im Hier und Jetzt zu leben, und lass deine Vergangenheit los.

Auch ich habe mein Glück lange in der Zukunft gesucht und dachte: »Wenn ich gesunde Haut habe, dann kann ich erst glücklich sein!« Ich habe mein Glück damit aber immer nur in die Zukunft geschoben, doch die gibt es gar nicht. Zumindest kann ich in der Zukunft nichts ausrichten, sondern nur im Hier und Jetzt. Genau jetzt erschaffst auch du deine Zukunft! Jede friedliche Minute erschafft einen friedvollen Moment und somit auch eine friedvolle Zukunft.

Mit der Hilfe deines Unterbewusstseins hast du die Möglichkeit, tiefgreifende Veränderungen hervorzurufen – *und damit kannst heute noch anfangen*. Denk daran: Die Epigenetik hat herausgefunden, dass wir nicht Opfer unserer Gene sein müssen, sondern einen Einfluss auf unsere Zellen haben. Anstatt daran zu denken, was du nicht haben willst, visualisiere dir jeden Tag dein Wunsch-Ich. Fühle dich jetzt schon hinein in deine gesunde Haut, damit deine Zellen sich in diese Richtung verändern können. Deine Seele wird dir dabei immer zur Seite stehen. Du kannst ihr begegnen, wenn du nach innen schaust. Nimm dir Zeit und Raum, schließe die Augen, atme tief durch und tauche ab in eine heilsame Meditation.

Du gehörst sehr wahrscheinlich zu den sensiblen Menschen auf dieser Welt. Willkommen im Club! Fühl dich von ganzem Herzen umarmt. Aber hör auf zu denken, dass du schwach bist und dich vor dieser lauten und wilden Welt verstecken musst. Der richtige und gesunde Weg, dich abzugrenzen, ist die Selbstzentrierung. Du hast das Talent zu spüren, nutzt es aber derzeit noch vor allem dafür zu erfühlen, was dein Umfeld ausstrahlt. Richte diese Fähigkeit mehr nach innen und entdecke deine Bedürfnisse und Grenzen. Finde deinen Rhythmus wieder, denn du bist Teil der Natur und jetzt schon vollkommen. Findest du deine innere Mitte, und das immer wieder aufs Neue, dann kann dir auch keine schlechte Energie im Außen mehr etwas anhaben. Findest du erst einmal die Verbindung zu deiner unendlichen Seele, dann bist du verbunden mit der unendlichen Energie.

Du hast bis hierhin viel zu viel über Krankheit nachgedacht. Dein »Problem« hat so viel Aufmerksamkeit und Energie bekommen. Damit ist es jetzt genug. Denn mit deinem Fokus erschaffst du deine Realität. Erkenne, dass dein Körper Selbstheilungskräfte hat. Mit deiner Hilfe können sie wieder aktiviert werden. Deine Haut ist wahrhaftig der Spiegel deiner Seele. Sie ist zauberhaft!

Und denk daran: Du darfst gesund sein.

Deine Lydia Zauberhaut

# ANHANG

## Zauberhaut

Schätzungsweise vier Millionen Menschen in Deutschland leben mit Neurodermitis. Und wir wissen alle, dass das nicht das einzige Hautthema ist, unter dem Menschen leiden. Trotz der großen Zahl an »Hautsensibelchen« sind die Ursachen von Ausschlägen, Ekzemen, Akne oder anderen Hautirritationen für viele oft unklar. Das liegt meiner Meinung nach daran, dass das »Problem« oft nicht auf der Haut liegt, sondern viel tiefer geht.

Um das Thema ganzheitlich zu betrachten, ist es wichtig, die Psychosomatik dahinter zu beleuchten. Und hier komme ich ins Spiel.

## Über die Autorin

Ich bin Lydia Zauberhaut.

Schon kurz nach meiner Geburt zeigten sich auf meiner Haut die ersten Ausschläge. Erst mit Anfang 20 begann ich zu verstehen, dass meine Haut nicht mein Feind ist. Ich hatte sie viele Jahre missverstanden. Zwischen uns bestand sozusagen ein Kommunikationsproblem. Heute ist meine Haut immer noch sensibel. Allerdings verstehe ich, was sie mir sagen will; somit können wir zusammen gut und in Leichtigkeit miteinander auskommen.

Damit möglichst viele Menschen Frieden mit ihrer Haut schließen können, kläre ich darüber auf, welche Botschaften die Haut hat. Ich gebe dem schambehafteten Thema »Hautproblem« ein Gesicht. »Schlechte« Haut wird normalerweise überschminkt, retuschiert und vor der Öffentlichkeit weitestgehend verborgen. Es wird Zeit, dass sich niemand mehr schämen und mit seiner sensiblen Haut allein fühlen muss! Also spreche ich gern über Neurodermitis, Schuppenflechte, Akne und Co. und beleuchte dabei vor allem die emotionalen und seelischen Ursachen.

Durch emotionale Belastungen entsteht ein körperliches Symptom. Und ich bin überzeugt, dass dieses Feld für Hautthemen sehr bedeutsam ist.

## Das Projekt

An den Punkt, an dem ich heute stehe, wäre ich sehr wahrscheinlich nie gelangt, wenn mich meine Neurodermitis nicht gezwungen hätte, mich intensiv mit mir zu beschäftigen. Ich weiß genau, wie es ist, sich zu schämen, sich zu verstecken, Schmerzen auszuhalten, am Juckreiz zu verzweifeln und sich damit komplett allein auf dieser Welt zu fühlen. Genau deshalb ist es mir heute eine Herzensangelegenheit, Menschen mit Zauberhaut dabei zu unterstützen, neuen Mut zu schöpfen.

Weil ich weiß, wie groß das Leid in diesem Bereich ist, bin ich heute Coach für Menschen mit Hautproblemen und helfe dabei, die psychosomatischen Themen zu beleuchten. Ich helfe Menschen mit Meditationen, Coachings und Onlineprogrammen dabei, Blockaden im Unterbewusstsein zu finden und zu verändern. Dadurch lösen sich tief sitzende Stresspunkte, das führt zu mehr Energie und Entspannung, was auch eine Verbesserung der Haut zur Folge hat.

Weil ich mittlerweile weiß, was es braucht, um Frieden mit seiner Haut zu schließen, gibt es seit 2018 den Zauberhaut Podcast, den du über den folgenden QR-Code anhören kannst. Da findest du ganzheitliches Wissen zur Haut, Meditationen und inspirierende Interviews. Mit Zauberhaut biete ich auf verschiedenen Ebenen eine Plattform und Inspirationsquelle für Menschen mit Hautproblemen. Ich wünsche mir, dass so viele Menschen wie möglich die Botschaft von Zauberhaut verstehen und sie auch dein Herz erreicht – denn auch du darfst gesund sein!

**Zauberhaut Podcast anhören**

www.zauberhaut.coach/links/podcast/

# Übungsverzeichnis

# Überblick: psychosomatische Bedeutungen von Symptomen

Die Haut ist unsere äußerste Grenze zur Umwelt und ein Vermittler zwischen dem Außen und Innen. Wenn auch du ein »Hautentgifter« bist, kommen meistens mehrere Stressfaktoren zusammen, und dann »spricht« deine Haut zum Beispiel über einen Ausschlag oder Pickel zu dir. Sie zeigt dir, dass etwas nicht stimmt, und weist dich eventuell auf ungünstige Ernährung, zu viel Stress oder eben auch emotionale Belastungen hin. Wenn du die Botschaft verstehst und neben deiner Ernährungsumstellung auch eine »Lebensumstellung« vornimmst, wird deine Haut es dir danken.

Jeder Körperbereich hat seine emotionale Botschaft an dich. Verliere dich jedoch nicht darin, jegliche Hautstelle deuten zu wollen. Nutze dieses Verzeichnis vor allem bei lang anhaltenden Symptomen, die wirklich eindeutig immer wieder auftreten. Ich weiß, du willst sicher alles richtig verstehen wollen, allerdings bringst du dann mit deinem Verstand »etwas zum Stehen« – hältst es also fest. Durch ein chronisches Symptom ist sowieso schon eine Energie zum Stehen gekommen, nämlich in deinem Körper oder auf deiner Haut. Nutze die folgenden Hinweise dafür, ein verdrängtes Problem in dein Bewusstsein fließen zu lassen. Wirkliches Loslassen passiert dann allerdings dadurch, dass du die ursächlichen Gefühle fühlst, denn nur so können sie erfahren werden und gehen. Vor allem für chronische Erkrankungen darfst du dir Zeit nehmen, nach und nach angestaute Gefühle mithilfe von Meditationen oder Unterbewusstseinsarbeit zu fühlen und loszulassen.

Hast du deine Symptome seit kurz nach der Geburt, ist es sehr wahrscheinlich, dass du entweder ein Thema aus deiner Ahnenlinie übernommen hast oder auch vor der Geburt im Mutterleib oder die Geburt selbst etwas in dir ausgelöst haben.

Bei Familienkrankheiten wiederholen sich Muster innerhalb der Familie. Nicht nur genetisch ist die Krankheit weitergegeben, sondern auch der Umgang damit. Es gibt dann wohl Parallelen zwischen Glaubenssätzen und Ängsten. Um eine vererbte Krankheit loszuwerden, gilt es, neue Wege einzuschlagen. Suche dir gern auch individuelle Unterstützung, denn teilweise sind solche Themen wirklich tiefgreifend.

Ich beschreibe hier nun die typischen Körperbereiche, die für Menschen mit sensibler Haut in der Regel wichtig sind.

## Haut

Deine Haut grenzt dein System »Ich« von der Umwelt ab und dient dir als Grenze. Auf der anderen Seite nimmst du über deine Haut die Umwelt erst richtig wahr. Sie ist also ein Vermittler zwischen dem Innen und dem Außen. Die Haut ist ein Kontakt- oder Beziehungsorgan.

Deine Haut macht Gefühle und innere Zustände sichtbar, wie zum Beispiel durch Schamesröte, Angstschweiß oder Blässe.

Die Haut steht emotional für das Thema »Abgrenzung und Kontakt zur Außenwelt«. Deine Haut ist so eng mit dem Nervensystem verbunden, dass sie dir zeigt, wenn dir etwas »unter die Haut geht«.

## Akne

Bei der Akne dringt etwas aus dem Inneren durch deine Grenze (Haut) hindurch. Es ist eine Emotion, die ausgelebt werden will. Bei der Pubertätsakne ist es die Sexualität, die einerseits interessant ist, andererseits aber auch oft noch unterdrückt wird. Daran sieht man deutlich die grundsätzliche Problematik der Akne. Denn Akne steht für eine emotionale Konfliktsituation. Es geht um einen inneren Konflikt mit einem neuen Reiz, der einerseits spannend ist und andererseits Angst macht. Häufige Glaubenssätze, die vorliegen, sind: »Ich bin wütend!« Oder: »Ich will nicht erwachsen werden!«

Wichtig ist, dass du deinen eigenen Bedürfnissen Ausdruck verleihst.

*Wann hast du das erste Mal Akne bekommen?*

*Welchen Konflikt gab es damals?*

*Welche Wahrheit hältst du zurück?*

*Welches Bedürfnis willst du ausleben?*

## Gürtelrose (Herpes zoster)

Dieser Herpesvirus schlummert meistens seit der Kindheit in dir und steht symbolisch auch dafür, dass ein emotionales Problem aus der Kindheit reaktiviert wird. Gürtelrose hängt sehr eng mit dem Hautnerv zusammen, und die Körperstelle, die betroffen ist, sagt Genaueres zur Ursache aus.

*Wann hattest du als Kind Windpocken, und was war in dieser Zeit emotional los?*

*Seit wann ist die Gürtelrose wiederaufgetaucht, und kannst du Parallelen zu deinen Kindertagen sehen?*

*Was lässt dich derzeit anspannen und geht dir auf die Nerven?*

## Herpes

Bei Herpes brennt dir etwas auf den Lippen. Du willst etwas sagen, was gegen deine Werte spricht. Die verbitterten Worte sind unausgesprochen, weil du gelernt hast, dass »böse Sachen« nicht gesagt werden dürfen. Es handelt sich zum Beispiel um einen Vorwurf oder ein Ärgernis, das dir vielleicht nicht bewusst ist. Dieses unausgesprochene Thema brodelt als Energie auf deinen Lippen und sollten vergeben werden.

*Wann hast du Herpes das erste Mal bekommen?*

*Wem hast du damals innerlich Vorwürfe gemacht und dabei deinen Ärger verschwiegen?*

*Was brauchst du, um vergeben zu können?*

## Juckreiz

Dich juckt etwas. Dein Juckreiz deutet darauf hin, dass dir etwas zuwider ist oder dich etwas reizt (positiv wie negativ). Durch das Kratzen willst du an die Ursache herankommen, die den Juckreiz stillt. Also schau genau hin, wo es dich juckt. Dieser Körperbereich kann dir mehr Auskunft geben darüber, was emotional blockiert ist.

*Wo genau juckt es dich?*

*In welchen Situationen juckt es dich besonders stark?*

## Neurodermitis

Die Neurodermitis spiegelt oft einen kleinkindlichen Trotz wider. Eventuell wird die Emotion der Wut nicht gesund ausgelebt und entlädt sich über den Juckreiz. Es liegt fast immer eine seelische

Verletzung durch deine Eltern oder einen Elternteil vor. Diese Verletzung muss nicht vorsätzlich geschehen sein oder wurde sogar in deiner Ahnenlinie von Generation zu Generation weitergeben. Neurodermitis kann ein Ausdruck vom Gefühl mangelnder Liebe oder fehlender Geborgenheit sein. Das muss nicht vorsätzlich passiert sein und kann zum Beispiel durch die Geburt eines Geschwisterchens ausgelöst werden.

Die atopische Dermatitis ist Ausdruck eines tiefen Gefühls, emotional vernachlässigt und verletzt zu sein. Man muss dazusagen, dass Neurodermitiker ein sehr ausgeprägtes Bedürfnis danach haben. Wenn die Haut dann ausschlägt, fühlen sie sich nicht liebenswert genug.

Neurodermitis ist die wahr gewordene Bestätigung deines tief sitzenden Glaubenssatzes: »Ich bin nicht gut genug! Ich bin nicht liebenswert genug!«

*Seit wann hast du die Neurodermitis?*

*Fehlte es dir zu diesem Zeitpunkt an Geborgenheit?*

*Von welcher nahestehenden Person könntest du dich verletzt fühlen, hast es aber verdrängt?*

*Was macht dich wütend?*

## Pilzerkrankungen

Ein Pilz kann an unterschiedlichen Körperbereichen auftreten und deutet immer auf eine alte Verletzung hin. Ein Pilz ist ansteckend, was dazu führt, dass du den Auslöser (der für dich eine verletzende Bedeutung hat) abstößt.

*Wer oder was hat dich verletzt?*

*Was willst du abstoßen?*

## Schuppenflechte (Psoriasis)

Die Schuppenflechte steht für einen Konflikt zwischen der Sehnsucht vor Nähe und gleichzeitig der Angst vor ihr. Die entstehenden Schuppen der Schuppenflechte sind wie ein Panzer. Sie wollen dich darauf hinweisen, dass du dich nach Schutz sehnst. Die Überproduktion von Haut steht symbolisch dafür, dass du dich voller Selbstliebe abgrenzen darfst: »Bis hierhin und nicht weiter!« und »Nein, das möchte ich nicht!« wären Sätze, die dir guttäten. Deine Haut übernimmt nämlich gerade für dich diese Aufgabe, dich unbewusst von scheinbarer »Gefahr« abzuhalten.

Du scheinst innerlich immer noch nicht mit einer Situation aus deiner Vergangenheit, die dich ängstlich gemacht hat, abgeschlossen zu haben. Deine Angst vor Verletzungen führt dazu, dass du Schuppenflechte bekommst. Und wiederum dein Ausschlag sorgt dafür, dass du dich isolierst und verkriechst. Mit der Schuppenflechte bestätigst du dir selbst deinen tief sitzenden Glaubenssatz »Ich bin nicht sicher«.

*Seit wann hast du die Schuppenflechte?*

*Was ist kurz vorher passiert in deinem Leben?*

*Was brauchst du oder kannst du tun, um damit Frieden zu schließen?*

## Die betroffenen Hautstellen

### Linke Körperhälfte

Diese Körperseite steht symbolisch für den weiblichen Anteil und ist die nehmende Seite. Liegt vorwiegend auf der linken Körperhälfte ein Problem vor, geht es oft um deine Beziehungen im Leben: die Liebesbeziehung, Freundschaften, familiäre Beziehungen und auch die Beziehung zu dir selbst. Überwiegend darf hier die Beziehung zur Mutter und für dich wichtige Frauen in der Familie angeschaut werden.

*Bist du im Frieden damit, nehmen zu dürfen?*

*Welche Konflikte tauchen in Beziehungen zu deinen Mitmenschen immer wieder auf?*

*Lebst du deine Weiblichkeit aus?*

## Rechte Körperhälfte

Diese Körperseite steht fürs Loslassen und den rationalen, männlichen Anteil und ist die gebende Seite. Sie repräsentiert deine Beziehung zur Welt und zu deiner Arbeit. Liegen deine Probleme oft auf der rechten Seite, überprüfe dein Handeln im Außen. Es kann sein, dass du nicht im Frieden damit bist, was du der Welt von deinem Selbst zeigst.

*Gibst du vielleicht zu viel?*

*Hast du ein Problem mit einer getroffenen Entscheidung?*

*Bist du im Frieden mit deinem Beruf? Wenn nicht, wieso?*

*Was willst du endlich loslassen? Und wieso hältst du noch daran fest?*

## Arme

Die Arme stehen dafür, Erfahrungen aus dem Leben festzuhalten und daraus ohne Reue zu lernen. Auch hier repräsentiert der linke Arm das Geben und Nehmen in deinen Beziehungen. Der rechte Arm steht für das Geben und Nehmen in der Arbeit und der Außerwelt.

*Seit wann sind deine Arme betroffen?*

*Welche vergangene Erfahrung kannst du nicht mit Liebe und Leichtigkeit so annehmen, wie sie war?*

*Welche Seite ist schwerer betroffen?*

## Augen

Die Augen können nur nach außen schauen und sind dein »Fenster zur Welt«. Sie sind, wie auch das Bewusstsein, nach außen orientiert und halten Ausschau danach, sich in die Welt einzuordnen. Mit ihnen kannst du die Vergangenheit, Gegenwart und Zukunft sehen.

*Weitsichtig:* Angst vor der Gegenwart.

*Kurzsichtig:* Angst vor der Zukunft.

*Siehst du deine Vergangenheit, Gegenwart oder Zukunft mit Liebe?*

*Wieso orientierst du dich so sehr am Außen und passt dich an?*

*Was willst du nicht sehen?*

## Beine

Mit deinen Beinen kommst du voran im Leben. Beinprobleme stehen dafür, dass es einen Widerstand gibt im Vorankommen oder auch eine Angst vor der Zukunft vorliegt. Ist das linke Bein betroffen, kann es sein, dass du dich in deinen Beziehungen blockiert fühlst und nicht weiterkommst. Das rechte Bein ist betroffen, wenn das Vorankommen im Beruf blockiert ist.

*Seit wann sind deine Beine betroffen?*

*Was hindert dich in Beziehungen oder im beruflichen Kontext daran voranzukommen?*

## Finger

*Daumen:* steht für deine Sorgen.

*Zeigefinger:* steht für dein Ego und Angst.

*Mittelfinger:* steht für Wut und Sexualität.

*Ringfinger:* steht für Bindungen, die du eingehst, und auch die Trennungen, um die du trauerst.

*Kleiner Finger:* steht für die Rolle, die du in deiner Familie einnimmst.

*Fingernägel:* stehen für Schutz.

Knabberst du deine Nägel, zeigt das einen Frust in dir. Es kann auch ein Ventil für Nervosität und Unsicherheit sein.

## Füße

Deine Füße zeigen deinen Stand im Leben an und lassen dich auch vorankommen. Gibt es Fußprobleme, darfst du dein Urvertrauen zurückgewinnen.

*Seit wann hast du Fußprobleme, und was hat dir in dieser Zeit dein Vertrauen genommen?*

*Wo stehst du im Leben? Bist du damit im Frieden?*

*Was brauchst du, um dich wieder sicher zu fühlen?*

## Gesicht

Das Gesicht repräsentiert dein Selbst, das du der Außenwelt zeigst.

*Seit wann befindet sich dein Hautproblem im Gesicht?*

*Wie präsentierst du dich seitdem nach außen hin?*

*Fühlst du dich damit gut?*

*Und zeigst du dich wirklich so, wie du selbst bist?*

### Hals

Der Hals steht immer für den Selbstausdruck. Durch den Hals sprichst du für dich selbst und handelst nach deinen eigenen Bedürfnissen. Unterdrückst du deine eigenen Gefühle, Gedanken und deine Kreativität, kann es hier zu Problemen kommen. Vor allem das Aussprechen hilft an dieser Stelle sehr.

*Seit wann hast du das Problem?*

*Über was hast du dich in der Zeit geärgert?*

*Gibt es eine Beschwerde, die du nicht ausgesprochen hast aus Angst, deine Bedürfnisse seien zu egoistisch?*

*Wie kannst du es schaffen, deinen inneren Bedürfnissen nachzugehen?*

### Hände

Die Hände stehen für das Zugreifen und Nehmen im Leben. Auch hier steht die linke Hand für das Geben und Nehmen in Beziehungen und die rechte fürs Geben und Nehmen in der Außenwelt oder Arbeitswelt.

Links: *Erlaubst du dir, deine weibliche Energie auszudrücken und in Beziehungen Liebe anzunehmen und zu geben?*

Rechts: *Bist du im Frieden mit deiner männlich-rationalen Seite?*

*Wie fühlst du dich in deiner Arbeitswelt?*

*Mit welcher Hand interagierst du mehr mit der Außenwelt?*

### Intimbereich

*Weiblicher:* Hautprobleme an der Vagina oder Vulva stehen für verletzende sexuelle Erfahrungen und auch das feminine Energieprinzip: Empfänglichkeit. Die Vulva steht für Verletzlichkeit. Probleme im Bereich der Genitalien können eine Folge von Missbrauch sein. Allerdings reichen auch schon andere schmerzhafte Erfahrungen wie Ablehnung aus, um an dieser sensiblen Körperstelle ein Hautproblem zu bekommen.

*Wer oder was hat dich in deiner Weiblichkeit verletzt?*

*Wer hat dich abgelehnt?*

*Männlicher:* Die männlichen Genitalien stehen für das maskuline Prinzip und die männliche Sexualität. Probleme in diesem Bereich können einen Konflikt mit der eigenen Sexualität oder auch mit einer Unzufriedenheit mit dem Sexualpartner zusammenhängen. Auch negative Glaubenssätze wie »Ich bin nicht gut genug im Bett« können zu Problemen führen.

*Wo hast du Probleme mit deinem Mannsein?*

*Was erwartest du von deinem Sexualpartner?*

## Kopfhaut

Probleme mit der Kopfhaut können bei großem Druck und Stress entstehen. Der Kopf steht für das rationale Denken und deinen Verstand. Es kann sein, dass du bisher versuchst, mit deinem Verstand Kontrolle zu gewinnen. Du »zerbrichst dir sicher den Kopf« darüber, was du noch alles tun kannst, oder? Diese kämpferische Energie sammelt sich in deinem Kopf.

*Wen oder was willst du kontrollieren?*

*Was brauchst du, um dem Prozess vertrauen zu können?*

## Nacken

Der Nacken steht für Flexibilität und macht Probleme, wenn es um eine innere Sturheit geht.

*Seit wann hast du Nackenbeschwerden oder Hautbeschwerden am Nacken?*

*Gibt es eine neue Perspektive, die es seitdem einzunehmen gilt?*

*Was hindert dich daran, deine alten Sichtweisen zu ändern und dich für neue Wege zu öffnen?*

## Nase

Die Nase ist meist das erste »Tor«, durch das Stoffe aus der Umwelt in den Körper gelangen, und reagiert deswegen blitzschnell. Eine Reaktion kannst du also sehr direkt mit einem Auslöser verbinden. Die Nase schwillt an oder bildet Sekrete, wenn etwas eben nicht in den Körper eintreten soll. Das bezieht sich auch auf Situationen, die Emotionen in dir auslösen.

Die Nase steht außerdem emotional dafür, in zukünftigen Fragen »den richtigen Riecher zu haben«. Vor allem bei Heuschnupfen liegen oft Ängste vor der Zukunft vor. Das Neue oder die ungewisse Zukunft machen Angst.

*Wann reagiert deine Nase, und was ist genau in diesem Moment gesagt worden oder passiert?*

*Was kannst du im Hier und Jetzt tun, um dich sicherer mit deiner Zukunft zu fühlen?*

*Wovon hast du die Nase gestrichen voll?*

## Rücken

Der Rücken steht für das, was hinter uns liegt, aber auch für das Gefühl der Unterstützung im Leben. Menschen mit Rückenleiden neigen oft dazu, sich zu viel Last und Aufgaben aufzuladen, und überfordern sich selbst.

*Welches Problem aus deiner Vergangenheit willst du verdrängen?*

*Seit wann fühlst du dich nicht mehr unterstützt im Leben?*

*Von wem fehlt dir diese Hilfestellung?*

*In welchem Lebensbereich hast du dir zu viel aufgeladen, und wie kannst du davon etwas abgeben?*

## Andere Symptome und betroffene Körperbereiche

### Allergien

Siehe zu den verschiedenen Allergien und ihrer psychosomatischen Bedeutung bitte den Abschnitt »Allergien als Symbol« im Kapitel »Der Körper und seine Botschaften«.

### Asthma

Die Atmung folgt einem natürlichen Rhythmus, der beim Asthma gestört ist. Einatmen ist Spannung und Ausatmen Entspannung. Das Gesetz des Gleichgewichts ist beim Asthmatiker leicht gestört. Es kann ein emotionaler Mangel an Liebe vorliegen. Der führt dazu, dass du zu viel Luft und damit Leben in dir aufnimmst. Wenn das allerdings aus einem Mangel heraus passiert, weil du Liebe nicht geben willst, wird es zu einem Problem. Es kann auch Ruhm, Wissen oder Geld sein, von dem du einfach »den Hals nicht voll genug kriegst«. Verlustangst kann ebenfalls zum Erstickungsgefühl führen, denn Verluste können einer lebensbedrohlichen Angst gleichkommen. (Siehe auch: *Lungenprobleme.*)

*Seit wann hast du Asthma?*

*Gab es einen Verlust in dieser Zeit oder fühltest du dich nicht ausreichend gesehen und geliebt?*

*Wovon kannst du einfach nicht genug bekommen? Wofür könnte das symbolisch stehen?*

*Hast du Angst vor dem, was das Leben für dich bereithält?*

## Darm

Der Darm ist neben der Haut und der Lunge ein Kontaktorgan. Er nimmt auf, was du ihm aus dem Außen gibst, und verdaut es. Darmprobleme hängen oft mit Angst zusammen. Dann hast du im wahrsten Sinne des Wortes »Schiss«.

Oft treffen Darmbeschwerden bei Menschen auf, die sehr viel analysieren und vor allem immer etwas an sich zu kritisieren haben. Dein Dünndarm sieht deinem Gehirn nicht nur ähnlich, sondern analysiert ebenfalls Eindrücke und Emotionen. Ursachen für Verdauungsbeschwerden können Existenzängste, Angst vor Kritik oder Ablehnung sein.

Durchfall ist ein deutliches Zeichen von Angst. Aber auch wenn zu viele Eindrücke, Ängste und Sorgen im Leben zusammenkommen, kann dein Körper Probleme damit haben, alles zu verdauen. Dann fallen sie unverdaut durch deinen Körper hindurch. Dein Körper zeigt dir, dass er loslassen will. Bei chronischem Durchfall wiederholst du deine angstbesetzten Themen immer wieder. (Siehe auch: *Verstopfung*.)

*Wovor hast du Angst?*

*Wo wird es dir zu viel?*

## Leber

In der Leber sitzt vor allem das Gefühl von Ärger, Wut, Hass und Zorn. Verdrängst du genau diese Gefühle, dann kann es zu Leberproblemen kommen.

*Seit wann hast du Leberprobleme?*

*Was hat dich in dieser Zeit geärgert?*

*Wieso hältst du an dieser Wut fest?*

*Musst du kategorisch immer gut und positiv denken, oder erlaubst du dir auch mal, wütend zu sein?*

## Lungenprobleme

Auch die Lunge ist wie die Haut und der Darm ein Kontaktorgan. Durch die Lunge nimmst du das Leben in dir auf. Das Ein- und Ausatmen ist der Rhythmus des Lebens. Lungenprobleme können aus einer tiefen Unzufriedenheit mit dem Leben herrühren. Oft liegt ein Gefühl des emotionalen Mangels vor. Das Einatmen steht fürs Aufnehmen und das Ausatmen fürs Geben. (Siehe auch: *Asthma*.)

*Seit wann hast du ein Lungenproblem?*

*Was hat dazu geführt, dass dein Lebenssinn weniger geworden ist?*

*Welche Ur-Liebe hast du verloren?*

*Bist du bereit, Ja zum Leben zu sagen?*

*Fällt dir das Ein- oder Ausatmen schwerer?*

## Magen

Dein Magen nimmt alles auf, was du ihm gibst. Er steht also auch dafür, aufzunehmen und offen zu sein. Das braucht natürlich die Eigenschaft, hinzunehmen und sich hinzugeben.

Weiblichkeit ist Aufnahmebereitschaft und Hingabe. Bei Magenschmerzen liegen eventuell ein oder mehrere verdrängte Gefühle vor, die sich schmerzhaft zeigen. Denn der Magen muss auch Gefühle aufnehmen und verdauen.

Musst du dich erbrechen, lässt du Dinge los, die du nicht haben willst. Es kann ein sehr befreiender Ausdruck deines Körpers sein. Erbrichst du allerdings regelmäßig, ist es eventuell auch ein Ausdruck von Abwehr und Ablehnung.

*Was schlägt dir auf den Magen?*

*Wann hat es angefangen und wovor hattest du in der Zeit Angst?*

*Was willst du nicht akzeptieren?*

## Nebennieren

Die Nebennieren werden krank, wenn du aufhörst, dich um dich selbst zu kümmern. Du siehst in irgendeiner Sache nur noch schwarz und bist mutlos.

*Seit wann arbeiten deine Nebennieren nicht mehr richtig?*

*Wen oder was hast du in dieser Zeit aufgegeben?*

## Nieren

Die Nieren sind ein Beziehungsorgan und werden krank, wenn du von einer nahestehenden Person enttäuscht bist.

*Wann haben deine Nieren Probleme gemacht?*

*Hast du damals einen Menschen verletzt oder wurdest du enttäuscht?*

## Periodenschmerzen

Die monatliche Blutung ist Ausdruck des natürlichen Rhythmus der Frau und steht für Weiblichkeit, Fruchtbarkeit und Empfänglichkeit. Die Frau darf lernen, sich diesem Rhythmus zu fügen. Hingabefähigkeit und der Verzicht auf aktives Tun ist ein Attribut der weiblichen Energie, die in jeder Frau und jedem Mann steckt. Akzeptiert eine Frau ihre Weiblichkeit nicht oder fühlt sie sich aufgrund ihrer Menstruation minderwertig, kann es zu Periodenschmerzen kommen.

*Wem oder was willst du dich nicht hingeben?*

*Inwiefern kannst du Pausen in deinen Alltag fest integrieren?*

## Sodbrennen

Sodbrennen betrifft vor allem Menschen, die mit Wut nicht gesund umgehen können. Wahrscheinlich wird Ärger runtergeschluckt. Diese Energie zeigt sich dann in Form von Aufstoßen und Sodbrennen. Durch das Aufstoßen und somit das »Rauslassen« dieser aggressiven Energie ist das Problem aber nicht gelöst. Tief im Innern geht es darum, Selbstvertrauen und ein Geborgenheitsgefühl zurückzuerlangen.

*Wann fing das Sodbrennen an?*

*Welchen Konflikt scheust du seitdem?*

*Welchen Ärger machst du mit dir selbst aus?*

## Übelkeit

Wenn dich Übelkeit plagt, willst du etwas loswerden. Es liegt dir etwas schwer im Magen. Es kann eine Idee oder Erfahrung sein, die du noch ablehnst.

*Seit wann misstraust du dem Prozess des Lebens?*
*Wer oder was »kotzt dich an«?*

## Verstopfung

Verstopfungen zeigen, dass du dich weigerst, Altes loszulassen. Du willst irgendetwas nicht hergeben. Der Dickdarm steht symbolisch für das Unbewusste. Bei Verstopfung willst du etwas Unbewusstes nicht ans Licht lassen oder wünschst dir deine Vergangenheit zurück. Verstopfung kann aber auch auftreten, wenn du stark an Materiellem oder auch an Menschen (erwachsenen Kindern, Expartnern oder Verstorbenen) festhältst. (Siehe auch: *Durchfall.*)
*Wann hat dein Darmproblem angefangen?*
*Was ist in dieser Zeit in deinem Leben passiert?*
*Was kannst du seitdem nicht loslassen?*

# Überblick über die Chakren

## Das Wurzelchakra – Muladhara

*Symptome:* Antriebslosigkeit, Unsicherheit, Panikattacken, Angststörungen.

*Problem:* Steckst du im Gedankenchaos fest, fühlst du dich überfordert oder hast du sogar Angst? Dann wird es Zeit für mehr Erdung.

*Ausgeglichen:* Durch die Arbeit mit dem Wurzelchakra kannst du Ängste auflösen und dein tiefes Urvertrauen zurückgewinnen.

*Zugeordnete Organe oder Körperbereiche:* Nebennieren, Anus, Mastdarm, Dickdarm.

*Farbe:* Rot.

*Element:* Erde.

## Das Sakralchakra – Svadhisthana

*Symptome:* Hormonstörungen, Fettleibigkeit, Magersucht, gestörte Sexualität, unerfüllter Kinderwunsch.

*Problem:* Entschuldigst du dich ständig für alles und es fällt dir schwer, Begeisterung zu entwickeln? Dann richte deinen Fokus wieder mehr auf Dinge, die dir Freude bereiten.

*Ausgeglichen:* Durch die Arbeit mit dem Sakralchakra kannst du Schuldgefühle loslassen und wieder mehr Freude empfinden.

*Zugeordnete Organe oder Körperbereiche:* Keimdrüsen (Eierstöcke, Prostata, Hoden), Niere, Blase.

*Farbe:* Orange.

*Element:* Wasser.

## Das Solarplexuschakra – Manipura

*Symptome:* Magenprobleme, Sodbrennen, Bauchspeicheldrüsenstörungen, Stoffwechselerkrankungen.

*Problem:* Schämst du dich des Öfteren, fühlst du dich schnell persönlich angegriffen und bist du dann verärgert? Dann wandle diese Energie in Power.

*Ausgeglichen:* Durch die Arbeit mit dem Solarplexuschakra kannst du deine Wut und Scham verabschieden und deine Willenskraft stärken.

*Zugeordnete Organe oder Körperbereiche:* Bauchspeicheldrüse, Verdauungssystem mit Magen, Milz, Leber, Gallenblase und vegetatives Nervensystem.

*Farbe:* Gelb.

*Element:* Feuer.

## Das Herzchakra – Anahata

*Symptome:* Suchtverhalten, Lieblosigkeit, Herz-Kreislauf- und Blutdruckprobleme, Lungen- und Hauterkrankungen.

*Problem:* Verschließt du dein Herz aus Angst vor Enttäuschungen und kannst du alte Verletzungen nicht loslassen? Dann wird es Zeit für mehr (Selbst-)Liebe.

*Ausgeglichen:* Durch die Arbeit mit dem Herzchakra kannst du deine Traurigkeit dahinziehen lassen und wieder Liebe empfangen.

*Zugeordnete Organe oder Körperbereiche:* oberer Rücken, Haut, Brustkorb, Lunge, Herz-Kreislauf-System.

*Farbe:* Grün.

*Element:* Luft.

## Das Halschakra – Vishuddha

*Symptome:* Hals-, Nackenschmerzen, Sprachstörung, Schilddrüsenerkrankung.

*Problem:* Spürst du kaum deine Bedürfnisse und kannst du ihnen nur schwer den richtigen Ausdruck verleihen? Dann vertraue deiner inneren Stimme.

*Ausgeglichen:* Durch die Arbeit mit dem Halschakra kannst du den »Kloß im Hals« lösen und deine eigene Wahrheit finden.

*Zugeordnete Organe oder Körperbereiche:* Hals, Nacken, Kieferbereich, Stimme, Luftröhre, Speiseröhre, Arme, Schilddrüse.

*Farbe:* Hellblau.

*Element:* Äther/Raum.

## Das Stirnchakra – Ajna

*Symptome:* Hör- oder Sehschwäche, Nasenprobleme, Kopfschmerzen, Migräne, Lernschwäche, Stressanfälligkeit, Planlosigkeit, gestörter Sexualtrieb.

*Problem:* Vergleichst du dich oft mit anderen und empfindest du schnell das Gefühl von Eifersucht? Dann erkenne, dass wir alle miteinander verbunden sind.

*Ausgeglichen:* Durch die Arbeit mit dem Stirnchakra kannst du Neid auflösen und das Dritte Auge öffnen.

*Zugeordnete Organe oder Körperbereiche:* Hirnanhangsdrüse, Gesicht, Ohren, Augen, Nase, Nebenhöhlen, Kleinhirn und zentrales Nervensystem.

*Farbe:* Dunkelblau oder Indigo.

*Element:* keins.

## Das Kronenchakra – Sahasrara

*Symptome:* Orientierungslosigkeit, fehlender Lebenssinn, Überforderung, Einsamkeit, Herzrhythmusstörungen.

*Problem:* Fühlst du dich allein, kraftlos oder bist du erschöpft vom Leben? Dann verbinde dich wieder mit der Quelle.

*Ausgeglichen:* Durch die Arbeit mit dem Kronenchakra kannst du Einsamkeit loslassen und die kosmische Energie nutzen.

*Zugeordnete Organe oder Körperbereiche:* Zirbeldrüse, Sehzentrum, Herz (Rhythmus), Organe der Hormonproduktion.

*Farbe:* Violett, Weiß oder Gold.

*Element:* keins.

# Danke

Erst mal danke ich dir lieber Leser/liebe Leserin dafür, dass du dich für die Themen dieses Buches geöffnet hast und hoffentlich dadurch eine noch liebevollere Beziehung zu dir und deiner Haut eingehen wirst.

Besonderen Dank möchte ich meinen Eltern aussprechen, dafür, dass ich in so einem liebevollen Zuhause groß geworden bin. Durch euch habe ich gelernt, an mich zu glauben. Ich danke euch dafür, dass ihr nie aufgehört habt, mit mir zusammen nach Lösungen zu suchen, und mir alle Türen geöffnet habt, damit ich Heilung erfahren konnte.

Ich danke meinem Bruder dafür, dass du mein Begleiter an schweren Tagen warst. Du hast mir schon von klein auf vorgelebt, dass Nein sagen okay ist und dass man es niemanden recht machen muss, außer sich selbst.

Ich danke Dominique dafür, dass du alles daransetzt, mir beim Ausleben meiner und unserer Träume zu helfen. Ohne deine Kraft und Cleverness gäbe es Zauberhaut gar nicht. Du siehst in mir meine wahrhaftigen Potenziale, um sie dann aus mir herauszukitzeln. Ich kann mir keinen besseren Menschen an meiner Seite vorstellen.

Ich danke Angelika an dieser Stelle von ganzem Herzen für die bedingungslose Unterstützung in der schwersten Zeit meines Lebens. Du hast mir wortwörtlich das Leben gerettet.

Ich danke jeder/m Ärzt/in, Therapeut/in, Coach, Heilpraktiker/in und Lichtarbeiter/in, die/der mir geholfen hat, ein Stück mehr zu heilen.

Ich danke meinen Freunden dafür, dass ich in eurer Nähe meine (Haut-)Probleme schon immer vergessen und einfach ich selbst sein konnte. Danke, dass es in all der stetigen Veränderung doch noch Menschen gibt, die immer da sind.

Ich danke meiner gesamten Familie, denn von jedem Einzelnen konnte ich lernen. Ihr alle habt einen Platz in meinem Herzen.

Ich danke meinem gesamten Zauberhaut-Team dafür, dass ihr an mich glaubt, mich inspiriert und dass, dank eurer Kraft und Kreativität, so vielen Menschen geholfen werden kann.

Ich danke jedem einzelnen Menschen aus der Zauberhaut-Community für die Unterstützung. Danke für unzählige liebevolle Feedbacks, die mich täglich motivieren, weiterzumachen. Danke, dass ihr euch mir so zahlreich anvertraut und ich durch jedes Gespräch und jede Session weiterlernen und mit heilen durfte.

Ich danke Elena, meiner Lektorin, dafür, dass du meine Arbeit für so wichtig empfunden hast, dass wir darüber zusammen ein Buch zaubern konnten.

Ich danke meiner Haut. Du bist die ehrlichste Freundin, die man sich nur wünschen kann. Täglich lässt du mich erkennen, wo meine Seele hinwill, und schickst mir Signale, wenn ich mal wieder vom Weg abkomme.

Ich danke meiner Seele dafür, dass sie sich dieses Leben ausgesucht hat.

Ich verneige mich vor jedem Mensch mit Zauberhaut, weil ich so viele von euch kennenlernen durfte und weiß, dass ihr alle sehr viel Licht in diese Welt bringt.